Michael Imhof

Behandlungsfehler in der Medizin – Was nun?
Verborgenes im Arzt-Patienten-Verhältnis

Michael Imhof

Behandlungsfehler in der Medizin – Was nun?

Verborgenes im Arzt-Patienten-Verhältnis

Das Gesundheitsforum

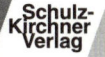

Schulz-Kirchner Verlag

Bibliografische Information der Deutschen Nationalbibliothek

Die Deutsche Nationalbibliothek verzeichnet diese Publikation in der Deutschen Nationalbibliografie; detaillierte bibliografische Daten sind im Internet über http://dnb.d-nb.de abrufbar.

Besuchen Sie uns im Internet: www.schulz-kirchner.de

1. Auflage 2010
ISBN 978-3-8248-0841-0
Alle Rechte vorbehalten
© Schulz-Kirchner Verlag GmbH, 2010
Mollweg 2, D-65510 Idstein
Vertretungsberechtigter Geschäftsführer: Dr. Ullrich Schulz-Kirchner

Abbildungen Titelseite und Umschlagklappe:
Dr. med. Michael Imhof – aus Zyklus „Mensch und Krankheit"

Druck und Bindung: TZ-Verlag-Print-GmbH, Bruchwiesenweg 19, 64380 Roßdorf
Printed in Germany

Auch als E-Book erhältlich unter der ISBN 978-3-8248-0790-1

Inhalt

Plädoyer für mehr Offenheit

Auch Ärzte machen Fehler. Jedem, der darüber nachdenkt, ist dies eigentlich klar. Umso unverständlicher erscheint vor allem den betroffenen Patienten der Umgang mit dieser Tatsache – denn sie sind nicht nur Opfer in medizinischer Hinsicht. Ihre schwache Stellung in der Auseinandersetzung mit Gerichten, Haftpflichtversicherungen und ärztlichem Standesdünkel macht es in vielen Fällen unmöglich, Schadenersatz für erlittenes Unrecht zu erhalten.

Ich habe in diesem Buch den Versuch unternommen, anhand zahlreicher Beispiele ein lebendiges Bild über den Umgang mit Behandlungsfehlern zu zeichnen, in dem neben der medizinischen Seite vor allem auch die rechtliche Seite gewürdigt wird. Mir geht es dabei aber nicht um Abrechnung oder Schuldzuweisung – im Gegenteil! Ich wünsche mir eine neue Offenheit im Umgang mit Fehlern, die Schaffung neuen Vertrauens zwischen Ärzten und Patienten, und möchte einen Prozess in Gang setzen, der beiden Seiten etwas abverlangt: den Ärzten ein Eingeständnis ihrer menschlichen Unzulänglichkeit – denn Menschen machen Fehler. Und den Patienten ein Abrücken von überzogenem Anspruchsdenken und dem Irrglauben an die Machbarkeit von Gesundheit.

Würzburg, im März 2010
Dr. med. Michael Imhof

Medizin als Spiegel kultureller Entwicklung

Die Medizin ist so alt wie die kulturelle Entwicklung der Menschheit. Über viele Jahrtausende war sie vielleicht engste Begleiterin des Menschen in seinem Gang durch die Geschichte, sie war Hilfe gegen die Bedrohungen durch Krankheit, Leiden und Tod. Mit fortschreitendem Wissenszuwachs wandelte sie sich – in ihr spiegelten sich deshalb die kulturellen Fortschritte der Gesellschaften wider, aber auch deren Widersprüche.

Die Geschichte der Medizin ist auch eine Geschichte der Rückfälle in Phasen kultureller Verfinsterungen und unmenschliche Barbarei, wie wir aus der Erfahrung des Dritten Reiches lernen mussten. Der Mensch benötigte sie in seinem nackten Überlebenskampf, er verwandelte und erneuerte sie deshalb immer wieder, und die Medizin dankte es ihm durch immer größere Fortschritte in der Heilkunst. So befreite die Medizin die Menschheit von Jahrtausende alten Seuchen wie Pest, Cholera, Aussatz. Sie erleichterte das Joch der biblischen Plagen, das die Menschheit zu allen Zeiten zu tragen hatte.

Unter den Kulturleistungen der Menschen, zu denen auch die Kunst der Rechtswissenschaft, der Technik und der allgemeinen Wissenschaften gehören, nimmt die Medizin eine zentrale Rolle ein, weil sie auf das Zentrum der menschlichen Seinsverfassung zielt. Von allen Künsten des Menschen ist sie die unmittelbar Menschlichste – sie ist praktisch und praktische Philosophie zugleich. Sie ist eine Kunst, die keine Objektive schafft, die nicht das Schöne zu fassen trachtet, vielmehr vollzieht sie sich im Alltagsgewöhnlichen. Sie beschäftigt sich mit dem gepeinigten Menschen, seiner Hässlichkeit in der Krankheit, seiner Hinfälligkeit und dem Siechtum des Alters.

Ihr Gegenstand liegt also weit entfernt von den Schönheitsidealen der modernen Gesellschaft; ihr Gegenstand ist vielmehr gefürchtet, und die Menschen fliehen vor ihm. Dort nimmt die Medizin ihre Aufgabe wahr, dort ist ihr Auftrag, ihr Raum, den das Leben am liebsten verbarrikadieren möchte, und es ist das Schlichte, das auf sich Zurückgeworfene, nicht das oberflächlich Schillernde, sondern das Härene, aus dem das Reine dieser Kunst auf eine seltsame Weise zutage tritt. Manchmal sucht die Medizin auch den Beifall der Masse, oft, allzu oft aber tut ihr dieser Beifall nicht gut. Der Beifall und die Bewunderung der Massen, von dem die anderen Künste leben, macht sie in ihrer Reinheit stumpf und matt. Denn die Kunst der Medizin muss immer hinter ihrem Werk zurückbleiben, hinter ihm unsichtbar bleiben, sie vollendet sich im gleichen Augenblick, wenn sie ihr Werk beendet hat. Das Kunstwerk, das dann entstanden ist, ist kein Kunstwerk mehr – es ist das Gleichmaß des Normalen.

Die moderne Heilkunst, wie wir sie kennen, stellt ein schier unentwirrbares Geflecht aus den verschiedensten medizinischen und nichtmedizinischen Fachdisziplinen dar. Dazu gehören neben vielen anderen Disziplinen die Physik, die Biologie, die Technik und die Molekularbiologie. Sie alle wirken in die moderne Medizin hinein, die somit oft gar nicht mehr von ihrem Fachgebiet aus begriffen werden kann. Vielmehr definiert sich die moderne Medizin von ihrem Ziel her, nämlich dem Schutz des menschlichen Lebens – das ist es, was den Medizinmann im Urwald mit dem modernen Chirurgen verbindet, der im Operationssaal die Tastatur eines Operationsroboters bedient.

Da Medizin schon immer in das jeweils gültige Natur- und Selbstverständnis des Menschen eingebunden war und weil sich in ihr auch alle geistes- und wissenschaftsgeschichtlichen Denkstrukturen widerspiegeln, so unterliegt sie selbstverständlich auch einer Prägung durch die jeweiligen soziokulturellen Verhältnisse. Auch deswegen ist Medizin niemals frei von Fehlern und Selbstüberschätzungen gewesen.

Das Scheitern, das Nichtwissen, die Fehler, das Versagen begleiten die Medizin seit ihren frühesten Anfängen. Hier, an dieser Stelle war und ist die zweite Kunst gefordert, nämlich die Jurisprudenz.

Zur Geschichte
der Behandlungsfehler

Die Geburtsstunde des »Kunstfehlers«

Es war der Arzt Rudolf Virchow (1821 bis 1902), der im Zusammenhang mit der Novellierung des Strafgesetzbuches für das Deutsche Reich im Jahr 1871 den Begriff des »Kunstfehlers« einführte und diesen als einen »Verstoß gegen allgemein anerkannte Regeln der ärztlichen Wissenschaft« definierte. Diese Auffassung ging in die Rechtsprechung des Reichsgerichtes ein, auf die letztendlich die Rechtsfigur des Heileingriffes als eine Körperverletzung zurückgeht.
Die Notwendigkeit für solche Rechtsentscheide stand außer Zweifel. Schon 1888 formulierte der berühmte Chirurg Johann Nepomuk von Nussbaum: »Chirurgische Unglücke, verschuldet oder unverschuldet, gibt es so viele, dass man kaum weiß, wo man das Aufzählen anfangen und beenden soll.«[1] Etwa hundert Jahre später stellte der renommierte Chirurg Prof. E. H. Farthmann fest: »Die Medizin lebt notwendigerweise mit der Komplikation und dem daraus abgeleiteten Fehlervorwurf.«[2]
Die moderne Rechtsprechung hat sich in Laufe der Zeit von der ursprünglichen Virchow'schen Definition des »Kunstfehlers« weitgehend entfernt. Heute hat sich der Begriff des Behandlungsfehlers durchgesetzt, der seine Definition aus einer Verletzung der ärztlichen Sorgfaltspflicht ableitet. In den letzten Jahren ist zunehmend der Begriff des medizinischen Standards in den Vordergrund getreten.

In Deutschland fand der erste Arzthaftungsprozess im Jahr 1811 in Berlin statt. Verhandelt wurde dabei folgende Krankengeschichte, die in einem Artikel von G. Carstensen so anschaulich und trefflich vorgetragen wurde, dass ich sie Ihnen nicht vorenthalten kann: Die 21-jährige Luise Thiele wurde in die Charité (das berühmte Krankenhaus in Berlin) eingeliefert, weil sie die Nahrungsaufnahme verweigerte und dann in »wie es heißt Raserei« verfallen war. Sie wurde von dem Hofrat Dr. Ernst Horn behandelt, der die nach ihm benannte »Sack-Methode« anwandte. Die Patienten wurden dabei in einen Sack gesteckt und mussten darin so lange ausharren, bis sie zu toben aufgehört hatten.

Am 1. September 1811 wurde also auch diese arme Patientin in besagten Sack gesteckt, weil sie laut Krankenblatt unaufhörlich geschrien hatte. Am Nachmittag des gleichen Tages verstummte sie dann plötzlich, weswegen sie aus dem Sack befreit wurde. Man fand sie leblos vor. Wiederbelebungsmaßnahmen waren vergeblich. Der Konkurrent des behandelnden Arztes war ein Herr Dr. Heinrich Kohlrausch, der zweite verantwortliche Arzt der Chirurgischen Abteilung. Dieser erstattete gegen Dr. Horn Anzeige.

Am 26. Oktober 1811 wurde der erste überlieferte Ärzteprozess vor dem Kammergericht in Berlin eröffnet. Als den Richtern die Anklageschrift übergeben wurde, erklärten diese abwehrend: »Wir sind nicht zuständig, wir verstehen nichts von Medizin.« Dennoch befahl das Justizministerium die Eröffnung des Verfahrens. Das Kammergericht gehorchte und forderte die Akten an. Die Richter erklärten aber, dass sie Sachverständige bestellen müssten – für die damalige Zeit ein Novum. Denn das Gericht lehnte es ab, aus juristischer Kompetenz heraus ein Urteil über den Wert eines Sackes als Heilverfahren zu fällen. In scharfsinniger Weise wollte das Gericht von den Sachverständigen nur die Antwort auf die Frage erhalten: Schließt der Sack den Zutritt von Atemluft aus und ist es daher fahrlässig, einen Menschen in diesen Sack einzusperren?[3]

Dieser erste Prozess verdeutlicht die unverändert bis heute fortbestehende Problematik von Arzthaftungsverfahren, nämlich die Schwierigkeiten, mit denen sich die Rechtsprechung angesichts der komplexen medizinische Materie konfrontiert sieht, und die hohe Verantwortung von Sachverständigen für den juristisch korrekten Ausgang eines Verfahrens.

Es wurden seinerzeit drei namhafte Wissenschaftler beauftragt, diese vom Gericht gestellte Frage zu klären. Einer der Gutachter kam zu der Bewertung, dass man eher auf Bäumen ersaufen und im Brunnen verdursten könne, als in einem solchen Sack zu ersticken. Am 18. Mai 1812 wurde Dr. Horn schließlich freigesprochen.

Ein weiteres Urteil des Reichsgerichtes vom 31. Mai 1894 ist bis heute richtungweisend: Es ging um den Fall eines siebenjährigen Mädchens, das an einer Infektion des Oberschenkelknochens (Osteomyelitis) litt. Eine Amputation war lebensnotwendig. Der Vater des Kindes, ein Gegner der Chirurgie und Anhänger der Naturheilkunde, verbot nachdrücklich einen solchen Eingriff. Gegen den Willen des Vaters wurde die lebensrettende Amputation durchgeführt. Im nachfolgenden Prozess stellte das Reichsgericht fest, dass »entstellende Beeinträchtigungen der körperlichen Unversehrtheit« rechtswidrige Körperverletzungen seien, falls sie nicht dem zuvor erklärten Willen des Patienten oder seines Stellvertreters entsprächen.

In diesem Urteil wurde eine bis in die heutige Zeit reichende und überaus aktuelle Fragestellung in Behandlungsfehlerverfahren aufgeworfen, nämlich die Frage nach der Aufklärung der Patienten vor der ärztlichen Behandlung. Eine ungenügende, fehlerhafte Aufklärung ist häufig prozessentscheidend.

Wie wir an den Beispielen sehen, sind Medizin und Recht ein seit Jahrhunderten aneinandergekettetes Geschwisterpaar, und mir scheint, dass es sich oft um eine recht streitsüchtige und von gegenseitigem Misstrauen geprägte Geschwisterpaarung handelt. Diese Geschwister sollten sich bei aller Verschiedenheit immer bewusst sein, dass sie das gleiche Erbe verwalten und dem gleichen Erbe verpflichtet sind, nämlich dem Dienst am Menschen.

Was heute
als Behandlungsfehler gilt

Behandlungsfehler und ärztlicher Standard

Der ursprüngliche Begriff des »Kunstfehlers« nach der Virchow'schen Definition wird heute nicht mehr verwendet, weil hinsichtlich seines Inhaltes eine verwirrende Vielfalt unterschiedlicher Auffassungen bestanden hatte. Es hat sich heute der Begriff des Behandlungsfehlers durchgesetzt, dessen Definition sich aus einer Verletzung der ärztlichen Sorgfaltspflicht ableitet: Der Arzt ist gegenüber seinem Patienten zur Wahrung der erforderlichen Sorgfalt verpflichtet, nicht aber zu einer erfolgreichen Behandlung.

Der Begriff des Behandlungsfehlers impliziert also im engeren Sinne nicht ein irgendwie geartetes Verschulden, sondern er zielt objektiv darauf ab, dass der Arzt keine Maßnahmen durchführen darf, die gegen geltende medizinische Standards verstoßen. Er muss stets so handeln, wie man es von einem pflichtbewussten, gewissenhaften und erfahrenen Arzt erwarten kann, und er darf nicht gegen anerkannte Regeln der Heilkunde verstoßen.[4] In der heutigen Rechtsprechung werden die Ausdrücke »gebotene Sorgfalt« und »Facharztstandard« praktisch gleichgestellt.

Was ist aber unter dem Begriff des »Facharztstandards« zu verstehen? Der Facharztstandard wird inhaltlich als das zum Behandlungszeitpunkt in der ärztlichen Praxis und Erfahrung bewährte, nach naturwissenschaftlicher Erkenntnis gesicherte und von einem durchschnittlich befähigten Facharzt verlangte Maß an Kenntnis und Können definiert.[5]

Hinter dem Begriff des medizinischen Standards verbirgt sich aber weitaus mehr als nur eine Bezeichnung für eine im ärztlichen Alltag übliche, gängige Vorgehensweise, vielmehr ist dieser Begriff des Standards gewissermaßen richtungweisend für das als richtig anerkannte Verhalten in der Praxis.

Diese Auffassung ist nicht unproblematisch, denn in der Medizin können oft verschiedene therapeutische Verfahren zum Erfolg führen: So kann ein Bandscheibenvorfall, der einen schmerzhaften »Hexenschuss« hervorgerufen hat, mit schmerzstillenden Tabletten oder mit Injektionen behandelt werden, die in die Muskulatur, in die Vene oder lokal in die Nähe der durch den Bandscheibenvorfall gereizten Nervenwurzel verabreicht werden. Ein Bandscheibenvorfall muss in seltenen Fällen aber auch operativ beseitigt werden. Gallensteine können auf herkömmlichem Weg über einen größeren Bauchschnitt entfernt werden. Heutzutage geschieht dies in der Regel durch ein minimalinvasives Verfahren, d. h. durch Operationen »ohne Bauchschnitt«. In der chirurgischen Literatur sind fast 100 technische Verfahren zur Behandlung von Leistenbrüchen beschrieben worden. Ähnliche Feststellungen gelten für die Behandlung von Hämorrhoiden oder für Korrekturen bei bestimmten Vorfußdeformationen (Stichwort Hallux valgus).

Das, was man unter dem Begriff des ärztlichen Standards zu verstehen hat, erscheint somit nur auf den ersten Blick als klar umrissener Sachverhalt. Man wird z. B. einen Chirurgen, der mehr als 20 Jahre lang erfolgreich und nahezu komplikationslos eine von ihm in langer Erfahrung perfektionierte Methode anwandte, nur schwer davon überzeugen können, dass es mittlerweile bessere Methoden gibt, die den gängigen Standard repräsentieren. Warum sollte just dieser Chirurg jene neuen Standards übernehmen, die ihm und seinen Patienten keine besseren Operationsergebnisse zu liefern vermögen als sein durch Erfahrung bewährtes Verfahren?

Zwischen den USA und Deutschland und sogar im Vergleich zwischen verschiedenen Staaten Europas bestehen zum Teil ganz erhebliche Unterschiede in der Wahl der operativen Vorgehensweisen, was durch die unterschiedlichen Erfahrungshintergründe und nicht zuletzt auch durch die unterschiedlichen Mentalitäten bedingt ist.

Der Begriff des Standards umschreibt also keine statische und keine für alle Zeiten unveränderliche Größe, vielmehr trägt er dem Fortschritt von Wissen und Können in der Medizin Rechnung. Was heute als allgemein anerkannter Standard gilt, kann morgen schon als veraltet, ja als gefährlich gelten.

Grundlegende Veränderungen des therapeutischen Standards sind vor allem in der Krebsmedizin (Onkologie) immer wieder zu beobachten: Während früher die alleinige Operation als Standard in der Behandlung z.B. eines Magen- oder Dickdarmkrebses galt, ist heute die chirurgische Therapie als eine von mehreren Säulen in umfassende Therapiekonzepte eingebettet. Je nach Größe und Verhalten eines Tumors wird vor oder nach der Tumoroperation eine Chemo- und/oder eine Strahlentherapie durchgeführt. In einigen Fällen wird das Tumorbett sogar während des operativen Eingriffs bestrahlt.

Das, was man allgemein unter dem Begriff des Facharztstandards versteht, definiert also nur einen Handlungskorridor, in dem unterschiedliche therapeutische Vorgehensweisen zusammengefasst sind. In der Mitte dieses Handlungskorridors versammeln sich die als bestmöglich beurteilten Therapieverfahren, während am Rande dieses Korridors die eher ungewöhnlichen, vielleicht auch als antiquiert geltenden, aber aus fachlicher Sicht eben noch vertretbaren Therapien angesiedelt sind. Therapeutische Ansätze außerhalb dieses Handlungskorridors verletzen dagegen den geltenden Standard.

Verlässt der Arzt diesen Handlungskorridor, so muss er sich darüber im Klaren sein, dass er in seinem Handeln auch die Schwelle zur Haftung überschreiten kann. Insofern umreißt der Begriff des Standards eine Art Grenze, die es unbedingt zu beachten gilt und deren Überschreiten der Arzt in späteren Haftungsverfahren gesondert begründen muss. In Juristendeutsch heißt das: Die Therapiefreiheit entbindet den Arzt nicht von der Pflicht zur Wahrung der im Verkehr erforderlichen Sorgfalt (§ 276 BGB).

Nach der ständigen Rechtsprechung des Bundesgerichtshofs (BGH) hat der Patient einen Anspruch auf eine ärztliche Behandlung, die dem Standard eines erfahrenen Facharztes entspricht. Das muss aber nicht bedeuten, dass der Arzt stets das neueste Behandlungskonzept mit der besten apparativen Ausstattung anwenden muss. Vielmehr gilt ein Behandlungsverfahren dann als sorgfaltswidrig, wenn neue Methoden weitaus risikoärmer sind, eindeutig bessere Heilungserfolge versprechen, ein Verfahren in der medizinischen Wissenschaft umstritten ist oder ein sorgfältig handelnder Arzt dessen Anwendung nicht mehr verantworten kann.[6]

Von den medizinischen Fachgesellschaften werden laufend Leitlinien formuliert, die als Handlungsempfehlungen oder als eine Art Orientierungsmarken in Diagnose und Therapie gelten.[7]

Derartige Leitlinien sind Handlungsempfehlungen zur Wahrung von Qualitätsstandards, sie sind aber keine Rechtsnormen, und sie sind sogar nicht immer mit dem Begriff des Standards gleichzusetzen. Ihr Ziel ist die angemessene Versorgung der Patienten. Sie reduzieren die Komplexität der wissenschaftlichen Studien und ärztlichen Erfahrungsberichte auf das Wesentliche und stellen in übersichtlicher Form dar, was nützlich, notwendig oder überflüssig ist.[8]

Solche Leitlinien werden von Expertengremien unter Auswertung der wissenschaftlichen Literatur in einem ersten Entwurf aufgestellt und nach anschließender Diskussion durch die jeweiligen Fachgesellschaften autorisiert. Dadurch haben Leitlinien indirekt dann doch eine haftungsrechtliche Bedeutung. Sie sind nämlich eine der Erkenntnisquellen zur Ermittlung des medizinischen Standards, obwohl sie mit diesem nicht notwendigerweise übereinstimmen.

Im Zweifel wird ein Gericht also immer die Frage stellen: Warum hat sich der Arzt nicht an die Leitlinie gehalten? Kann der Arzt nachweisen, dass er sich bei seiner Behandlung an geltende Leitlinien gehalten hatte, so kann dies ein Beleg dafür sein, dass er gegenüber dem Patienten die erforderliche Sorgfalt walten ließ.

Inzwischen liegen für die unterschiedlichen ärztlichen Berufsbereiche über tausend Leitlinien vor. Ärzte sehen in ihnen oft eine Einschränkung ihrer Therapiefreiheit, Elemente der Bürokratisierung und Gängelung. Als eine gewisse Beruhigung der Ärzteschaft kann aber das Argument dienen, dass der Begriff der Leitlinie ja juristisch nicht genau definiert ist. Der Gesetzgeber knüpft die Arzthaftung ausschließlich an die Außerachtlassung der »im Verkehr erforderlichen Sorgfalt«.[9]

Der beschriebene Sorgfaltsbegriff gilt zudem nicht für alle Facharztgruppen in gleicher Weise, vielmehr spiegelt er gruppenspezifische Besonderheiten innerhalb der Ärzteschaft wider: So schuldet ein Facharzt für Chirurgie seinem Patienten ein anderes Maß an Sorgfalt als ein Facharzt für Allgemeinmedizin. Denn dass ein Allgemeinarzt z. B. eine akute operationsbedürftige Blinddarmentzündung nicht erkennt, ist eher verständlich, als wenn sich dieser Patient mit den typischen Symptomen einer akuten Blinddarmentzündung (akute

Appendizitis) bei einem Chirurgen vorstellt, und wenn dieser gedankenlos und ohne eingehende Untersuchungen die Diagnose einer akuten Blinddarmentzündung vorschnell verwirft. Man kann von einem Allgemeinmediziner schlechterdings nicht verlangen, dass ihm die Feinheiten dieser manchmal schwierigen Diagnose geläufig sind.

Das Gesetz verlangt auch nicht, dass der behandelnde Arzt die allerneuesten Therapieprinzipien anwendet oder über die neuesten Apparaturen verfügt. Die Sorgfaltsanforderungen orientieren sich auch an den Gegebenheiten vor Ort. So steht in Flächenländern oft nicht immer und rund um die Uhr ein Hubschrauber zur Verfügung, der einen schwerkranken Patienten in kürzester Zeit in das nächste Großklinikum transportieren könnte. Die Rechtsprechung fordert nur solche Voraussetzungen diagnostischer und therapeutischer Art, die im Einzelfall einen zwar nicht optimalen, aber dennoch ausreichenden medizinischen Standard erlauben.[10]

Auch unter ungünstigen wirtschaftlichen Bedingungen müssen aber Mindeststandards eingehalten werden, die sich an den Qualitätsanforderungen der modernen Medizin orientieren. Diese Mindeststandards dürfen nicht unterschritten werden. Das heißt, das Haftungsrecht nimmt prinzipiell keine Rücksicht auf örtliche Strukturmängel.

Ähnliche Voraussetzungen gelten auch für Ärzte, die sich noch in der Ausbildung befinden. Wenn ihnen ein schwerer Behandlungsfehler unterlaufen ist, können sie sich vor Gericht nicht damit herausreden, dass sie ja Berufsanfänger sind und dass deshalb Wissens- und Erfahrungslücken normal seien. Denn schuldhaft handelt der Arzt immer dann, wenn er eine Tätigkeit übernimmt, der er mangels Fachkunde nicht gewachsen ist. Der Arzt in Ausbildung hätte sich in einer solchen Situation z. B. einer sachkundigen Hilfe versichern müssen, d. h., entweder hätte er einen erfahrenen Kollegen hinzuziehen oder den Patienten in ein entsprechend ausgerüstetes Krankenhaus überweisen müssen.[11]

Viele Behandlungsfehler geschehen auch aus einer Überschätzung der eigenen Möglichkeiten und aus einem Mangel an Selbstkritik heraus.[12] Überschätzung der eigenen Möglichkeiten, Fehleinschätzungen von Krankheiten haben manchmal damit zu tun, dass schlicht und einfach schlampig gearbeitet wird, ohne die geltenden Standards zu beachten

– dies sind die Grundübel, die zu vermeidbaren Behandlungsfehlern führen können.

Als klassisches Beispiel für manche Selbstüberschätzung des Operateurs könnte die Entfernung einer Gallenblase »ohne Bauchschnitt« (laparoskopische Cholezystektomie) angeführt werden: Bei unübersichtlichen anatomischen Verhältnissen dürfen nämlich die sensiblen Strukturen der Gallenwege nicht eher durchtrennt werden, bevor sie nicht sicher identifiziert sind. Bei Unsicherheiten hinsichtlich der manchmal vertrackten Anatomie der Gallenwege muss ein sorgfältig arbeitender Operateur entweder eine Röntgendarstellung der Gallengänge durchführen, um sich über die Anatomie zu orientieren, oder aber er muss rechtzeitig auf das herkömmliche Verfahren mit einem konventionellen Bauchschnitt umsteigen.

Ich war als Gutachter mit etlichen Fällen konfrontiert, in denen es zu schweren Verletzungen des Hauptgallengangs gekommen war, weil der Operateur auf laparoskopischem Wege weiteroperiert hatte und bei gänzlich unübersichtlichen Verhältnissen verspätet oder gar nicht auf das offene Verfahren umgestiegen war.

Das Hauptziel der operativen Entfernung der Gallenblase besteht nicht darin, zu operieren, ohne sichtbare Narben zu hinterlassen, sondern das Hauptziel besteht vielmehr darin, einen krank machenden Befund unter dem geringstmöglichen Risiko zu entfernen. Den absoluten Vorrang haben das Wohl des Patienten und dessen Sicherheit und nicht das Ego des Operateurs oder gar kosmetische Gesichtspunkte, die auf der Patientenseite immer wichtiger werden.

Welche Probleme sich in der gutachterlichen Bewertung derartiger Fälle auftun, werde ich später durch die Schilderung von Fällen aus der Praxis näher zu beleuchten versuchen.

Keine Operation ohne Risiko

Die Medizin ist sowohl Naturwissenschaft als auch Erfahrungswissenschaft, also keine exakte Wissenschaft, bei der Ursache und Wirkung, d. h. Therapie und Heilerfolg, in einer linearen Beziehung zueinander stehen. Krankheiten, Krankheitsbilder, Krankheitsverläufe sind ausgesprochen komplex, und das Bild von Krankheiten gestaltet sich von Patient zu Patient zum Teil ausgesprochen unterschiedlich. Zudem ist für den Heilungserfolg nicht der Arzt allein, sondern gleichermaßen auch der Patient verantwortlich. Das beste Wissen und Können des Arztes scheitert dort, wo es an Einsicht und Mitwirkungsbereitschaft (neudeutsch »Compliance«) fehlt: Bei einem 65-jährigen, langjährigen Diabetiker mit einem Körpergewicht von 130 Kilogramm, der wegen einer akuten Blinddarmentzündung operiert werden muss, fällt beispielsweise das Risiko eines gestörten postoperativen Heilverlaufs um ein Vielfaches höher aus als bei einem 30-jährigen sportlich gesunden Mann, der wegen der gleichen Erkrankung operiert werden muss. So sind die lebenswichtigen physiologischen Wundheilungsprozesse beim Diabetiker in der Regel verzögert, und in der Kombination mit einer Fettsucht sind Störungen im postoperativen Wundheilungsverlauf geradezu vorprogrammiert. Trotz sorgfältigster Technik und Vorgehensweise des Operateurs kommt es unter derartigen Voraussetzungen nach der Operation überproportional häufig zu Wundinfektionen und Abszessen bis hin zu lebensbedrohlichen Bauchfellentzündungen.

Für solche schweren Komplikationen wird dann der Arzt verantwortlich gemacht. Auf den vorsichtigen Verweis des Arztes auf die vom Patienten mitgebrachten Risiken in Gestalt des Diabetes mellitus und des Übergewichtes wird von Patientenseite oft mit Unverständnis und Entrüstung reagiert. Auch unter Zuhilfenahme der schonendsten modernen Operationstechniken, trotz größtmöglicher Sorgfalt sind aber bei solchen Risikopatienten komplikationsträchtige Verläufe nicht immer zu vermeiden.

Um es noch einmal ganz deutlich zu sagen: Ein ausbleibender Heilungserfolg oder gar eine Verschlechterung des Zustandes eines Patienten sind nicht automatisch Beweis für einen Behandlungsfehler.

Der Heilverlauf ist nicht nur vom Arzt und seinem Wissen und Können abhängig, sondern wird von vielen Faktoren außerhalb des ärztlichen Machtbereiches beeinflusst, wie vom Alter des Patienten, möglichen Vorerkrankungen, dem Immunstatus und nicht zuletzt auch von der Psyche und sozialen Faktoren. Der menschliche Organismus stellt ein überaus komplexes und fein abgestimmtes Gebilde dar, das im Zusammenwirken seiner funktionellen Strukturen immer noch nicht hinreichend verstanden wird. Deshalb sind auch seine Reaktionen auf Operationen oder Medikamente nicht genau berechenbar und vorhersagbar.

Gesundheit ist eben nicht »machbar«. Die medizinische Wissenschaft basiert auf statistischen, auf Erfahrung begründeten Wahrscheinlichkeitsaussagen über Krankheitsverläufe – sie ermöglicht somit auch nur statistische Aussagen über Heilungschancen, Risiken und Komplikationen einer Therapie. Jeder ärztliche Eingriff ist deshalb prinzipiell mit dem mehr oder weniger großen Risiko eines Fehlschlages oder sogar einer Verschlechterung des Krankheitszustandes behaftet.[13]

Dieser Erkenntnis hat die Rechtsprechung in vielfältiger Weise Rechnung getragen: Der Patient trägt mit seiner Erkrankung typischerweise selbst die Ursache für das Risiko in sich, dass sich sein Gesundheitszustand nicht verbessert oder sogar noch verschlechtert.[14]

Kommt es im Rahmen einer ärztlichen Behandlung zu Komplikationen und verlangen Patient und/oder Angehörige eine Aufklärung der Ursachen, so muss durch einen Sachverständigen (Gutachter) festgestellt werden, ob dieser komplikationsträchtige Verlauf aus einem Behandlungsfehler oder aber aus den grundlegenden Gesundheitsrisiken des Patienten resultierte. Dieses Nebeneinander von Risiken, die einerseits von der Krankheit des Patienten ausgehen, andererseits aber auch durch die Tätigkeit des Arztes verursacht sein können, macht das typische Gepräge von Arzthaftungsfällen aus.[15] Eine Komplikation, sogar mit Todesfolge, kann somit nicht automatisch als Beleg für einen Behandlungsfehler gelten.

Beispiel 1: Ein 57-jähriger Patient mit einem langjährigen Diabetes mellitus wird in der Klinik wegen einer Verschlusserkrankung der Beinschlagadern stationär aufgenommen. Man weiß, dass der Diabetes mellitus zu Einengungen und Verschlüssen der Körperarterien führen kann, so z. B. zu Einengungen der Halsschlagadern mit einem entsprechend erhöhten Schlaganfallrisiko.

Bei diesem Patienten hatte eine solche zunehmende Verschlusssymptomatik im Bereich der Beinschlagadern bestanden – er konnte nur noch kurze Strecken gehen und musste immer wieder wegen der zunehmenden Schmerzen in den Beinen stehen bleiben. Oft schauen solche Patienten aus einer gewissen Verlegenheit heraus in die Schaufenster der Ladenpassagen, was der Volksmund »Schaufensterkrankheit« nennt. Bei Verschlüssen der Beinschlagadern kann die Muskulatur nicht mehr ausreichend mit Sauerstoff versorgt werden. Beim Gehen und unter Belastung steigt naturgemäß der Sauerstoffbedarf der Muskulatur weiter an, was zu heftigen Schmerzen führt, die die Patienten oft zwingen, stehen zu bleiben.

Bei unserem Patienten hatten schon in Ruhe Beinschmerzen bestanden, d. h., bereits im Ruhezustand war die Muskulatur der Beine nicht mehr ausreichend mit Sauerstoff versorgt gewesen. Um die Durchblutung zu verbessern, wurde ihm in einer technisch schwierigen Operation eine Gefäßprothese eingesetzt. Der postoperative Verlauf war zunächst völlig unkompliziert gewesen – die Durchblutung der Beine hatte sich entscheidend gebessert, die Füße waren warm und gut durchblutet.

Durch den langjährigen Diabetes bestand jedoch eine Schwächung der Immunabwehr. Als Folge dieser geschwächten Immunabwehr entzündete sich die Operationswunde, und es kam trotz sofortiger Antibiotikatherapie unaufhaltsam zu einer schweren und lebensbedrohlichen Blutvergiftung, in deren Folge das Bein schließlich abgenommen werden musste. Von diesem Eingriff erholte sich der Patient nicht mehr und starb.

Dies ist ein Beispiel für schwere postoperative Komplikationen mit tödlichem Ausgang, für die die Ärzte nicht verantwortlich zu machen sind. Im Gegenteil: Die technisch schwierige (und kosten-)aufwendige Operation glückte und die Durchblutung des Beines war wieder hergestellt worden. Dennoch hatte sich, trotz rechtzeitiger Gabe von Antibiotika, das vorbestehende Risiko für eine erhöhte Infektionsanfälligkeit verwirklicht, ein patienteneigenes Risiko, das zu diesem katastrophalen Verlauf geführt hatte.

Oft ist es aus gutachterlicher Sicht schwierig, den Angehörigen das Schicksalhafte derartiger Verläufe zu erklären und plausibel darzulegen, denn viele Patienten sind durch eine erdrückende Flut von Medienberichten zu der Überzeugung gekommen, dass Gesundheit technisch machbar und jederzeit einklagbar ist. Aber es gibt keine harmlosen Krankheiten und schon gar keine harmlosen Operationen.

Selbst bei einer anscheinend so harmlosen Blinddarmentfernung (Appendektomie) kann es auch heute noch zu tödlichen Komplikationen kommen, für die der behandelnde Arzt nicht zur Verantwortung gezogen werden kann. Möglich sind z.B. trotz ordnungsgemäß durchgeführter Thromboseprophylaxe immer noch postoperative Thrombosen des tiefen Beinvenensystems mit tödlichen Lungenembolien.

Ich habe es erleben müssen, dass bei Patienten sehr seltene und bis dato unentdeckte Störungen des Blutgerinnungssystems bestanden, die vor Routineoperationen nicht zu erkennen gewesen waren. Solche maskierten und sich der Routinediagnostik entziehenden Vorerkrankungen können die Ursachen für schwere Komplikationen nach Operationen darstellen, die auch bei sorgfältigster ärztlicher Vorgehensweise nicht immer zu vermeiden sind.

Beispiel 2: Im Anschluss an eine komplizierte Darmoperation kam es zu einer Undichtigkeit der Nähte. Nach einer solchen Nahtinsuffizienz kann Darminhalt in die freie Bauchhöhle austreten und zu einer lebensbedrohlichen Bauchfellentzündung führen. Auch bei sorgfältigster Nahttechnik kommen solche Nahtinsuffizienzen immer wieder vor. Man weiß, dass bestimmte Vorerkrankungen und Verhaltensweisen zu Heilungsstörungen an solchen Nähten führen können. Dazu gehören z.B. das Rauchen, Erkrankungen des blutbildenden Systems oder ein mellitus Diabetes.

Beispiel 3: Gallensteine, die in der Gallenblase gebildet werden, können von der Gallenblase in den Hauptgallengang wandern und dort den Galleabfluss von der Leber in den Zwölffingerdarm behindern. Der Hauptgallengang mündet nämlich zusammen mit dem Ausführungsgang der Bauchspeicheldrüse in den Zwölffingerdarm.
Befinden sich also Steine in diesem Hauptgallengang, so versucht man auf endoskopischem Wege die Einmündungsstelle des Gallengangs in den Zwölffingerdarm zu identifizieren und die Steine mit speziellen Instrumenten aus dem Hauptgallengang zu bergen.

Solche Manipulationen am Gangsystem können schwere Entzündungen der unmittelbar benachbarten Bauchspeicheldrüse zur Folge haben. In der Bauchspeicheldrüse werden aggressive Verdauungssäfte gebildet, die im Dünndarm die Nahrungsfette, Kohlenhydrate und Eiweiße aufspalten. Bei einer Entzündung der Bauchspeicheldrüse können diese Verdauungsfermente unkontrolliert in die Umgebung der Bauchspeicheldrüse gelangen und ein lebensbedrohliches Krankheitsbild hervorrufen.

Die endoskopische Steinentfernung aus dem Hauptgallengang, eine elegante und für die Patienten in der Regel wenig belastende Methode, kann also in einzelnen tragischen Fällen zu einem schweren Krankheitsbild mit unter Umständen tödlichem Ausgang führen, vor dem auch der erfahrenste Endoskopiker nicht gefeit ist.

Gesetzt den Fall, es handelte sich um einen Familienvater mit drei oder vier Kindern, mit einer laufenden Hypothek auf dem Eigenheim, der sich dem vermeintlich einfachen Routineeingriff einer endoskopischen Steinentfernung unterziehen musste und den das Schicksal einer schweren Bauchspeicheldrüsenentzündung getroffen hatte. Stellen wir uns seine fassungslosen Angehörigen vor, wenn dieser Mensch nach vier, acht, zwölf Wochen eines furchtbaren Überlebenskampfes auf der Intensivstation an den Folgen dieses Routineeingriffes stirbt und zu Grabe getragen wird – die Familie steht vor dem finanziellen Aus!

Wie will man den Angehörigen erklären, dass es sich bei dem Tod ihres Ehemannes und Vaters um einen »schicksalhaften Verlauf« gehandelt hatte, für den niemand etwas kann. Was bedeutet »Schicksal« in diesem Zusammenhang für diese zurückgebliebene Familie? Ich denke, der Begriff des Schicksals ist für die Ehefrau und die Kinder dieses Toten in diesem Zusammenhang nichtssagend, ja geradezu zynisch. Was vermag der Ehefrau des Toten mit ihren drei Kindern das Wort »Statistik« oder »Risiko« zu besagen, wenn sich zwar ein ausgesprochen seltenes, aber für sie furchtbar konkretes Risiko verwirklicht hat?

Angesichts solch katastrophaler Verläufe ist ein besonders einfühlsamer Umgang des Arztes mit dem Patienten bzw. den Angehörigen erforderlich. Der Arzt muss den Krankheitsverlauf in verständlicher Form schildern, so dass auch für einen Laien nachvollziehbar wird, wie es überhaupt zu dieser ungünstigen Entwicklung kommen konnte. Geschieht dies in einer ruhigen und angemessenen Weise, so können einfühlsame und aufklärende Gespräche dazu beitragen, dass auf Patientenseite gar nicht erst die Vermutung eines Behandlungsfehlers aufkommt.

Patienten in Beweisnot

Aus einem Behandlungszwischenfall oder Komplikationen darf also nicht ohne weiteres auf einen Behandlungsfehler geschlossen werden. Kommt es aber zu einem Verfahren, müssen Gutachter den Vorwurf klären.

Nehmen wir den oben bereits zitierten Fall, dass es nach einer Darmnaht zu einer Undichtigkeit der Nähte mit einer tödlichen Bauchfellentzündung gekommen war. Um zu entscheiden, ob möglicherweise ein Behandlungsfehler vorliegt, muss eine Reihe von Fragen beantwortet werden:

- Wie konnte es zu dieser Nahtinsuffizienz kommen? Waren technische Fehler des Chirurgen dafür verantwortlich? Waren es Materialfehler? War z.B. die maschinell erstellte Klammernaht schon primär undicht gewesen? Oder waren es vom Patienten mitgebrachte Risikofaktoren, die die Heilungsprozesse behinderten?
- Hätte der Arzt die Nahtundichtigkeit während des operativen Eingriffs erkennen müssen?
- Wurde die Komplikation nach der Operation rechtzeitig erkannt? Wurden entsprechende Hinweissymptome mit angemessener Sorgfalt beachtet und abgeklärt?
- Wurde vielleicht zu spät nachoperiert – hätten der nachfolgende Krankheitsverlauf, die belastende Intensivtherapie mit zahlreichen Folgeoperationen oder gar das Ableben des Patienten vermieden werden können, wenn frühzeitiger nachoperiert worden wäre?
- Der Patient hat die schweren Komplikationen zwar überlebt, aber

er ist lebenslang behindert geblieben – hätte diese Behinderung vermieden werden können?

Gutachter werden in einem Behandlungsfehlerverfahren zum einen vom Gericht beauftragt, häufig wenden sich aber auch Patienten und Angehörige direkt an einen Sachverständigen, um überhaupt die Chancen auf einen Prozesserfolg zu klären. Denn den Beweis, dass ein eingetretener Gesundheitsschaden auf einen Behandlungsfehler zurückzuführen ist, muss in unserem Rechtssystem der Patient erbringen: Der Patient trägt also die Beweislast dafür, nachzuweisen, dass der Behandlungsfehler ursächlich für den entstandenen Gesundheitsschaden verantwortlich ist. Darin besteht oft die am schwierigsten zu überwindende Hürde in Arzthaftungsverfahren.

Beispiel: Ein 55-jähriger, stark übergewichtiger Patient ist in langjähriger Behandlung bei seinem Hausarzt. In der Vergangenheit ist er mehrfach wegen eines Hämorrhoidalleidens behandelt worden. Seit vier Wochen hat er, wie früher auch schon des Öfteren, Blutabgänge im Stuhlgang festgestellt. In der letzten Zeit hatte er auch an Gewicht verloren. Fünf Jahre zuvor war eine Darmspiegelung durchgeführt worden – ohne auffälligen Befund.
Der Arzt verschreibt ihm seine gewohnten Hämorrhoidenzäpfchen. Diesmal wollen die Beschwerden aber nicht verschwinden. Der Patient kommt wiederholt zum Arzt, der ihm stets immer wieder Salben und Zäpfchen gegen die vermeintlichen Hämorrhoidenbeschwerden verschreibt, allerdings mit ausbleibendem Erfolg. Nach einem dreiviertel Jahr erfolgloser Behandlung sucht der Patient einen anderen Arzt auf. Dieser Arzt führt eine Darmspiegelung durch. Dabei wird ein fortgeschrittener Krebs im Mastdarmbereich festgestellt. Die weitergehende Diagnostik zeigt, dass der Krebs schon Metastasen gestreut hat – eine Heilung ist kaum mehr möglich. Dem behandelnden Hausarzt ist der Vorwurf eines Behandlungsfehlers bzw. eines Verstoßes gegen die Regeln der ärztlichen Kunst deshalb zu machen, weil er seinen Patienten über den Zeitraum von fast einem Jahr gedankenlos wegen »Hämorrhoiden« behandelt hatte, ohne zu bedenken, dass sich hinter dem klinischen Erscheinungsbild eines Hämorrhoidalleidens durchaus auch ein bösartiger Darmtumor verstecken kann.

Der Patient hatte sich zwar fünf Jahre zuvor einer Darmspiegelung unterzogen, andererseits hatte aber sogar eine familiäre Belastung für Dickdarmkarzinome vorgelegen, so dass angesichts der fortgesetzten Blutabgänge zwingend ein bösartiger Darmtumor anzunehmen war.

Im nachfolgenden Arzthaftungsverfahren war die Frage zu klären, ob eine Diagnoseverzögerung von neun bis zwölf Monaten bei einem bösartigen Darmtumor dafür verantwortlich sein konnte, dass sich der Tumor bei der verspäteten Diagnosestellung schon im Stadium der Metastasierung befunden hatte – in einem derart fortgeschrittenen Stadium also, in dem keine Heilung mehr möglich ist. Oder anders gefragt: Mit welcher Wahrscheinlichkeit hätten bei einer frühzeitigeren Diagnose möglicherweise noch keine Metastasen vorgelegen, und wäre der Tumor dann vielleicht heilbar gewesen?

Vor Gericht muss der Patient nach der Alles-oder-nichts-Regel den Beweis erbringen, dass die zu Behandlungsbeginn schon vorhandenen Metastasen und die dadurch verkürzte Lebenserwartung kausal auf die Diagnoseverzögerung des Arztes zurückzuführen sind.

Sein Anwalt wird darauf verweisen, dass Dickdarmkarzinome zu einem hohen Prozentsatz heilbar sind, wenn sie frühzeitig entdeckt werden. Der vom Gericht beauftragte Gutachter führt vielleicht dagegen folgende Argumente ins Feld: Die Mehrzahl der Dickdarmkarzinome zählt zu den langsam wachsenden Tumoren. Mit hoher Wahrscheinlichkeit kann man deswegen davon ausgehen, dass auch bei einer frühzeitigeren Diagnose mit einem für das praktische Leben brauchbaren Grad an Gewissheit ein Dreivierteljahr zuvor schon ein metastasiertes Tumorstadium vorgelegen hatte. Es läge zwar ein Behandlungsfehler des Arztes vor, dieser habe aber nicht zu einem messbaren Gesundheitsschaden geführt.

Ein Haftungsfall des beklagten Arztes läge nach dieser Argumentation nicht vor, und der Patient hätte den Prozess verloren.

Wann ein Behandlungsfehler zur Haftung des Arztes führt, ist somit recht unterschiedlich zu gewichten. Im vorliegenden Fall wäre die Untersuchung und Bewertung des biologischen Verhaltens des verspätet diagnostizierten Tumors von wesentlicher Bedeutung. Wachstumsgeschwindigkeit, Zellteilungsraten und Metastasierungsverhalten weisen nämlich erhebliche Unterschiede zwischen den einzelnen

Tumortypen auf. Innerhalb der Familie von Dickdarmkarzinomen wird z. B. deren biologisches Verhalten wesentlich mitbestimmt durch den Differenzierungsgrad der Tumorzellen. Der Pathologe, der das Tumorgewebe unter dem Mikroskop untersucht, beurteilt nicht nur die grobe Struktur der Tumorzellen sowie ihr Eindringungsverhalten in die Umgebung. Er begutachtet vor allem auch die Zellteilungsraten und den speziellen Differenzierungsgrad dieser Zellen. Es gilt als grobe Faustregel, dass eine Tumorzelle sich umso gefährlicher und bösartiger verhält, je geringer ihr Differenzierungsgrad ist.

Alle diese Überlegungen müssen in die gutachterliche Bewertung der vorwerfbaren Diagnoseverzögerung mit einfließen, und in grober Näherung kann man sagen, dass das juristische Kriterium der sogenannten »haftungsausfüllenden Kausalität« umso eher als erfüllt gelten kann, je länger der Zeitraum der Diagnoseverzögerung war.

Zu beachten sind für den Patienten, der eine Behandlungsfehlerklage erwägt, die ganz entscheidenden Unterschiede zwischen Straf- und Zivilrecht.

Strafrecht ist in erster Linie Staatsrecht. Es umfasst sämtliche Rechtsnormen, die den Inhalt und den Umfang der staatlichen Strafbefugnisse bestimmen. Es beschreibt, was eine Straftat ist, und legt die Rechtsfolgen fest. In einem Strafverfahren geht es stets darum, ob dem Angeklagten ein schuldhaftes Verhalten nachgewiesen werden kann und um die Festlegung der Strafe durch das Gericht.

Schadensersatzansprüche dagegen müssen vom Patienten immer vor einem Zivilgericht in einem privatrechtlichen Verfahren eingeklagt werden. Das Privatrecht regelt auf Grundlage des Bürgerlichen Gesetzbuches (BGB) die Rechtsbeziehungen der verschiedenen Rechtssubjekte in einem Staat untereinander, also auch die Rechtsbeziehung zwischen Arzt und Patient.

Gesetzt den Fall, der Patient wendet sich nach der Fehldiagnose seines Arztes an die zuständige Staatsanwaltschaft und erstattet Anzeige, diese leitet sogar ein Strafverfahren ein: Mit großer Wahrscheinlichkeit wird die Staatsanwaltschaft das Verfahren gegen den beklagten Arzt einstellen. Denn im Strafrecht gelten weitaus strengere Maßstäbe als im Zivilrecht. Hier muss der Schaden, d. h. beispielsweise die Verkürzung der Lebenserwartung, »mit an Sicherheit grenzender Wahrscheinlichkeit« durch den Fehler des Arztes hervorgerufen worden sein. Angesichts der Unberechenbarkeit des menschlichen Körpers, der Komplexität von Krankheiten und des allenfalls statistisch ermittelbaren Verhaltens eines Tumors ist ein Schaden als Folge eines Behandlungsfehlers unter den im Strafrecht geltenden Regeln der strengen Beweisführung nur selten zweifelsfrei zu belegen. Denn grundsätzlich gilt im Strafrecht der Grundsatz: »Im Zweifel für den Angeklagten.«

Im Zivilrecht dagegen sind die Maßstäbe weniger streng – hier gilt die Ursächlichkeit schon dann als erfüllt, wenn die fehlerhafte ärztliche Behandlung den Schaden mit über fünfzigprozentiger Wahrscheinlichkeit bzw. »mit einem für das praktische Leben brauchbaren Grad an Gewissheit« herbeigeführt hat. Aber auch im Zivilrecht sind, wie wir schon gesehen haben, die Hürden für den Patienten sehr hoch.

Das Problem der Kausalität, d. h. des Zusammenhangs zwischen Ursache und Wirkung, stellt also das entscheidende Scharnier zwischen dem zu klärenden Behandlungsfehler und dem daraus entstandenen Schaden dar. Es ist ganz wesentlich für die Beurteilung, dass sich der Gesundheitsschaden eindeutig auf den Fehler des Arztes zurückführen lassen muss – eine Tatsache, die für viele Patienten schwer zu verstehen ist.

Im Bürgerlichen Gesetzbuch wird in diesem Zusammenhang festgestellt, dass »selbstverständliche Voraussetzung für den Schadensersatzanspruch ist, dass der Schaden (…) im Kausalzusammenhang mit derjenigen Handlung oder Unterlassung (…) steht, welche den Anspruch begründet.« [16, 17, 18, 19]

Der Kausalitätsnachweis ist in der Medizin besonders problematisch, weil die Medizin ja keinen deterministischen Gesetzesabläufen unterliegt, weil Krankheits- und Heilungsverläufe nicht mit mathematisch-logischer Gewissheit vorhersehbar sind, weil die Tätigkeit des Arztes auf einen vorgeschädigten Organismus ausgerichtet ist und weil selbst eine optimale Behandlung keineswegs das Risiko einer Verschlechterung ausschließen kann.

Eine erfolgreiche Behandlung kann demgemäß nicht garantiert werden, und das Ausbleiben eines Heilungserfolges oder gar eine gesundheitliche Verschlechterung kann somit nicht automatisch auf ein ärztliches Fehlverhalten schließen lassen.

Für einen ausbleibenden Heilerfolg, einen Fehlschlag oder eine Verschlechterung sind zwei potenzielle Ursachenstränge zu benennen:

- der schicksalhafte Verlauf – dieser ist im juristischen Sprachgebrauch »haftungsirrelevant«
- das standardwidrige ärztliche Verhalten

Diese beiden Antipoden stehen in einem engen Zusammenhang und müssen in den meisten Arzthaftungsverfahren voneinander abgegrenzt werden. Nicht selten überlagern sie sich jedoch, und oft ist eine eindeutige Zuordnung zwischen Ursache und Wirkung nicht möglich: Vor dem geschädigten Patienten türmen sich deshalb die Hürden des Kausalitätsbeweises nicht selten in unüberwindliche Höhen auf. Zum Nachweis der Kausalität ist aber die volle richterliche Überzeugung gefordert – und diese ist extrem schwer zu erlangen, weil in der Medizin, wie beschrieben, Ursache und Wirkung eben in keiner einfachen linearen Beziehung zueinander stehen. Daraus ergibt sich die typische Beweisnot des Patienten vor Gericht.

Beweislastumkehr – Hilfe vom Gesetzgeber

Diese offenkundige Beweisnot des Patienten hat dazu geführt, dass die Rechtsprechung in bestimmten Fällen die Beweislast dem beklagten Arzt auferlegt. Zu einer solchen Beweislastumkehr kann es z. B. dann kommen, wenn ein grober Behandlungsfehler als erwiesen gilt. Allgemein gesprochen, liegt dann ein grober Behandlungsfehler vor, wenn der Arzt eindeutig gegen bewährte ärztliche Behandlungsregeln verstoßen hat und wenn der Fehler aus objektiver ärztlicher Sicht und bei Auslegung des geltenden Ausbildungs- und Wissensmaßstabes nicht mehr verständlich und verantwortbar scheint, weil ein solcher Fehler dem behandelnden Arzt aus dieser Sicht schlechterdings nicht unterlaufen darf.[20]
Ob es sich tatsächlich um einen groben Behandlungsfehler handelt, unterliegt der abschließenden rechtlichen Bewertung eines Gerichtes. Nicht der ärztliche Sachverständige stellt ihn fest, sondern das Gericht, das aufgrund der ihm vom Sachverständigen unterbreiteten Fakten

das gesamte Behandlungsgeschehen würdigt. Er wird in der Regel dann festgestellt, wenn das Gericht zu der Überzeugung gelangt,

- dass in eindeutiger Weise gegen gesicherte und bewährte Erkenntnisse und Erfahrungen verstoßen wurde; oder
- wenn auf eindeutige Befunde nicht nach den gefestigten Regeln der ärztlichen Kunst gehandelt wurde; und
- wenn grundlos Standardmethoden zur Bekämpfung möglicher, bekannter Risiken nicht angewandt wurden.[21]

Die Entscheidung des Gerichts hängt letztendlich maßgeblich von den Darlegungen und dem Votum des ärztlichen Sachverständigen ab. Es ist dem Richter nicht gestattet, aus eigener Wertung gegen die Ausführungen des Sachverständigen einen groben Behandlungsfehler festzustellen.[22] Allerdings sind ihm von der höchstrichterlichen Rechtsprechung gewisse Ermessensspielräume im Sinne einer im Einzelfall flexiblen und angemessenen Lösung zugestanden worden.[23]

Auch die Summierung von mehreren, für sich allein genommen »einfachen« Behandlungsfehlern kann in der Gesamtbetrachtung den Vorwurf eines groben Behandlungsfehlers begründen.[24]

Da dem Richter als Juristen die nötige medizinische Fachkenntnis fehlt, wird die Frage eines groben Behandlungsfehlers also de facto vom medizinischen Sachverständigen entschieden. Dem Richter fällt letztendlich die Aufgabe einer Art Plausibilitätskontrolle der Ausführungen der Sachverständigen zu.

Stellt ein Sachverständiger also einen groben Behandlungsfehler fest, so ist im nächsten Schritt die Kausalität zu klären, ob dieser Fehler »geeignet« war, einen »Gesundheitsschaden« herbeizuführen, wie er bei dem Patienten vorkam.

Der sehr spitzfindig formulierte Begriff »geeignet« setzt dann nur noch die bloße Möglichkeit voraus, dass der Behandlungsfehler für den Schaden ursächlich gewesen sein könnte. Der Behandlungsfehler muss also nicht mehr mit einer an Sicherheit grenzender Wahrscheinlichkeit, mit großer Wahrscheinlich oder mit einem im täglichen Leben brauchbaren Grad an Gewissheit für den Schaden ursächlich gewesen sein – es genügt jetzt allein die »Möglichkeit«, dass eine

Beziehung zwischen dem groben Behandlungsfehler und dem eingetretenen Schaden bestehen kann.

Der beklagte Arzt wird in einer solchen Situation normalerweise nicht belegen können, dass keine solche Möglichkeit besteht. Damit geht die Beweislast auf den Arzt über, und aufgrund der Komplexität der medizinischen Abläufe wird es ihm kaum gelingen, einen Gegenbeweis zu erbringen, dass der Behandlungsfehler, der dem Patienten widerfahren war, grundsätzlich keinen derartigen Schaden verursachen konnte.

Beispiel: Ein Orthopäde verabreicht seinem Patienten eine Injektion in das Kniegelenk, ohne vorher die Injektionsstelle zu desinfizieren. Wenige Tage später bekommt der Patient hohes Fieber und Schüttelfrost. Das Kniegelenk ist stark geschwollen, gerötet und schmerzt extrem. Was war passiert?

Im Rahmen der Injektion waren Keime in das Knie gelangt und hatten dort zu einer Eiteransammlung (Empyem) geführt.

Aus objektiver ärztlicher Sicht war es schlechterdings unverständlich, dass der Arzt die Injektionsstelle nicht desinfiziert hatte und dass er während der Injektion keine Handschuhe trug.

Durch diese fehlerhafte Injektion wurde das Gelenk unwiederbringlich zerstört: Mehrfache operative Eingriffe und Spülungen waren in der Folgezeit erforderlich, trotzdem führten die Bakterien und ihre Toxine zur Zerstörung des Knorpels: Das Knie wurde steif.

In diesem Fall liegt zweifelsfrei ein grober Behandlungsfehler vor.

Der beklagte Arzt trägt nun die Beweislast, und er wird niemals den Beweis erbringen können, dass die Ursache der Gelenkversteifung nicht seine unsachgemäß durchgeführte Injektion war.

Grobe Behandlungsfehler können aber nicht nur bei fehlerhaft durchgeführten, sondern auch bei unterlassenen Therapiemaßnahmen zur Haftung führen. Zum Bespiel dann, wenn – wie es im juristischen Sprachgebrauch heißt – auf eindeutige Befunde nicht nach gefestigten Regeln der ärztlichen Kunst reagiert wird.

Beispiel: Ein junger Mann von 20 Jahren sucht mit zunehmenden Schmerzen im rechten Unterbauch die Klinik auf. Bei der körperlichen Untersuchung fällt eine deutliche Verhärtung der Bauchdeckenmuskulatur im Unterbauch auf, die im medizinischen Sprachgebrauch als Abwehrspannung bezeichnet wird. Im Ultraschall ist zudem eine größere Flüssigkeitsansammlung nachweisbar. Der Patient hat Fieber, und in seinem Blut findet sich eine signifikante Erhöhung der weißen Blutkörperchen. Diese Befunde sprechen nach den »gefestigten Regeln der ärztlichen Kunst« zwingend für eine akute Blinddarmentzündung.

Wenn dieser Patient aber unter der offensichtlich falschen Diagnose einer banalen Magen-Darm-Verstimmung nach Hause geschickt wird, dann handelt es sich um ein ärztliches Fehlverhalten, das aus objektiver ärztlicher Sicht schlechterdings unverständlich ist – im juristischen Sprachgebrauch also um einen groben Behandlungsfehler.

Nehmen wir an, der Patient wird am nächsten Tag und somit um einen Tag verspätet mit allen Anzeichen einer Blutvergiftung (Sepsis) aufgrund einer diffusen Bauchfellentzündung notfallmäßig operiert. In diesem Fall wird ein objektiver medizinischer Sachverständiger feststellen, dass die Ärzte auf eindeutige klinische und laborchemische Befunde nicht nach den gefestigten Regeln der ärztlichen Kunst reagiert haben. Der Sachverständige wird auch bestätigen, dass dieser Behandlungsfehler, nämlich das Verkennen einer in diesem individuellen Fall typischen, akuten und zwingend operationsbedürftigen Blinddarmentzündung, geeignet war, ursächlich für die schwere Bauchfellentzündung zu sein. Diese erforderte mehrfache Nachoperationen, die zu einem bleibenden Gesundheitsschaden geführt hatten.

In diesem krassen Fall wird die Beweislast auf den beklagten Arzt übergehen. Der Arzt muss dann schlüssig belegen, dass die lebensbedrohliche Bauchfellentzündung sowie der lange Aufenthalt in der Intensivstation mit allen Folgeschäden nicht Folge seiner Fehlbehandlung gewesen war. Dass ein solcher Gegenbeweis kaum gelingen dürfte, ist jedem klar.

Somit trägt in ausgewählten Fällen die Rechtsprechung der Beweisnot des Patienten durchaus Rechnung, und sie nimmt in diesen Fällen ganz bewusst die Beweisnot des Arztes in Kauf. Mir ist kein Fall bekannt, in dem es einem derart belasteten Arzt gelungen wäre, erfolgreich einen Gegenbeweis zu erbringen.[25]

Auch eine mangelhafte Dokumentation der Befunde in den ärztlichen Unterlagen kann zu Beweiserleichterungen für den Patienten führen, so z. B. dann, wenn wichtige Operationsbefunde nicht festgehalten wurden oder wenn angesichts einer erkennbaren postoperativen Verschlechterung des Patienten keinerlei klinische Befunde dokumentiert wurden. Auch ein Verzicht auf eine feingewebliche Untersuchung von während der Operation entnommenem Gewebe kann zur Beweislastumkehr führen.

Die in Arzthaftungsverfahren typische Beweisnot des Patienten gilt also nicht für alle Situationen. Dennoch sind die Gewichte in Arzthaftungsverfahren nach wie vor nicht gleich verteilt. In praxi muss der Patient gewaltige Vorleistungen erbringen, die nicht selten seine Möglichkeiten überfordern. Obwohl beispielsweise geschätzt weit mehr als 10 000 Menschen in Deutschland an vermeidbaren Infektionen sterben, die sie sich im Krankenhaus zugezogen haben, ist der Nachweis eines derartigen Hygieneverschuldens mit einem nachfolgenden Gesundheitsschaden extrem schwer, ja in der Praxis fast unmöglich. In diesem Zusammenhang scheitern viele berechtigte Vorwürfe der Patienten schlicht am Problem der Kausalität.

Auch die Feststellung eines groben Behandlungsfehlers durch einen ärztlichen Sachverständigen stellt immer noch die Ausnahme dar. Diese Feststellung bedeutet für viele Sachverständige anscheinend einen Rubikon, den zu überschreiten sie sich scheuen. Die Situation des betroffenen Patienten bleibt also nach wie vor ausgesprochen schwierig.

Wo und wie es
zu Behandlungsfehlern kommt

Häufige Ursachen

Es verwundert nicht, dass die Behandlungsfehlervorwürfe sich in den meisten Fällen an die operativen Disziplinen richten, da sich deren Folgen am schnellsten und sichtbarsten manifestieren.

Der Fortschritt der Medizin hat es mittlerweile zuwege gebracht, dass derartige »Unglücke«, wie sie der Chirurg von Nußbaum 1888 bezeichnet hatte, vergleichsweise seltene Ereignisse darstellen, gemessen an etwa 400 Millionen Arzt-Patienten-Kontakten im Jahr und ungefähr 36 Millionen Behandlungen und Operationen in unseren Krankenhäusern. Im Gegensatz zur Situation im 19. Jahrhundert ist die Mehrzahl der Patientenschaft heute allerdings nicht mehr geneigt, derartige »Unglücke« angesichts der bröckelnden Allmacht des Arztes leidensergeben in Kauf zu nehmen.

Kennzeichnend für die moderne Medizin ist die komplexe Verflechtung von mehreren Fachdisziplinen, eine enge Koordinierung von ärztlichen und pflegerischen Bereichen sowie kommunizierende Informationssysteme: Aus diesen intensiven horizontalen und vertikalen Vernetzungen von Arbeitsabläufen erklärt sich eine Vielzahl von Behandlungsfehlern.

Fehlerursachen bei der Behandlung

A Allgemeine Behandlungsfehler	B Personenfehler	C Systemfehler
· falsche Diagnosen · falsche Entscheidungen	· mangelndes Wissen · Regelverletzungen · mangelhafte Fähigkeiten	· mangelhafte Planung · fehlerhafte Koordination der Schnittstellen · mangelhafte Beratung · technische Systemfehler · mangelnde Kontrollen

Auf einer eher abstrakten Ebene lassen sich die Ursachen von Behandlungsfehlern schematisch in personale und strukturell-systematische trennen. Viele Behandlungsfehler sind oft auch in fehlerhaften Entscheidungsprozessen und in Fehlern innerhalb der Systeme begründet. Die zunehmende Datenflut lässt den Informationsfluss bzw. die Koordinierung von Maßnahmen als mögliche Quelle von Fehlern zunehmend in den Vordergrund des Interesses treten. Oft führt eine ärztliche Fehlleistung an einer Stelle zu einer ganzen Kette weiterer Fehlleistungen an vielen anderen Stellen.

Es stellt sich deswegen in den Arzthaftungsverfahren nicht selten die Frage, welcher Fehler von mehreren eigentlich zu dem ungünstigen Ausgang geführt hatte.

Fehlerstatistik und Zahlenspiele

Nach Schätzungen des Robert-Koch-Institutes dürfte die Anzahl der Behandlungsfehlerverfahren bei etwa 40 000 jährlich liegen. Vor allem die von den Gutachterkommissionen und Schlichtungsstellen der Landesärztekammern jährlich erstellten Statistiken erlauben quantitative und qualitative Aussagen zu den erhobenen Vorwürfen. Etwa ein Viertel aller vermuteten Behandlungsfehler, d. h. etwa 10 000 Fälle, werden durch die Gutachterkommissionen bearbeitet und bundesweit statistisch erfasst. So wurden im Jahr 2008 insgesamt 10 967 Anträge auf die Überprüfung von ärztlichen Behandlungen gestellt, was einer Zunahme von 5,13 Prozent gegenüber dem Vorjahr 2007 entsprach. Davon wurden 10 498 Anträge erledigt und in 7133 Fällen (70,1 Prozent) wurden Sachentscheidungen mit Bestätigung oder Ausschluss eines ärztlichen Fehlers gestellt, was einer Zunahme von 1,19 Prozent im Vergleich zum Vorjahr entspricht (Tabelle 1).

Tabelle 1: Sachentscheidungen 2007/2008

Patientenvorwürfe	2007	2008
Sachentscheidungen gesamt	7049	7133
Gesamtzahl der Vorwürfe	12 658	13 477
Die häufigsten Vorwürfe:		
Therapie operativ, Durchführung	3262	3416
Diagnostik, Anamnese/Untersuchung	798	1088
Diagnostik, bildgebende Verfahren	975	1040
Therapie, postoperative Maßnahmen	908	1028
Aufklärung, Risiko	675	701
Therapie, Pharmaka	548	648
Therapie, konservativ	598	555
Diagnostik, Labor/Zusatzuntersuch.	385	474
Indikation	530	446
Therapie postoperativ, Infektion	364	376

In 5043 Fällen wurde ein Behandlungsfehler oder ein Aufklärungs-mangel verneint. In 2048 Fällen wurde ein Behandlungsfehler bestä-tigt und in 1695 Fällen wurde die für das Arzthaftungsverfahren so wichtige Kausalität bestätigt (Tabelle 2).

Tabelle 2: Ergebnisse der Behandlungsfehlerüberprüfungen

Behandlungsfehler bejaht/verneint	2008
Behandlungsfehler/Risikoaufklärungsmangel verneint	5043
Nur Risikoaufklärungsmangel bejaht	42
Behandlungsfehler bejaht	2048
Behandlungsfehler/Risikoaufklärungsmangel bejaht und Kausalität verneint	395
Behandlungsfehler/Risikoaufklärungsmangel und Kausalität bejaht	1695
Art der verusachten Schäden: Bagatellschaden Schaden vorübergehend, leicht/mittel Schaden vorübergehend, schwer Dauerschaden, leicht/mittel Dauerschaden, schwer Tod	1695 59 665 279 439 169 84

In knapp 24 Prozent der Fälle wurde somit das Vorliegen eines Behandlungsfehlers mit einem Schaden für den Patienten bestätigt. Davon wurden die meisten Schäden jedoch als zeitlich begrenzt sowie als nur leicht oder mittelschwer beurteilt.

Aufgegliedert nach Praxen und Kliniken betraf das Gros der Behandlungsfehler die operativ ausgerichteten Kliniken (Tabelle 3).

Tabelle 3: Fehleranalyse nach Fehlerort 2008

Praxis		Klinik	
Diagnostik, bildgebende Verfahren	154	Therapie operativ, Durchführung	473
Diagnostik, Anamnese/ Untersuchung	100	Diagnostik, bildgebende Verfahren	260
Diagnostik, Labor/ Zusatzuntersuchungen	68	Therapie, postoperative Maßnahmen	204
Therapie, Pharmaka	66	Diagnostik, Anamnese/ Untersuchung	116
Therapie operativ, Durchführung	61	Indikation	109
Indikation	45	Diagnostik, Labor/ Zusatzuntersuchungen	86
Diagnostik, allgemein	42	Therapie postoperativ, Infektion	75
Überweisung, Facharzt, Konsil	34	Therapie, Pharmaka	74
Therapie, konservativ	37	Therapie operativ, Verfahrenswahl	65
Stationäre Einweisung	25	Überweisung, Facharzt, Konsil	50

Die häufigsten Behandlungsvorwürfe bezogen sich auf die Behandlung von Arthrosen, Frakturen und vor allem auf die Diagnostik und Behandlung von Brustkrebs (Mammakarzinom) (Tabelle 4).

Tabelle 4: Diagnosen, die zum Antrag auf Feststellung eines Behandlungsfehlers führten

Sachentscheidungen gesamt	7133
Die häufigsten Diagnosen:	
Hüftgelenkarthrose (Coxarthrose)	234
Kniegelenkarthrose (Gonarthrose)	230
Unterschenkel- und Sprunggelenkfraktur	145
Oberschenkelfraktur	136
Brustkrebs, bösartige Neubildung	134
Unterarmfraktur	131
Bandscheibenschäden, Lendenwirbel (lumbal)	129
Rückenschmerzen	107
Entzündung eines Schleimbeutels, Schulter (Bursitis)	104
Kniebinnenschaden (degenerativ)	100

In der Aufgliederung der am häufigsten fehlbehandelten Krankheiten in Praxis und Klinik bezogen sich die meisten Behandlungsfehlervorwürfe im stationären Bereich auf Fehler im Zusammenhang mit dem prothetischen Ersatz der Hüft- und Kniegelenke und im niedergelassenen Bereich auf die Fehldiagnosen bzw. Fehlbehandlungen von Brustkrebs (Tabelle 5).

Tabelle 5: Fehlbehandelte Krankheiten nach Häufigkeit 2008

Praxis		Klinik	
Brustkrebs, Neubildung, bösartig	38	Hüftgelenksarthrose (Coxarthrose)	64
Rückenschmerzen	21	Unterschenkel- und Sprunggelenkfraktur	52
Blinddarmentzündung (Appendizitis), akut/unklar	13	Unterarmfraktur	51
Kniegelenkarthrose (Gonarthrose)	13	Oberschenkelfraktur	46
Prostatakrebs, Neubildung, bösartig	11	Kniegelenkarthrose (Gonarthrose)	46
Hand- und Handgelenkfraktur	11	Schulter- und Oberarmfraktur	39
Unterarmfraktur	11	Hand- und Handgelenkfraktur	33
Oberflächliche Verletzung	10	Gallensteinleiden (Cholelithiasis)	27
Auge, Akkommodation/Refraktion	10	Blinddarmentzündung (Appendizitis), akut/unklar	26
Fußfraktur (ausgenommen oberes Sprunggelenk)	9	Gebärmuttermyome (Uterus myomatosus)	21

Die Statistik der Gutachterkommissionen weist zwar für das Berichtsjahr 2008 eine Zunahme der Anträge von 5,13 Prozent im Vergleich zum Jahr 2007 auf. Dagegen ist die Zunahme von Sachentscheidungen von 1,19 Prozent im Vergleich zum Vorjahr annähernd gleich geblieben. Von einer lawinenartigen Zunahme von Behandlungsfehlerverfahren und insbesondere von solchen Verfahren, die abgeschlossen wurden, kann somit keine Rede sein.

Neben den etwa 10 000 Verfahren bei den Gutachter- und Schlichtungskommissionen dürften ungefähr 10 000 Verfahren vor Gericht verhandelt werden und die restlichen 20 000 Verfahren dürften sich auf die Medizinischen Dienste der Krankenkassen und auf andere vorgerichtliche Verfahren verteilen. Diesbezügliche aussagekräftige Statistiken stehen allerdings nicht zur Verfügung.

Diesen – relativ moderaten – Zahlen stehen andere, weitaus alarmierendere Zahlen entgegen: So wurde vom Aktionsbündnis Patientensicherheit im Jahre 2007 publiziert, dass jedes Jahr etwa 17 000 Patienten im Krankenhaus durch vermeidbare Fehler sterben würden. Die häufigsten Todesursachen seien Infektionen aufgrund von Hygienemängeln sowie Nebenwirkungen von Arzneimitteln. In den USA sollen sogar 44 000 bis 98 000 Patienten durch vermeidbare Fehler in den Krankenhäusern ums Leben kommen. Diese Schätzungen bedeuten, dass in den USA mehr Menschen durch medizinische Behandlung sterben als durch Verkehrsunfälle.

Fehldiagnosen

Das bisher Gesagte zeigt, dass die häufigsten Behandlungsfehler ganz grob in drei Bereiche unterteilt werden können: Fehldiagnosen, Fehler im Gefolge von Operationen sowie andere Fehlerquellen, zu denen z. B. eine fehlerhafte Krankenhaushygiene und Systemfehler aller Art zählen.
Wenden wir uns zunächst den Fehldiagnosen zu.

Wenn Krebs nicht erkannt wird

Die Nichtbeachtung auffälliger Befunde kann vor allem in der Onkologie das weitere Lebensschicksal eines Patienten entscheiden und seine Situation dramatisch verschlechtern. Eine Spitzenposition bei der Verkennung tumorverdächtiger Befunde nehmen das Mammakarzinom (Brustkrebs), das Prostatakarzinom sowie das Dickdarmkarzinom ein.

Brustkrebs
Ein neu aufgetretener, tastbarer und sich vergrößernder Knoten in der weiblichen Brust jenseits der Menopause muss so lange als bösartig angesehen werden, bis das Gegenteil erwiesen ist. Werden zur Klärung eines solchen neu aufgetretenen soliden Knotens eingehende

Tastuntersuchungen, Mammographie, Sonographie oder andere geeignete Untersuchungsmethoden unterlassen, so begründet dies den Vorwurf eines Behandlungsfehlers.[26]

Der Brustkrebs wird in der modernen Onkologie als Erkrankung angesehen, die zwar von der Brust ausgeht, aber den ganzen Menschen betrifft. Da die Prognose für die Heilung wesentlich durch die frühzeitige Entfernung der Geschwulst bestimmt wird, kommt der Diagnose dieses Karzinoms im frühestmöglichen Stadium eine große Bedeutung zu. Man rechnet derzeit mit etwa 55 000 Neuerkrankungen pro Jahr, die Tendenz ist steigend. Es handelt sich somit um ein Problem von hohem gesundheitspolitischen Stellenwert.

Zwischen dem Risiko, an einem bösartigen Tumor zu versterben, und der Größe des Tumors bei der Diagnosestellung besteht ein Zusammenhang: Je kleiner der Tumor bei der Diagnose, umso höher die Überlebenswahrscheinlichkeit. In grober Näherung kann man sagen, dass mit der Vergrößerung des Tumordurchmessers um einen Millimeter die Letalität um etwa ein Prozent ansteigt. Hinter solchen Prozentzahlen und Millimetern steht die Erkenntnis, dass die Früherkennung das entscheidende Handlungsfeld überhaupt darstellt, wenn die Brustkrebssterblichkeit weiter gesenkt werden soll. Die Mammographie in Kombination mit der Sonographie (Ultraschall) ist als wirksame Untersuchungsmethode für die Brustkrebsfrüherkennung etabliert. Etwa 90 Prozent aller frühen Brustkrebsformen können durch Mammographie und Sonographie entdeckt werden. Seit 2005 wird deswegen in Deutschland ein Mammographie-Screening-Programm nach europäischen Leitlinien durchgeführt. Nach wie vor werden viel zu oft im Rahmen von solchen Vorsorgeuntersuchungen auffällige Befunde nicht mit der gebotenen Sorgfalt beachtet, und verdächtige Knoten, die die Patientinnen in ihrer Brustdrüse selbst getastet haben, werden vom Frauenarzt oft nicht befundgerecht abgeklärt. Wenn die umfassende Abklärung eines verdächtigen Tastbefundes einer Brust nicht zu einem eindeutigen Ergebnis führt, so muss vom behandelnden Arzt eine weitere Untersuchung in einer gewissen Zeit angeraten werden.[27]

Das Szenario von Fehldiagnosen läuft immer ähnlich ab: Viele Frauen gehen zu ihrem Frauenarzt, weil sie einen Knoten in ihrer Brust getastet haben. Nach einer Abtastung der Brust durch den Arzt werden sie beruhigt, dass es sich um eine gutartige Zyste handele. Vielleicht ein halbes Jahr später stellt sich die Patientin mit den gleichen Symptomen erneut vor und berichtet ihrem Frauenarzt, dass die »Zyste« in der Zwischenzeit noch größer geworden sei. Zudem hätte sie auffällige Veränderungen an einer Brustwarze (Mamille) bemerkt, vielleicht eine eingezogene Mamille oder gar Flüssigkeitsabsonderungen aus der Mamille. Der Frauenarzt beruhigt seine Patientin wiederum, sie sei noch jung, und derartige Veränderungen seien bei Frauen im gebärfähigen Alter als harmlos zu bewerten. Es würde sich durchweg um gutartige Veränderungen handeln. Sie solle sich keine Kopfschmerzen machen und ruhig die Menopause abwarten. Denn spätestens dann würden die Zysten von alleine verschwinden. Es ist zwar richtig, dass sich die meisten zystischen Veränderungen in der weiblichen Brust nach der Menopause zurückbilden. Wichtig ist jedoch, dass derartige Zysten vom Arzt regelmäßig kontrolliert und abgetastet werden müssen. Mit dem Ultraschall muss die Zystenwand beurteilt werden, ob z. B. auffällige Strukturunregelmäßigkeiten im Bereich der Zystenwand vorliegen oder ob solide und verdächtige Strukturen innerhalb dieser Zysten zur Darstellung kommen.

Zystische Veränderungen der Brust finden sich bei vielen Frauen. Glatte, gut verschiebbare Befunde sind normalerweise als gutartig zu bewerten. Aber jede verdächtige Resistenz erfordert die weitergehende Abklärung z. B. durch Mammographie, Sonographie, manchmal sogar durch Kernspintomographie sowie durch eine Feinnadelpunktion.

Den ersten Hinweis auf einen Brustkrebs stellt häufig ein neu aufgetretener einzelner Knoten dar, der in 70 Prozent der Fälle von den Patientinnen selbst getastet wird. Man weiß, dass die Überlebensrate, bezogen auf einen vergleichsweise langen Fünfzehnjahreszeitraum, bei solchen Mammakarzinomen, die bei Diagnosestellung kleiner als ein Zentimeter sind und die noch keine Lymphknotenmetastasen gestreut haben, bei deutlich über 80 Prozent liegt. Bei Tumoren, die bei der Diagnose kleiner als zwei Zentimeter sind und die noch keinen Lymphknotenbefall aufweisen, liegt die Fünf-Jahres-Überlebensrate bei 96,3 Prozent und bei Tumoren zwischen zwei und fünf Zentimetern beträgt sie immerhin noch etwa 82 Prozent. Da mit zunehmender Tumorgröße auch die statistische Wahrscheinlichkeit von Metastasen ansteigt, wird die Bedeutung der Früherkennung klar. Umso unverständlicher ist es, dass manchen Patientinnen vom Arzt psychische Probleme unterstellt werden, wenn sie sich wiederholt wegen eines Knotens in ihrer Brust vorstellen, der sich nicht selten nach einer Diagnoseverzögerung von mehr als einem Jahr als bösartig herausstellt.

Nach den statistischen Erhebungen der Gutachterkommissionen und Schlichtungsstellen für das Jahr 2008 erfolgten in 134 Fällen Entscheidungen über Vorwürfe im Zusammenhang mit der Diagnose und Behandlung von Mammakarzinomen. Die tatsächliche Zahl von fehldiagnostizierten Mammakarzinomen dürfte allerdings um ein Vielfaches höher liegen. Durch die Gutachterkommissionen wird ja allenfalls ein Viertel aller vermuteten Arzthaftungsfälle bearbeitet. Zudem sind viele Patientinnen durch ihre Krebserkrankung und die Nebenwirkungen der aggressiven Therapien derartig geschwächt, dass sie weder körperlich noch psychisch in der Lage sind, die Tortur von Arzthaftungsverfahren durchzustehen.

In etlichen Fällen, in denen ich aus chirurgisch-onkologischer Sicht als Gutachter tätig war, musste ich bestätigen, dass es meist nicht ausreichende Reaktionen auf dringend tumorverdächtige Befunde waren, die zu folgenreichen Diagnoseverzögerungen von einem Jahr und mehr geführt hatten. Derartige vermeidbare Diagnoseverzögerungen haben eine Verschlechterung der Überlebensprognose zur Folge: Unachtsamkeit, Bedenkenlosigkeit, Sorgfaltsmangel spielen also oft ein grausames Schicksalsspiel, das die Betroffenen nur verlieren können. Jeder dieser Fälle ist ein Fall zu viel.

Es geht an dieser Stelle nicht um die neuerdings in die Diskussion gekommenen Brustkrebs-Screening-Programme, an denen symptomfreie Frauen ausnahmslos und regelmäßig teilnehmen sollen, sondern es geht um die Abklärung auffälliger Befunde, es geht um die Abklärung von schon bestehenden Hinweissymptomen.

Die flächendeckende Etablierung von Qualitätssicherungsmaßnahmen in der Brustkrebsfrüherkennung ist dringend erforderlich. Mammographische Untersuchungen sind auf dem neuesten technischen Stand durchzuführen, einschließlich der Folgeuntersuchungen im

Sinne eines »Total Quality Management« (TQM). Erforderlich sind verbesserte Ausbildung, regelmäßige Zertifizierungen und Schulungen für Ärzte, aber auch für das medizinisch-technische Personal, die Bereitstellung technisch einwandfreier Apparaturen mit niedriger Strahlenbelastung, die Auswertung von Mammographiebildern durch zwei Ärzte sowie eine sorgfältige Dokumentation der Befunde und Verfahrensabläufe.

Wir wissen aufgrund epidemiologischer Erhebungen aus den USA, England und Deutschland, dass durch Beachtung strikter Qualitätsstandards in den letzten 15 Jahren eine Senkung der durch Brustkrebs bedingten Sterblichkeit um 20 bis 30 Prozent erreicht werden konnte.[28] Durch die Optimierung der Verfahren könnte in Zukunft eine weitere Senkung der Sterblichkeit der Frauen bis zu 50 Prozent erreicht werden: Was wir brauchen, ist vor allem eine wirksame Fehlerkultur, in der solche Beispiele, wie ich sie im Folgenden schildere, schlechterdings nicht mehr vorkommen dürften.

Beispiel 1: Da ist eine Patientin, 43 Jahre alt. Sie befindet sich seit mehr als fünfzehn Jahren in frauenärztlicher Betreuung. Bei mehreren Krebsvorsorgeuntersuchungen wird wiederholt die Diagnose einer sogenannten fibrozystischen Mastopathie gestellt. Dabei handelt es sich um einen gutartigen Umbau des Drüsenkörpers der Brust mit multiplen Zystenbildungen. In der Familie bestand eine Häufung von Brustkrebs: So waren bereits die Mutter und eine Schwester der Patientin an Brustkrebs erkrankt.

Bei dieser Patientin waren in der Vorgeschichte mehrfach Mammographien und Sonographien durchgeführt worden. Anfang 2001 hatte sich eine gut tastbare, größere zystische Neubildung gezeigt. Im Ultraschall waren Unregelmäßigkeiten im Bereich der Zystenwand auffällig gewesen. Wegen dieses an Größe zunehmenden Befundes war die Patientin beunruhigt und suchte mehrfach in diesem Jahr ihren Frauenarzt auf. In den ärztlichen Aufzeichnungen wurde jedoch wiederholt auf eine »Angstproblematik« hingewiesen, d. h., die von der Patientin vorgetragenen Beschwerden wurden als psychisch bedingt eingestuft.

Etwa ein Jahr später musste die Patientin unter dem Bild eines fortgeschrittenen Brustkrebses operiert werden, der schon zahlreiche Metastasen in die Lymphknoten der Achselhöhle gestreut hatte. Angesichts des fortgeschrittenen Tumorstadiums war postoperativ neben einer Bestrahlungsbehandlung noch eine belastende Chemotherapie erforderlich.

Dieser Fall ist kein Einzelfall, er ist geradezu typisch für fehlgedeutete und zu spät behandelte Mammakarzinome. Oft sind die Frauen wegen solcher auffälligen Befunde beunruhigt und stellen sich wiederholt bei ihrem behandelnden Arzt vor, und nicht selten werden ihnen dann zu allem Übel auch noch psychische Verhaltensauffälligkeiten unterstellt.

Beispiel 2: Eine junge Patientin, knapp über 30 Jahre alt, hatte Ende 2003 eine Verhärtung in der rechten Brust getastet. Auch bei ihr war die Diagnose einer schmerzhaften Zystenbildung gestellt worden. Vom jahrelang behandelnden Frauenarzt war im Ultraschall ein Herdbefund zwar bestätigt, aber nicht weiter abgeklärt worden. Auch in der Karteikarte dieser Patientin fanden sich mehrfache Hinweise auf eine Krebsangst.

An anderer Stelle fand sich der Vermerk »Pillenpanik«. Der auffällige, gut tastbare Befund wurde unverständlicherweise nicht weiter abgeklärt, obwohl in der Mammographie verdächtige Kalkeinlagerungen zur Darstellung gekommen waren. Was aber am auffälligsten gewesen war: Eine Brustdrüse hatte asymmetrisch stark an Größe zugenommen, so dass sie gut sichtbar deutlich größer als die andere Mamma geworden war.

Bei der ein Jahr nach Auftreten dieser Symptome erfolgten Operation konnte angesichts der gewaltigen Größe des Mammakarzinoms nicht mehr brusterhaltend operiert werden: Die gesamte Brust musste abgenommen werden – ein verstümmelnder Eingriff, der für die meisten Patientinnen kaum zu ertragen ist.

Beispiel 3: Bei einer Patientin war eine brusterhaltende Operation durchgeführt worden. Etwa ein Jahr später hatte sie eine auffällige Verhärtung im operierten Bereich getastet. Im Ultraschall war eine zystische Struktur mit einer sogenannten »dorsalen Schallverstärkung« festgestellt worden. Diese Zystenbildung konnte somit nicht weiter als unverdächtig eingestuft werden. Im Folgejahr wurden zwei weitere Sonographien durchgeführt. Eine histologische Abklärung, d. h. eine Gewebeentnahme, erfolgte nicht.

Zwei Jahre später musste wegen eines großen und derben Tumorrückfalls die Brust vollständig entfernt werden. Zum Glück für die Patientin waren die Lymphknoten in der Achselhöhle noch nicht von Metastasen befallen gewesen.

Beispiel 4: Einer anderen Patientin war ein derber und unregelmäßig begrenzter Knoten in der Brust aufgefallen. In der Mammographie kam eine rundliche Verdichtung des Gewebes mit verdächtigen Kalkeinlagerungen zur Darstellung. Im Ultraschall wurde ein zystischer Herdbefund mit unscharfer Berandung festgestellt. Wegen dieses auffälligen Befundes sollten sechs bis acht Wochen später noch einmal die gleichen Kontrolluntersuchungen erfolgen. Nach etwa sechs Wochen wurde aber nur eine Sonographie durchgeführt, wobei der verdächtige Befund aus der Erstuntersuchung nicht mehr auftauchte. Eine ursprünglich geplante Vergrößerungsmammographie war unterlassen worden. Dies war schon deshalb als Fehler zu bewerten, weil ja schon in der ersten Mammographie tumorverdächtige Kalkgruppierungen aufgefallen waren.

Erst etwa zwei Jahre später wurde ein großes Mammakarzinom in diesem Bereich diagnostiziert und behandelt. Vor der geplanten brusterhaltenden Operation musste zunächst eine Chemotherapie durchgeführt werden, um den Tumor zu verkleinern. Da bei der nachfolgenden Operation dennoch nicht das gesamte Tumorgewebe entfernt werden konnte, war die komplette Entfernung der Brustdrüse (Ablatio) unumgänglich.

Der Hauptfehler bestand in diesem Fall darin, dass eine zweifelsfrei gebotene diagnostische Maßnahme unterlassen worden war, nämlich die weitergehende Abklärung des verdächtigen mammographischen Befundes durch eine Vergrößerungsmammographie sowie durch eine Gewebeentnahme zur feingeweblichen Untersuchung, wie es ursprünglich geplant gewesen war.

Beispiel 5: Eine Patientin hatte am Rand ihrer Brustdrüse zur Wand des Brustkorbs hin einen Knoten ertastet, wo sie viele Jahre zuvor wegen einer gutartigen Erkrankung operiert worden war. Von den behandelnden Ärzten war wiederholt das Vorliegen einer auffälligen Gewebeveränderung in diesem Bereich beschrieben worden, ohne eine definitive Klärung durch eine Gewebeentnahme herbeizuführen. Der Patientin war vielmehr Krebsangst unterstellt worden. Mammographisch waren zudem krebsverdächtige sternförmige Verkalkungen abgebildet worden. Im Untersuchungszeitraum von zwei Jahren waren insgesamt zehn(!) Mammasonographien durchgeführt (und selbstverständlich abgerechnet) worden.

Erst auf nachdrückliches Betreiben der Patientin wurde eine kernspintomographische Untersuchung durchgeführt. Hierbei wurde ein großes Mammakarzinom in unmittelbarer Nachbarschaft zur ehemaligen Operationsnarbe am Brustkorb entdeckt. Dieser neue Herdbefund im unmittelbaren Narbenumfeld war im Ultraschall nur schwer beurteilbar gewesen. Dennoch waren zehn derartige Untersuchungen durchgeführt worden!

Der Patientin wäre aufgrund des verdächtigen Mammographiebefundes frühzeitig eine zielführende Diagnostik angeraten gewesen, d. h. die Durchführung einer Kernspintomographie und/oder eine Gewebeentnahme.

Diese Beispiele stehen stellvertretend für eine große Anzahl von Mammakarzinomen, die in vielfacher Gestalt frühzeitig auf sich aufmerksam gemacht hatten, aber erst verspätet und in einem ungünstigen Stadium zur Behandlung gekommen waren. Zielführende Befunde waren nicht erhoben worden.

Diese Reihe mit Beispielen könnte endlos weitergeführt werden. Jedes dieser Beispiele scheint mir eines zu viel zu sein – ein Beispiel dafür, dass Befunde aus Mangel an Sorgfalt nicht beachtet wurden, die nach fachlichem Konsens als dringende Hinweise auf eine bösartige Erkrankung gelten konnten.

Hinter jedem dieser übersehenen Befunde steht aber zudem ein grausames Schicksal für die Betroffenen: Verstümmelungen durch Brustamputationen, Depressionen, zusätzlich erforderliche Chemotherapien und nicht zuletzt der dauernde Begleiter bis zum Lebensende – die Angst, wegen der vorhandenen Lymphknotenmetastasen frühzeitig sterben zu müssen, die Angst, die nachts jäh und unversehens in den Träumen aufsteigt und die Patientinnen auch während des Tages nie ganz ruhen lässt. Dieser Preis ist es, den die Patientinnen für einen allzu sorglosen Umgang der Ärzte mit ihren Symptomen bezahlen müssen.

Dickdarmkrebs

Dickdarmkarzinome sind nach den bösartigen Tumoren der Lunge die zweithäufigste Krebsart in Deutschland. Etwa 60 000 Patienten erkranken jedes Jahr an einem solchen Tumor, und mehr als die Hälfte der Patienten stirbt sekundär an den Folgen dieser Erkrankung.

Auch für diese Tumorform gelten ähnliche Erkenntnisse, wie wir sie beim Brustkrebs geschildert hatten: Durch Optimierung der Diagnostik und durch den Einsatz unterschiedlicher Therapieverfahren hat sich die Prognose in den letzten Jahren entscheidend verbessert. Die Suche nach verborgenem (okkultem) Blut im Stuhl und der Einsatz der Darmspiegelung (Koloskopie) bei Auftreten von Frühsymptomen sorgte für eine signifikante Reduktion der Sterblichkeit, weil die Krebsgeschwüre in einem früheren Stadium entdeckt und somit erfolgreicher behandelt werden können. Derzeit wird im Rahmen der Darmkrebsvorsorge eine Koloskopie ab dem fünfzigsten Lebensjahr angeraten und eine Wiederholung alle zehn Jahre, wenn die Befunde zuvor unauffällig waren. Bei Risikogruppen wird die Koloskopie entsprechend früher empfohlen.

Ähnlich wie beim Brustkrebs wird in den aktuellen Diskussionen die Abwägung von Nutzen und Risiken routinemäßiger Vorsorgekoloskopien in der Fachwelt durchaus nicht einheitlich beurteilt. Für mich persönlich steht allerdings ihr Nutzen außer Frage.

An dieser Stelle geht es jedoch vor allem um die Abklärung von solchen alarmierenden Symptomen, die als Hinweis auf einen Darmkrebs gelten können, wie z. B. Blutbeimengungen beim Stuhlgang sowie Veränderungen der Stuhlgewohnheiten. Bei jedem ungeklärten Blutabgang über den Anus muss eine komplette Koloskopie erfolgen. Die Erfahrung zeigt zudem, dass in der Tumor-Vorgeschichte vieler verspätet behandelter Patienten nicht selten ein Test auf okkultes Blut schon einmal positiv gewesen war. Oft wird ein solcher Test wiederholt in der Hoffnung, dass er beim zweiten Mal negativ sein könnte. Tritt dieser Fall dann tatsächlich ein, wird auf eine weitere Diagnostik verzichtet.

Man muss jedoch wissen, dass Darmtumoren nicht andauernd, sondern auch unregelmäßig bluten können. Der Nachweis von okkultem Blut im Stuhl erfordert somit immer eine weitergehende Abklärung. Dickdarmkarzinome machen durch spezifische und unspezifische Hinweissymptome auf sich aufmerksam, z. B. Blutbeimengungen beim Stuhlgang, Veränderungen der Stuhlgewohnheiten, Gewichtsverlust – recht allgemeine Symptome also. Deshalb ist es umso wichtiger, beim Auftreten derartiger Symptome im risikobehafteten Alter auch an einen Darmtumor zu denken!

Werden Dickdarmkarzinome im frühen Stadium entdeckt, so haben sie eine ausgezeichnete Prognose. Derzeit sind etwa 40 Prozent der Karzinome des Dickdarms bei der Diagnosestellung noch auf die Darmwand beschränkt und haben noch keine Metastasen gebildet. Dickdarmkarzinome gehören zudem zu den langsam wachsenden Tumoren, die sich meist aus gutartigen Wucherungen der Darmschleimhaut (Adenomen) entwickeln. Dieses Entwicklungsverhalten wird in der Medizin als Adenom-Karzinom-Sequenz bezeichnet.

Die Prognose eines Dickdarmkrebses wird in erster Linie durch die Größe des Tumors bei der Erstdiagnose bestimmt: Gelingt es nämlich, den Tumor vollständig operativ zu entfernen, so überleben mehr als 70 Prozent aller Patienten fünf Jahre oder länger.[29] Früherkennung bedeutet also längeres Überleben. Umso unverständlicher erscheint es, dass in Deutschland immer noch jährlich etwa 33 000 Menschen vorzeitig sterben müssen, weil ihr Darmkrebs erst in einem fortgeschrittenen und prognostisch ungünstigen Stadium entdeckt worden ist. So befinden sich etwa 25 Prozent der Patienten bei der Diagnosestellung in einem weit fortgeschrittenen Tumor-Stadium IV, das oft chirurgisch nicht mehr im Gesunden behandelt werden kann und deshalb als ungünstig eingestuft werden muss.[30]

Viele dieser Menschen hätten nicht sterben müssen, wäre die Diagnose Darmkrebs nicht erst dann gestellt worden, nachdem der Tumor monate- oder sogar jahrelang als Hämorrhoidalleiden oder als »Verdauungsstörungen« fehlbehandelt worden war. Da wurden immer noch Tabletten, Zäpfchen, Tampons und Magen-Darm-Mittel verschrieben, während der Krebs sich schon anschickte, die Darmwand zu durchlöchern und Metastasen in Lymphknoten und Leber zu streuen – Behandlungsfehler, die in der heutigen Zeit schlechterdings

nicht mehr vorkommen dürften, aber dennoch immer wieder vorkommen, wie einige Beispiele aus der Praxis zeigen.

Beispiel 1: Eine zum Zeitpunkt der Diagnosestellung etwa 60-jährige
Patientin war jahrelang wegen einer chronischen Verstopfung und
anderen Verdauungsstörungen in ärztlicher Behandlung. Ein Jahr vor
Diagnosestellung klagte sie vermehrt über Bauchschmerzen und ein
unklares Druckgefühl im Bauchraum. Diese Symptome wurden auch
entsprechend in den ärztlichen Unterlagen vermerkt. Als Ursache der
Bauchschmerzen wurden Nierenprobleme, aber auch von der Wir-
belsäule ausstrahlende Schmerzen vermutet. Es wurde eine Ultraschalluntersuchung der Nierenregion ohne wegweisende Befunde
durchgeführt. Man behandelte zudem sogar vermutete Funktionsstörungen der Gallenblase, und die Patientin erhielt diverse pflanzliche
Heilmittel.
Etwa neun Monate vor der Diagnose zeigte die Patientin eine starke
Gewichtsabnahme und erbrach wiederholt. Der Arzt verordnete wiederum nur Naturheilmittel gegen Blähungen.
Sechs Monate vor der endgültigen Diagnose wurden »innere Span-
nungszustände« und ein depressives Syndrom als Ursache der Bauchschmerzen in den ärztlichen Verlaufsdokumentationen vermerkt.
Sicher seien seelische Konflikte für die Situation verantwortlich.
Fünf Monate vor der Diagnose wurden dann ein klimakterisches Syndrom sowie sogar ein Ineinanderstülpen von Darmabschnitten (Inva-
gination) als Ursache der Beschwerden vermutet, und die Patientin
wurde endlich zu einem Gastroenterologen überwiesen.
Bei der Spiegelung des Dickdarms stellte sich im linksseitigen Dickdarmbereich ein großes, kreisförmig wachsendes Karzinom dar, das
die Darmpassage fast vollständig verlegt hatte. Bei der anschließenden
Operation fand man zudem ein faustgroßes Karzinom im Krummdarm (Sigma), das die Darmwand bereits durchbrochen hatte und das
breitflächig in die Umgebung eingebrochen war.
Ungefähr drei Jahre nach diesem Eingriff erlitt die Patientin einen
Rückfall mit einem großen Tumor im kleinen Becken, der breit die
Gebärmutter infiltriert hatte. Es konnte nur noch ein künstlicher
Darmausgang angelegt werden.

Beispiel 2: Ein zum Zeitpunkt der Diagnosestellung etwa 70-jähriger Patient war jahrelang in urologischer Behandlung gewesen. Im Fünf-Jahres-Zeitraum vor der endgültigen Diagnosestellung waren regelmäßige Krebsvorsorgeuntersuchungen durchgeführt worden. Hierbei wurden auch immer der Mastdarm und die unmittelbar vor dem Mastdarm liegende Prostata abgetastet.

Im Rahmen einer Dickdarmspiegelung fiel ein großer Mastdarmtumor auf, der knapp oberhalb des Afterschließmuskels lag. Bei der Aufnahmeuntersuchung in einer Chirurgischen Klinik wurden eine Austastung des Mastdarmes mit dem Finger sowie eine Spiegelung der darüberliegenden Dickdarmabschnitte durchgeführt. Schon beim Einführen des Fingers in den Mastdarm war das große, derbe Geschwür gut zu tasten gewesen. Aufgrund der Größe und der Lage des Tumors konnte keine schließmuskelerhaltende Operation mehr durchgeführt werden. Vielmehr musste der gesamte Mastdarm mit dem Schließmuskelsystem entfernt und ein künstlicher Darmausgang gelegt werden.

Aus gutachterlicher Sicht erscheint dieser Fall besonders dramatisch, weil sich Dickdarmkarzinome sehr langsam entwickeln. Dieser Tumor war zudem sehr weit unten im Mastdarm gelegen und hätte anlässlich der vorangegangenen Krebsvorsorgeuntersuchungen zwingend getastet und deshalb frühzeitig einer operativen Behandlung zugeführt werden müssen.

Weil sich während der Operation herausstellte, dass der Tumor schon in die Umgebung eingedrungen war, war postoperativ zudem noch eine belastende Chemo- und Strahlentherapie erforderlich.

Beispiel 3: Der zum Zeitpunkt der Diagnosestellung ungefähr 44 Jahre alte Patient hatte seit vielen Wochen hellrotes Blut im Stuhl bemerkt. Daraufhin wurde eine endoskopische Untersuchung des Mastdarms, jedoch nicht des gesamten Dickdarms durchgeführt. Bei dieser Untersuchung wurden keine Auffälligkeiten entdeckt.

In den nächsten Monaten suchte der Patient wiederholt seinen Arzt auf und klagte über anhaltende Bauchschmerzen, schleimige Durchfälle und Blutbeimengungen im Stuhl. Da die Beschwerden nicht nachlassen wollten, suchte der Patient schließlich einen anderen Arzt auf, der eine komplette endoskopische Diagnostik des Dickdarms durchführte. Bei dieser Untersuchung wurde am Übergang vom Krummdarm zum Mastdarm ein großer Tumor festgestellt, der den Darm fast vollständig verschlossen hatte. Bei der Operation fand man einen faustgroßen Tumor vor, der schon Lymphknotenmetastasen gestreut hatte.

Auch dieser Fall bestätigt die in jedem Lehrbuch zitierte Regel, dass der Verdacht auf einen bösartigen Dickdarmtumor so lange im Raum steht, bis er sicher, d.h. durch eine Spiegelung des gesamten Dickdarms, ausgeschlossen ist. Angesichts der bei diesem Patienten geradezu klassischen Hinweissymptome auf einen Dickdarmkrebs (schleimig-blutige Durchfälle) hätte der Tumor frühzeitiger durch eine Dickdarmspiegelung nachgewiesen und weitaus schneller einer operativen Behandlung zugeführt werden müssen.

In meinen eigenen Unterlagen finden sich Fälle von mehr als dreißig Patienten, die fälschlicherweise wegen Hämorrhoiden oder anderer Erkrankungen behandelt worden waren, obwohl sie ihrem Arzt gegenüber die typischen Symptome eines Dickdarmtumors geschildert hatten. Gerade weil Dickdarmkarzinome zu den vergleichsweise langsam wachsenden Karzinomen gehören, die sich im Verlaufe von vielen Jahren entwickeln, ist es aus objektiver ärztlicher Sicht schlechterdings unverständlich, dass trotz einer bestehenden Hinweissymptomatik Dickdarmtumore immer noch über viele Jahre unerkannt bleiben.

Prostatakrebs

Das Prostatakarzinom ist in Deutschland mit geschätzten 49 000 Neuerkrankungen vor dem Dickdarmkarzinom und dem Lungenkrebs die häufigste Krebserkrankung des Mannes. Es ist für 20 Prozent der bösartigen Tumorerkrankungen verantwortlich.[31]

Das Prostatakarzinom ist in der Regel eine Erkrankung des älteren Mannes. Sein Alter liegt bei der Diagnosestellung im Mittel bei 70 Jahren. Das Karzinom zeigt meist ein langsames Wachstum und gut differenzierte, d.h. weniger bösartige Formen können über lange Zeiträume klinisch unauffällig bleiben. Diese Formen beeinflussen die Überlebensrate der Betroffenen nicht, so dass diese Menschen eher an

Altersschwäche, Herzkreislaufversagen oder anderen Erkrankungen sterben, als an den Folgen ihres Prostatakarzinoms. Schlecht differenzierte und aggressive Tumorformen können allerdings ohne Behandlung rasch zum Tode führen.[32]

Frühzeitig erkannte Prostatakarzinome sind in der überwiegenden Mehrheit heilbar. Sinn und Nutzen von Prostata-Screening-Programmen werden aktuell ähnlich kontrovers diskutiert wie die Durchführung routinemäßiger Brustkrebs-Screening-Programme.

Als Früherkennungsuntersuchungen gelten in Deutschland die Abtastung der Prostata vom Mastdarm aus sowie die Bestimmung des PSA-Wertes (prostataspezifisches Antigen). Dieses Antigen ist ein recht empfindlicher Parameter zur Erkennung eines Prostatakarzinoms, er weist allerdings nur eine mangelhafte Spezifität auf und kann auch bei anderen Erkrankungen, z.B. gutartigen Entzündungen, positiv sein.

Die Bestimmung des PSA-Wertes wird in Deutschland von den meisten Krankenkassen nicht erstattet. Bei anhaltender Diskussion gehen die Empfehlungen derzeit dahin, dass bei auffälliger Tastuntersuchung und bei Erhöhung des PSA-Wertes über vier Nanogramm per Milliliter mit ansteigender Tendenz eine Prostatabiopsie empfohlen wird. Bei PSA-Werten von über zehn Nanogramm per Milliliter gilt die Durchführung einer umgehenden Biopsie als zwingend notwendig.[33]

Durch Nichtbeachtung eindeutig pathologisch erhöhter PSA-Werte kann die Diagnose eines Prostatakarzinoms im noch organbegrenzten und somit potenziell heilbaren Stadium verschleppt werden. Die Prognose wird jedoch häufig verspätet gestellt, nicht selten erst im Stadium der Metastasierung.

Auch bei dieser Tumorerkrankung geht es mir nicht um das Für und Wider von Screening-Programmen, es geht nur um die Beachtung und Kontrolle von verdächtigen Befunden, um die Beachtung von elementaren Befunderhebungspflichten, wie ich anhand des nachfolgenden Beispiels schildern möchte.

Beispiel: Ein Patient, gering älter als 60 Jahre, befand sich seit Jahren in urologischer Behandlung wegen ständig wiederkehrender Entzündungen der Prostata, die jeweils mit Antibiotika behandelt wurden.

Mehrfach waren die PSA-Werte bestimmt worden. In der ersten Bestimmung war der Wert mit 4,55 ng/ml im oberen Normbereich bzw. allenfalls gering erhöht gewesen. Sechs Monate später war eine Kontrolle dieses Wertes durchgeführt worden – es wurde jetzt ein Anstieg auf 5,20 ng/ml festgestellt. Bis zur nächsten Kontrolle nach weiteren sechs Monaten stieg der Wert auf über 6,00 ng/ml an.

Der Patient klagte in diesem Zeitraum über ziehende Beschwerden im unteren Bauch- bzw. im Leistenbereich. Aus diesem Grund wurde im gleichen Jahr eine Leistenbruchoperation beidseits durchgeführt. Nach dieser Operation war der Patient jedoch nicht beschwerdefrei, im Gegenteil – die Beschwerden nahmen sogar noch an Intensität zu. Etwa ein Jahr später wurde der PSA-Wert zweimal bestimmt, bei beiden Messungen lag er weit über 5,00 ng/ml. Drei Jahre, nachdem erstmals ein erhöhter PSA-Wert festgestellt worden war, wurden mit einer Stanzkanüle Gewebeproben aus der Prostata entnommen. Die feingewebliche Untersuchung ergab den Befund eines wenig differenzierten und somit vom Gewebetypus her sehr aggressiven Prostatakarzinoms.

Bei der nachfolgenden Operation stellte sich heraus, dass der Krebs die Kapsel der Prostatadrüse schon durchbrochen hatte und nicht mehr vollständig entfernt werden konnte. Postoperativ war deshalb eine Nachbestrahlung erforderlich. Schon ein Jahr später kam es zu einem Tumorrückfall.

Die Wertigkeit und Aussagekraft des PSA-Wertes in Bezug auf Vorsorgeuntersuchungen des Mannes wird in der Fachwelt durchaus kontrovers diskutiert. Bei diesem Patienten aber war die Verlaufscharakteristik des PSA-Wertes, d. h. die zeitliche Modellierung, geradezu typisch gewesen: Zunächst war ein kontinuierlicher Anstieg des Wertes auffällig, der schließlich noch einmal sprunghaft in die Höhe schnellte. Anhand von Daten über PSA-Verläufe während eines längeren Zeitraumes konnte gezeigt werden, dass Patienten, die ein Prostatakarzinom entwickeln, oft über viele Jahre eine langsame Progression aufweisen, bis dann ein abrupter Anstieg zu verzeichnen ist, der eine weitergehende Diagnostik erforderlich macht.[34]

Bei diesem Patienten war zudem die Familienanamnese positiv gewesen: Sein Vater und Großvater waren an einem Prostatakarzinom gestorben. Man weiß, dass bei positiver Familienanamnese eine Erhöhung des PSA-Wertes als Kriterium für eine Gewebeentnahme gelten sollte.[35]

Bei einer frühzeitigeren Diagnose hätte der Prostatakrebs dieses Patienten möglicherweise noch nicht die Kapsel durchbrochen, und hätte vielleicht noch durch eine Operation geheilt werden können.

Blinddarmentzündung – kein einfacher Fall

Fälle, in denen es zu Fehldiagnosen im Rahmen einer sogenannten Blinddarmentzündung (Appendizitis) kommt, sind in ihrem Ablaufgeschehen nahezu austauschbar. Man muss wissen, dass die Blinddarmentzündung als das Chamäleon unter den Erkrankungen des Bauchraumes bezeichnet wird, weil diese landläufig gut bekannte Allerweltskrankheit sich ab und an ausgezeichnet zu maskieren versteht und sich im Gewande zahlreicher anderer Erkrankungen zu präsentieren weiß. Das können beispielsweise akute Erkrankungen des weiblichen inneren Genitaltrakts sein oder Erkrankungen des Magen-Darm-Traktes, aber auch des Harnwegsystems.

Dazu nachfolgend zwei Beispiele. Bei dem ersten Beispiel bestand eine typische Konstellation aus solchen Symptomen und Befunden, die zwingend an einen entzündlichen Prozess im unteren Bauchraum, d. h. im Bereich des Blinddarms hätte denken lassen müssen.

Beispiel 1: Ein zum Zeitpunkt der Diagnose 62-jähriger Patient suchte eines Morgens seinen Hausarzt mit starken Bauchschmerzen auf. Der Hausarzt vermerkte in seinem Befund, dass der Patient vor Schmerzen kaum noch laufen konnte. Bei der körperlichen Untersuchung waren die Bauchdecken, vor allem im rechten Unterbauch, stark verspannt und bretthart. Der Hausarzt stellte die Verdachtsdiagnose einer akuten Blinddarmentzündung (Appendizitis), möglicherweise schon im Stadium des Blinddarmdurchbruches. Eine stationäre Aufnahme ins Krankenhaus und eine sofortige Operation seien dringend erforderlich.

Bei der Aufnahme in der Klinik klagte der Patient neben Bauchschmerzen auch über in den Rücken ausstrahlende Schmerzen. Deshalb wurde er zunächst einem Urologen vorgestellt, weil Rückenschmerzen durchaus auch ein Hinweiszeichen für Erkrankungen der Nieren bzw. der Harnleiter sein können. In der laborchemischen Untersuchung zeigte sich eine deutliche Erhöhung der weißen Blutkörperchen (Abwehrzellen) sowie des CRP-Wertes, eines sensiblen Markers für Entzündungen und Infektionen. Dieser Wert war auf das 2000-Fache der Norm angestiegen. Die urologische Diagnostik inklusive einer Röntgendarstellung der ableitenden Harnwege erbrachten jedoch keine wegweisenden Befunde, und der Patient wurde am nächsten Tag nach Hause entlassen.

Am darauffolgenden Tag wurde der Patient erneut stationär aufgenommen, nun mit der Diagnose »Darmentzündung«. Der Patient hatte inzwischen hohes Fieber. Die Werte der weißen Blutkörperchen waren noch weiter angestiegen. Mittlerweile befanden sich auch die Nierenfunktionswerte deutlich im pathologischen Bereich – Zeichen für ein beginnendes Nierenversagen. Weil der Patient über unerträgliche Bauchschmerzen klagte, bekam er über eine Infusion stärkste Schmerzmittel zugeführt. Es wurden zahlreiche Arbeitsdiagnosen in den Verlaufsblättern vermerkt, wie z. B. eine Niereninsuffizienz, eine Entzündung des Magen-Darm-Traktes (Gastroenteritis), Nierensteine mit Steinabgang und noch so manches mehr. Wieder wurde der Patient ohne Ursachenklärung nach Hause entlassen.

Keine 24 Stunden später wurde er vom Notarzt erneut eingewiesen und nach Verstreichen eines weiteren halben Tages wurde dann endlich der Bauchraum geöffnet (Laparotomie). Man fand einen großen Abszess im Bauchraum, ausgehend von einer perforierten Appendizitis, d. h. von einem sogenannten Blinddarmdurchbruch.

Nach dem Eingriff musste der Patient wegen einer schweren Bauchfellentzündung mit nachfolgender Blutvergiftung (Sepsis) auf der Intensivstation weiterbehandelt werden. Der Patient durchlebte zahlreiche Sekundärkomplikationen einer solchen Sepsis, so musste er wegen eines Nierenversagens zeitweise zur Blutwäsche an die Dialysemaschine. Wegen eines Lungenversagens war zudem eine maschinelle Beatmung erforderlich. Schließlich versagte der gesamte Kreislauf, und der Patient starb.

Der Hausarzt des Patienten hatte auf Anhieb die richtige Diagnose gestellt, nämlich die Verdachtsdiagnose einer akuten Blinddarmentzündung im Stadium des Durchbruches in die freie Bauchhöhle.

Keine Frage, der Patient hätte sofort operiert werden müssen. Stattdessen war in der Klinik der diagnostische Blick in die falsche Richtung, nämlich auf eine Erkrankung der Nieren und der ableitenden Harnwege gelenkt worden, und von dieser falschen Diagnose wurde im Folgenden auch nicht mehr abgewichen. Eine Fehldiagnose hatte weitere Fehldiagnosen verursacht, und diese waren nicht mehr aus der Welt zu schaffen, obwohl der klinische Gesamtzustand des Patienten, sein hohes Fieber und die Zeichen einer Blutvergiftung eindeutig gegen ein Steinleiden im Bereich der ableitenden Harnwege gesprochen hatte.

Keiner der behandelnden Ärzte hatte sich der Mühe unterzogen, die vom Hausarzt geäußerte Erstdiagnose ernsthaft in Erwägung zu ziehen, obwohl der Patient geradezu klassische und lehrbuchhafte Symptome einer akuten Blinddarmentzündung gezeigt hatte. Dieser dramatische und letztendlich tödliche Verlauf wäre mit großer Wahrscheinlichkeit vermeidbar gewesen.

Beispiel 2: Ein zum Zeitpunkt der Behandlung 60-jähriger Patient wurde vom Hausarzt unter dem Verdacht auf eine Blinddarmentzündung in ein Krankenhaus eingewiesen. Verwiesen wurde im Einweisungsschein auf einen Druckschmerz im rechten Unterbauch sowie auf den typischen, positiven Loslass-Schmerz: Bei dieser Untersuchung werden die Bauchdecken eingedrückt; wenn der Patient beim schnellen Loslassen der Bauchdecken über Schmerzen in diesem Bereich oder gar über diffuse Schmerzen im Bauchraum klagt, so spricht dies erfahrungsgemäß für eine Entzündung des Bauchfells und somit für einen hochentzündlichen Prozess im Bauchraum. Die Werte für die weißen Blutkörperchen, d. h. für die Abwehrzellen, befanden sich bei diesem Patienten aber im Normbereich. Ein weiterer wichtiger Entzündungsmarker, der CRP-Wert, war dagegen deutlich erhöht.

Bei der Untersuchung in der Klinik war beim Betasten der Bauchdecken ein deutlicher Widerstand im rechten Unterbauch, d. h. eine Abwehrspannung, nachweisbar. Auch die Ultraschalluntersuchung zeigte einen auffälligen Befund mit einer Flüssigkeitsansammlung in der Region des »Blinddarms« sowie ein typisches sonographisches Hinweiszeichen auf eine Entzündung der Darmwand (Coecum), nämlich ein sogenanntes »Kokardenphänomen«. Es wurde eine Bauchspiegelung (Laparoskopie) empfohlen, die noch am Aufnahmetag erfolgte. Bei dieser Laparoskopie fanden sich im Bauch aber keine Auffälligkeiten – der »Blinddarm«, d. h. die Appendix, wurde jedoch nicht eingesehen. Der Eingriff wurde beendet und der Patient nach Hause entlassen.

Zwei Wochen später musste der Patient erneut stationär aufgenommen werden. Unter der Diagnose eines entzündlichen Tumors wurde jetzt der Bauchraum über einen herkömmlichen Bauchschnitt geöffnet, und man fand einen großen Abszess, ausgehend von einer perforierten Appendizitis, d. h. von einem durchgebrochenen Blinddarm. Der massive Entzündungsprozess hatte schon mehrere Dünndarm- und Dickdarmschlingen innig miteinander verbacken, so dass größere Darmanteile entfernt werden mussten.

Dieser Fall ist ein Beispiel dafür, dass ein krankhafter Befund bei der Erstoperation übersehen wurde, weil die Suche nicht mit der erforderlichen Sorgfalt durchgeführt worden war. Der entzündete Wurmfortsatz (Appendix) hatte nämlich nicht wie üblich neben, sondern hinter dem Dickdarmabschnitt gelegen, der als Blinddarm (Coecum) bezeichnet wird, und war somit für die Laparoskopie-Optik nicht einsehbar gewesen, wenn man dem Operationsbericht Glauben schenken will. Eine solche sogenannte retrozökale Lage des Wurmfortsatzes ist keineswegs selten.

Es ist aus fachlicher Sicht kaum nachvollziehbar, warum die akute Entzündung dieses hinter dem Blinddarm gelegenen Wurmfortsatzes nicht erkannt wurde bzw. warum nicht mit der gebotenen ärztlichen Sorgfalt danach gefahndet worden war.

Fehler im Operationssaal

Jeder chirugische Eingriff, jede Operation entspricht einem komplexen Vorgang, an dem viele Menschen und unterschiedlichste Abteilungen einer Klinik beteiligt sind. Deswegen ist es eigentlich kein Wunder, dass die operativen Disziplinen die Hitliste der Behandlungsfehlervorwürfe anführen.

Hochrisikobereich Orthopädie

Postoperative Fehlfunktionen nach künstlichem Gelenkersatz, Fehlstellungen, Implantatversagen und vor allem Infektionen an Knochen und Gelenken sind typische Risiken von Operationen im Bereich der Hüft- und Kniegelenke.

Eine chronische Knochenentzündung kann die Folge sein, an der die betroffen Patienten oft lebenslang zu leiden haben. Es liegt in der Natur derartiger chronischer Knocheninfekte, dass sie nach Phasen trügerischer Ruhe immer wieder aufflammen und eiternde Fisteln bilden können. Häufig sind zahlreiche Folgeoperationen und wiederkehrende Behandlungen mit Antibiotika erforderlich. Chronische Knocheninfekte können im schlimmsten Fall sogar zum Verlust des betroffenen Körperteils führen.

Selbst die vermeintlich so harmlose Punktion eines Gelenkes oder eine Spritze, die bei einer schmerzenden Arthrose in ein Gelenk verabreicht wird, kann zu einer eitrigen Gelenkentzündung (Empyem) mit vollständiger Zerstörung des Gelenkknorpels führen. Am Ende steht oft die Gelenkversteifung.

Der Funktionsverlust eines Gelenks kann unabsehbare psychosoziale Folgen nach sich ziehen, nicht selten den Verlust des Arbeitsplatzes, den Verlust sozialer Bindungen, die Scheidung oder Trennung vom Partner, kurzum den Fall ins Bodenlose. Gar nicht selten ist auch die Flucht in die tröstenden Arme von Alkohol und Drogen. Derartige Karrieren kenne ich zuhauf – und nicht wenige davon wären bei einer umsichtigen ärztlichen Vorgehensweise vermeidbar gewesen.

In einer Auswertung ärztlicher Behandlungsfehler im gesamten Bereich der Chirurgie fanden sich Infektionen nach Eingriffen am Bewegungsapparat an zweithäufigster Stelle.[36, 37]

In der Rechtsprechung wird das Auftreten einer postoperativen Infektionskomplikation im Regelfall zu den schicksalhaften Risiken gezählt, die der Patient zu tragen hat. Nur in den allerseltensten Fällen ist beispielsweise ein Hygieneverschulden überhaupt nachweisbar.

Für den weiteren Krankheitsverlauf ist es dann von entscheidender Bedeutung, ob angesichts einer derartigen Infektion die alarmierenden Hinweiszeichen rechtzeitig erkannt und schnell und konsequent behandelt werden. Nur so kann der Übergang von einer akuten in eine chronische Knochen- oder Gelenkinfektion verhindert werden. Die akute Infektion eines frisch implantierten Hüft- oder Kniegelenkes kann bei schnellem Handeln oft noch in den Griff bekommen werden, und die vorzeitige Entfernung der infizierten Prothese kann so in vielen Fällen noch verhindert werden.

Auch in meiner eigenen gutachterlicher Erfahrung bezog sich die Mehrzahl *aller* Patientenvorwürfe auf Fehlbehandlungen im Zusammenhang mit Gelenk- bzw. Knocheneingriffen. Die Patienten machen in den meisten Fällen ihren behandelnden Ärzten weniger die Tatsache zum Vorwurf, dass es überhaupt zu einer Infektion gekommen war. Vielmehr bemängeln sie vermeidbare Diagnoseverzögerungen und die mangelhafte Beachtung von alarmierenden Hinweiszeichen. Diese mangelhafte Beachtung von Hinweiszeichen, das Nichterheben von diagnosesichernden Befunden hat meist zusätzlich noch ein fehlerhaftes therapeutisches Regime zur Folge: Eine kleine Unachtsamkeit setzt nicht selten eine ganze Kette von Fehlbehandlungen in Gang. Auch hier führt erst das Zusammenwirken von mehreren, für sich genommen vielleicht noch unscheinbaren Nachlässigkeiten und Unachtsamkeiten zu den verhängnisvollen Schäden und verheerenden Krankheitsverläufen, unter denen später die Patienten oft lebenslang zu leiden haben.

Deswegen wird der Ruf nach einer Sicherheitskultur, nach Fehlervermeidungsstrategien und der Etablierung eines Fehlermeldesystems immer lauter.

Doch sehen wir uns erst einmal ein paar Fälle aus der Praxis an.

Beispiel 1: Da ist ein Mann, etwa 42 Jahre alt, der sich beim Skifahren das Kniegelenk verdreht hatte. Es bestand ein blutiger Gelenkerguss (Hämarthros). Unter der Verdachtsdiagnose einer schweren Kniebinnenverletzung wurde eine Gelenkspiegelung (Arthroskopie) durchgeführt. Hierbei zeigten sich ein zerrissenes vorderes Kreuzband sowie komplexe Einrisse am Innenmeniskus. Größere Teile des geborstenen Meniskus mussten entfernt werden. Die definitive Versorgung des vorderen Kreuzbandes sollte nach Stabilisierung der Weichteilverhältnisse in einem Intervall von vier bis sechs Wochen erfolgen.

Nach diesem Eingriff war das Kniegelenk ständig auffällig geschwollen und ungewöhnlich überwärmt. Wiederkehrende Gelenkergüsse mussten abpunktiert werden. Bei einer dieser Punktionen förderte man ein trübes und somit auffälliges Sekret zutage. Man muss wissen, dass bei einem normalen Reizerguss das Punktat wässrig und gelblich-bernsteinfarbig aussieht. Ein trübes Sekret hingegen gilt als Hinweis auf eine Infektion. Auch in diesem Fall waren in diesem trüben Sekret typische Eiterbakterien (Staphylokokken) nachgewiesen worden. Außerdem waren massenhaft weiße Blutkörperchen vorhanden – die Abwehrzellen des Körpers gegen bakterielle Erreger. Damit war eigentlich die Diagnose eines eitrigen Gelenkergusses (Gelenkempyem) gesichert. Eine antibiotische Behandlung wurde nicht durchgeführt.

Mehr als eine Woche später wurde eine weitere Kniegelenksspiegelung durchgeführt. Es bestätigte sich hierbei eindrucksvoll die massive Infektion, wobei die Gelenkinnenhaut vollständig mit eitrigschmierigen Belägen bedeckt war. Das Kniegelenk wurde gesäubert und gespült, und es wurde eine antibiotikahaltige Kette in das Gelenk eingelegt. Zusätzlichen wurden Antibiotika hochdosiert über die Vene zugeführt.

In der Folgezeit waren mehrfache Nachoperationen erforderlich, und wiederholt wurde das Kniegelenk durch Spülungen mit hohem Wasserdruck gesäubert. Etwa ein Jahr später konnte schließlich das gerissene vordere Kreuzband ersetzt werden. Als Kreuzbandersatz wurde das mittlere Drittel der Kniescheibensehne verwendet. Es zeigte sich bei diesem Eingriff jedoch, dass die chronifizierte Gelenkinfektion mittlerweile zu einer fortgeschrittenen Arthrose geführt hatte. Da es sich bei dem Patienten um einen noch jungen Mann handelte, sah man von einem künstlichen Gelenkersatz zu diesem Zeitpunkt ab. Was war passiert? Was war der Fehler gewesen?

Nach der ersten Operation hatten schon frühzeitig dringende Hinweiszeichen auf eine Kniegelenksinfektion bestanden:

Das Kniegelenk war ständig geschwollen und überwärmt gewesen. Immer wieder mussten Reizergüsse punktiert werden. Das Punktat war trüb, was als dringendes Hinweiszeichen auf eine bakterielle Infektion gilt. Dennoch waren die zwingend gebotene Antibiotikatherapie und die umgehende Gelenksanierung nicht erfolgt.

Die alarmierenden klinischen Hinweiszeichen auf eine Infektion waren nicht mit angemessener Sorgfalt beachtet worden. Entscheidend für den Krankheitsverlauf, für die Prognose einer eitrigen Gelenkentzündung ist aber das »Darandenken«. Auf diesen Sachverhalt wird eindringlich in der Fachliteratur hingewiesen.[38]

Es ist den behandelnden Ärzten nicht zum Vorwurf zu machen, dass es im Anschluss an die Arthroskopie zu einer Infektion gekommen war. Auch bei der sorgfältigen Beachtung geltender Hygienemaßstäbe lässt sich eine derartige Komplikation nicht immer vermeiden. Vielmehr war nach meiner Auffassung der Vorwurf eines schweren Behandlungsfehlers deshalb gerechtfertigt, weil dringende klinische und laborchemische Hinweiszeichen auf diese Gelenkinfektion bestanden hatten, die nicht beachtet worden waren.

Wir wissen, dass auf etwa 10 000 Arthroskopien fünf bis sechs Infektionen kommen.[39] Entscheidend für die zukünftige Gelenkfunktion ist die schnelle Diagnose der Infektion und deren konsequente Behandlung. Erfolgen Diagnose und Therapie schnell und ohne Zeitverzug, d. h. im frühen Stadium eines Gelenkempyems, so genügt in vielen Fällen nur ein einziger operativer Eingriff. Hierbei wird der eitrige Erguss entfernt und das Gelenk in einem Eingriff saniert. In Kombination mit einer wirksamen antibiotischen Behandlung kann so in vielen Fällen die akute Infektion noch rechtzeitig zum Abheilen gebracht werden.

In fortgeschrittenen Stadien einer solchen Infektion muss in der Regel mit bleibenden Schäden am Gelenkknorpel gerechnet werden. Man weiß z. B., dass bakterielle Entzündungen im Gelenk zu einem erhöhten Druck führen, der den Knorpelüberzug physikalisch zu schädigen vermag. Im Rahmen der Entzündungsprozesse werden zudem von den Bakterien toxische Enzyme freigesetzt, welche die Eiweiße und Kollagenfasern, d. h. die Grundsubstanz des Gelenkknorpels, spalten und zerstören können: Ein vorzeitiger Knorpelverschleiß unter dem Bild einer schmerzhaften Arthrose ist deshalb oft die unausweichliche Folge.

Die meist noch jungen Patienten müssen nicht selten alle sportlichen Ambitionen aufgeben. Regelmäßige ärztliche Behandlungen sind erforderlich, und irgendwann muss das Gelenk künstlich ersetzt werden. Das sind die teuren Langzeitfolgen von ärztlicher Unachtsamkeit und Nachlässigkeit, für die die Patienten oft lebenslang bezahlen müssen.

Beispiel 2: Eine Patientin, etwa 65 Jahre alt, stürzt auf Schulter und Oberarm und zieht sich eine Luxation im Schultergelenk sowie einen Bruch der Schultergelenkspfanne zu. Nach der operativen Versorgung hat sie weiterhin untypisch starke Schmerzen: Die operierte Schulter ist dauerhaft stark angeschwollen, gerötet und überwärmt. Die Wunde wird oberflächlich geöffnet, wobei sich Eiter entleert. Die Schwellung des gesamten Schultergelenkbereiches bleibt in der Folgezeit jedoch weiter bestehen. Immer wieder kommt es zu eitrigem Ausfluss aus der nur oberflächlich geöffneten Wunde.

Aus den Verlaufsdokumentationen ist zu entnehmen, dass die Patientin mit ihrem andauernden Gejammer über die Schmerzen dem Personal ganz gewaltig auf die Nerven ging, so wurde z. B. vermerkt: »Patientin ist sehr schmerzempfindlich«, was übersetzt nichts anderes heißt als: »Die soll sich mal nicht so anstellen.«

Die Patientin wird schließlich aus dem Krankenhaus nach Hause entlassen. Der Hausarzt inspiziert die operierte Schulter, hält sie für ausgesprochen auffällig und veranlasst eine sofortige kernspintomographische Untersuchung.

Diese Untersuchung weist auf, dass die Knochenfragmente in der Schulter weit auseinanderklaffen. Die gelenkbildenden Anteile des Oberarmkopfes und der Schultergelenkpfanne weisen schwere entzündliche Veränderungen auf und sind durch das mittlerweile schon chronische Infektionsgeschehen weitgehend zerstört.

Monate nach dem Unfall wird die Schulter verspätet operiert. Dabei entleert sich massenhaft Eiter. Das Gelenk wird gesäubert. Begleitend wird eine Antibiotikabehandlung durchgeführt, und es scheint, dass die Infektion so zum Abklingen gebracht worden sei. Die Patientin wird nach Hause entlassen.

Etwa acht Wochen später öffnet sich die Operationsnarbe spontan erneut, und es tritt massenhaft Eiter aus. Wieder ist eine stationäre Aufnahme erforderlich, wieder muss das Gelenk geöffnet und gespült werden. Es wird ein antibiotikahaltiger Träger in das Gelenk eingelegt, der nach weiteren vier Wochen entfernt wird.

Nach dieser Behandlung flammt die Infektion erneut auf. Wieder sind operative Eingriffe erforderlich. Der Oberarmkopf ist mittlerweile fast völlig zerstört und buchstäblich wie Eis in der Sonne geschmolzen. Die Reste des zerstörten Oberarmkopfes und Teile der Gelenkpfanne müssen entfernt werden. Wegen der weiter schwelenden Infektion muss die Wunde in der Folgezeit offen gelassen werden. Sie wird zweimal täglich mit dem Duschkopf ausgespült. Zwischenzeitlich wird die Patientin nach Hause entlassen mit der Maßgabe, dass zweimal täglich im Bad die Wunde ausgeduscht werden muss.

Langsam scheint die Wunde zu verheilen. Nachdem sich die Haut endgültig geschlossen hat, verbleibt eine Fistel, die eitrig nässt. Deshalb ist eine erneute Operation erforderlich. Man versucht, den Fistelgang, der bis in das ehemalige Gelenk reicht, komplett herauszuschneiden. Wieder wird ein antibiotikahaltiger Träger in den ehemaligen Fistelgang gelegt. Die Behandlung dauert derzeit noch an.

Bei der Patientin hatten nach der ersten Operation folgende Warnsymptome bestanden:

- anhaltendes Fieber trotz fiebersenkender Medikamente und trotz einer antibiotischen Therapie
- andauernde Schwellung und Überwärmung der Schulter und des gesamten Armes
- massive Schmerzen trotz hochdosierter Schmerzmedikamente
- dauerhaft deutlich erhöhte Entzündungswerte

Die Wunde war trotz dieser Alarmsignale jedoch nur oberflächlich geöffnet worden. Es wurden keine Untersuchungen im Hinblick auf die sich in der Tiefe des Operationsgebietes entwickelnde Infektion durchgeführt. Die Patientin wurde zudem in abschätziger und abträglicher Weise als sehr schmerzempfindsam abgetan und mit Schmerzen und Fieber nach Hause entlassen. Ihr Schultergelenk ist durch den Entzündungsprozess völlig zerstört. Wenn in Zukunft überhaupt ein Gelenkersatz möglich sein sollte, so nur dann, wenn die Infektion irgendwann ausheilen sollte.

Beispiel 3: Bei einer älteren Patientin wurde ein prothetischer Ersatz eines Hüftgelenkes durchgeführt. Bei ihr hatten schon vor der Operation mehrere Risikofaktoren für Störungen des postoperativen Heilverlaufes vorgelegen: So bestand ein massives Übergewicht, zudem war sie starke Raucherin.

Nach der Implantation der Hüftgelenksprothese ist in den postoperativen Verlaufsblättern kein einziger ärztlicher Untersuchungsbefund bezüglich des Heilungsverlaufes vermerkt worden. Auffällig war in den Laborkontrollen eine deutliche Erhöhung der Entzündungsmarker.

Wie üblich schloss sich an die Akutbehandlung im Krankenhaus eine stationäre Nachbehandlung in einer Rehabilitationsklinik an. Weil den Ärzten dort die massiv erhöhten Entzündungswerte auffielen, wurde die Patientin in ein anderes Krankenhaus verlegt, wo man eine Infektion der implantierten Hüftprothese feststellte. Das Kunstgelenk musste ausgebaut werden. Erst nach vollständigem Abklingen der Infektion konnte ein halbes Jahr später ein neues Kunstgelenk implantiert werden.

Auch bei dieser Patientin war die Nachsorge mangelhaft gewesen: Angesichts der postoperativ stark und atypisch erhöhten Entzündungsparameter hätten zielführende Untersuchungen im Hinblick auf eine sich im Prothesenbereich anbahnende Infektion durchgeführt werden müssen. Das künstliche Hüftgelenk war nach der Operation kein einziges Mal von den behandelnden Ärzten klinisch nachuntersucht worden. Bei einer frühzeitigeren Diagnose des Protheseninfektes hätte durch eine sofortige Operation in Verbindung mit einer wirksamen Antibiotikatherapie der Ausbau der Hüftprothese mit einer gewissen Wahrscheinlichkeit vermieden werden können.

Beispiel 4: Einer etwa 70-jährigen Patientin war ein künstliches Hüft-gelenk implantiert worden. Nach der Operation entleerten sich aus der Wunde große Mengen von klarem Sekret. Da der Flüssigkeitsaus-tritt nicht zum Stehen kommen wollte, operierte man etwa zwei Wochen später noch einmal. Der Operationsbericht beschrieb einen Fistelgang, der bis auf den Knochen reichte. Das Operationsgebiet wurde gespült, und es wurde ein Spül-Saug-System eingebracht, um so die Wundhöhle kontinuierlich reinigen zu können. Die Hüftpro-these wurde belassen.

Während dieses Eingriffes war aus der Tiefe des Operationsgebiets ein Abstrich für die bakteriologische Untersuchung entnommen wor-den. Diese fiel negativ aus. In der Folgezeit waren mehrere Nachope-rationen erforderlich.

Die Patientin wurde schließlich nach Hause entlassen, musste jedoch schon wenige Tage später in einem anderen Krankenhaus erneut stationär aufgenommen werden. Wieder war eine operative Revision erforderlich. Dabei stießen die Operateure auf eine große Fistel, die bis auf den Oberschenkelknochen reichte. Diese Fistel wurde zusam-men mit einem größeren Knochenstück entfernt. Die chronisch in-fizierte Hüftprothese musste ausgebaut werden.

Als Ersatz für die Prothese baute man ein temporäres Provisorium ein, einen sogenannten »Spacer« (Platzhalter). Dabei wird aus Kno-chenzement die Form einer Hüftprothese nachgebildet und als tem-porärer Platzhalter eingesetzt. Viele Monate später konnte dann end-lich eine neue Hüftprothese implantiert werden.

Auch in diesem Fall waren grundlegende Befunde nicht beachtet bzw. nicht erhoben worden. Wie ich schon oben angemerkt habe, ist das Auftreten eines Protheseninfektes zunächst nicht als Behandlungsfeh-ler zu bewerten, da es sich um eine systemimmanente Komplikation handelt. Bei mehr als 170 000 Hüft- und etwa 70 000 Knieprothesen, die in Deutschland jährlich implantiert werden, muss in 0,5 bis 1,4 Prozent der Fälle mit einer Infektion gerechnet werden. Wir wissen auch, dass bei einem manifesten Infekt nur in 64 bis 75 Prozent der Fälle Bakterien nachgewiesen werden können. Bei einer Infektion ist es aber wichtig, wenn irgend möglich die Art der Bakterien zu spe-zifizieren, um eine gezielte und somit wirksame Antibiotikatherapie durchführen zu können.

Aus all diesen Gründen ist es unabdingbar, intraoperativ nicht eine einzige, sondern mehrere Proben von Flüssigkeiten und Gewebe zur Erhöhung der Keimnachweisquote zu entnehmen. Vor allem müssen mehrere Gewebeproben einer gezielten bakteriologischen Untersuchung zugeführt werden.

Stattdessen war in diesem Fall nur ein einziger Abstrich – zudem noch mit einem Wattestäbchen – entnommen worden. Es entspricht geltendem Wissens- und Erfahrungsstand, dass die Gewinnung von infiziertem Material durch Abstrichtupfer angesichts des Verdachts einer Protheseninfektion heute als nicht mehr zeitgemäß gilt, weil die auf dem Wattestäbchen befindliche Materialmenge und somit die Anzahl der Erreger für den Nachweis oft viel zu niedrig ist und weil die empfindlichen Erreger bereits auf dem Trägermaterial absterben können.[40]

Im vorliegenden Falle waren also Mindeststandards in der Materialgewinnung nicht eingehalten worden. Vielmehr hätten mehrere und repräsentative Gewebeproben einer bakteriologischen Untersuchung zugeführt werden müssen. Für den gesamten weiteren Behandlungsverlauf entscheidende Befunde waren, ob aus Unachtsamkeit oder aus Unkenntnis, nicht erhoben worden – Befunde, die aber für die Heilungschancen der Patientin von entscheidender Bedeutung hätten sein können.

Es waren auch hier die kleinen Unachtsamkeiten, die zu einem dramatischen Krankheitsverlauf geführt hatten und die dem gesamten Lebensschicksal eines Patienten eine verhängnisvolle Wendung zu Leid und Unglück verleihen können: Nur ein einziger und somit fehlerhaft entnommener Abstrich, ein einziger übersehener oder nicht bestimmter Laborwert kann zu einer lebenslang wirkenden, verhängnisvollen Dynamik führen.

Beispiel 5: Eine knapp 70-jährige Patientin hatte in der Vorgeschichte einen Oberschenkelhalsbruch erlitten, der operativ versorgt worden war. Wegen einer sekundären Hüftgelenksarthrose war ein Hüftgelenksersatz erforderlich. Aufgrund der vorangegangenen Operation war aber das Operationsgebiet durch Verwachsungen unübersichtlich. Es kam während der Operation plötzlich zu einer massiven Blutung aus der Tiefe. In großer Hast wurden grobe Nähte dorthin gesetzt, wo man das blutende Gefäß vermutete, ohne die eigentliche Blutungsquelle jedoch genau darzustellen. Anschließend erfolgte der Einbau der Prothese in gewohnter Weise.

Nach der Operation wurde die Patientin auf der Intensivstation betreut. Dort fiel eine mangelhafte Durchblutung des operierten Beines auf: Das Bein fühlte sich kühl an, und die Fußpulse waren nicht tastbar. In den folgenden Tagen verschlechterte sich die Durchblutungssituation noch weiter: Am dritten postoperativen Tag wurde in den Unterlagen die komplett fehlende Durchblutung (Ischämiesyndrom) im Bereich des Unterschenkels dokumentiert. Aber erst am fünften Tag nach der Operation wurde eine Röntgenkontrastdarstellung (Angiographie) der Beinschlagadern durchgeführt. Dabei zeigte sich eine vollständige Unterbrechung der Durchblutung des Beines: Der Blutstrom brach im Beckenbereich an der Stelle ab, wo vorher das blutende Gefäß mit durchgreifenden Nähten verschlossen worden war.

Die Patientin wurde in ein großes gefäßchirurgisches Zentrum verlegt. Bei Aufnahme war die Haut des Beines bereits schwärzlich verfärbt. Bei der nachfolgenden gefäßchirurgischen Operation stellte es sich heraus, dass die große Beinschlagader (Arteria femoralis communis) beim Einsetzen der Hüftprothese durchtrennt worden war und die Gefäßstümpfe durch grobe Nähte verschlossen worden waren. Das gesamte Bein war somit komplett von der arteriellen Durchblutung abgetrennt worden.

In einem komplizierten Eingriff wurde die Defektstrecke der Schlagader durch ein Kunstgefäß überbrückt. Schon sehr früh nach der Operation zeigte es sich aber, dass große Anteile der Muskulatur des Beines zu lange von der Blutversorgung abgeschnitten gewesen waren, so dass es zu einem großflächigen Untergang von Haut- und Muskelgewebe gekommen war. In weiteren operativen Sitzungen mussten diese abgestorbenen Gewebeteile entfernt werden. Das Bein konnte zwar erhalten werden, seine Funktion blieb jedoch aufgrund der ausgedehnten Muskelzerstörungen dauerhaft eingeschränkt.

Im Anschluss an die erste Operation hätte sofort die Durchblutungssituation des Beines mittels Ultraschall bzw. Angiographie überprüft werden müssen. Angesichts der schweren spritzenden Blutung während der Hüftoperation konnte es sich eigentlich nur um die zum Bein führende Hauptschlagader gehandelt haben. Deshalb hätte man schon während dieser Operationen einen entsprechend erfahrenen Chirurgen hinzuziehen müssen. Angesichts des postoperativ auffällig kühlen Beines war spätestens dann eine zielführende Gefäßdiagnostik angezeigt. Die Patientin hätte darüber hinaus umgehend in ein erfahrenes Gefäßzentrum verlegt werden müssen.

Es war also im Hinblick auf die postoperativ offensichtlichen prekären Durchblutungsverhältnisse fehlerhaft unterlassen worden, sofort zielführende Befunde zu erheben. Wäre die Patientin frühzeitiger zu den Gefäßchirurgen verlegt worden, so wäre es wahrscheinlich nicht zu diesen ausgedehnten Muskelzerstörungen gekommen, die einen weitgehenden Funktionsverlust des operierten Beines zur Folge hatten.

Aus diesen genannten Gründen geht routinemäßig bei der ersten Visite nach der Implantation einer Hüftprothese der erste Griff des Arztes nach dem Fuß des operierten Beines. Dabei werden Hauttemperatur und das Vorhandensein der peripheren Pulse geprüft, die normalerweise auf dem Fußrücken und im Bereich des Innenknöchels getastet werden können. Sind keine Fußpulse tastbar, sind die Zehen bläulich verfärbt oder ist die Haut im Fußbereich gar kühl und weißlich, so stellt dies ein zwingend abklärungsbedürftiges Indiz für eine prekäre Durchblutungssituation dar. Derartige Befunde legen die Vermutung nahe, dass bei der Operation möglicherweise eine wichtige Schlagader verletzt wurde.

Je schneller die physiologische Durchblutung wiederhergestellt wird, je kürzer also die Unterbrechung der Blutzufuhr ausfällt, mit umso geringeren Sekundärkomplikationen und dauerhaften Funktionsausfällen ist zu rechnen.

Eine für längere Zeit unterbrochene Durchblutung führt zum Absterben der Beinmuskulatur. Ein solcher Prozess ist lebensgefährlich, denn abgestorbenes Gewebe setzt giftige Zerfallsprodukte frei, die in den Kreislauf und so in alle Organe des Körpers gelangen können. Die Folge ist eine Blutvergiftung (Sepsis) mit Überschwemmung des Körpers durch giftige Metabolite, die zu einem Mehrorganversagen führen können: Die Patienten müssen an die künstliche Niere; Kreislauf und Atemfunktion müssen medikamentös und mechanisch unterstützt werden, und trotzdem kommt für nicht wenige von ihnen jede Hilfe zu spät.

Das Übersehen einer postoperativen kritischen Durchblutungssituation sowie das Unterlassen einfachster und aus fachlicher Sicht zwingend gebotener Untersuchungen kann für einen Patienten den Verlust eines Beines, eine langwierige Intensivbehandlung, unter Umständen sogar eine lebenslange Dialysepflichtigkeit, ja selbst den Tod zur Folge haben!

Manschettendefekte

Bleibende Nervenschäden nach Operationen unter Verwendung einer sogenannten Blutsperre geben häufig Anlass zu Arzthaftungsverfahren, so wie in den nachfolgenden Beispielern geschildert.

Beispiel 1: Eine etwa 60-jährige Patientin hatte sich das Kniegelenk verdreht, und es wurde unter der Diagnose einer Kniebinnenverletzung eine Gelenkspiegelung (Arthroskopie) durchgeführt.
Um störende und die Übersicht einschränkende Blutungen in das Operationsgebiet zu vermeiden, werden Eingriffe an den Extremitäten, d. h. an Armen, Unterschenkeln und Kniegelenken, meist unter Verwendung einer Blutsperre durchgeführt. Dabei wird die Durchblutung der Extremität für die Zeitdauer des Eingriffs mit Hilfe einer Druckmanschette unterbunden.
Der Operationsbericht vermerkte auch in diesem Fall explizit, dass eine Oberschenkelblutsperre angelegt worden war. Nach der Operation stellte sich jedoch heraus, dass ein wichtiger Unterschenkelnerv geschädigt war: Es bestand ein Taubheitsgefühl im Fuß und eine Lähmung der Zehenstrecker. Beim Gehen konnte die Patientin z. B. den Fuß nicht mehr abrollen. Sie hatte den typischen »Bügeleisengang«, der sich nicht mehr zurückbildete.
Bei Operationen unter Blutsperre bzw. Blutleere sind einige Standards zu beachten, die zur Alltagsroutine gehören, aus deren Nichtbeachtung aber schwere Schäden resultieren können:
Bei einer Blutsperre wird eine Druckmanschette um die entsprechende Extremität gelegt. Der Manschettendruck liegt normalerweise etwa 10 mm Hg oberhalb des systolischen Patientenblutdruckes am Arm oder Bein. Von einer Blutleere spricht man dann, wenn vorher

die Extremität zusätzlich mit Hilfe einer Binde ausgewickelt worden war. Wegen der besseren Übersicht können die Operationszeiten entscheidend verkürzt werden. Andererseits besteht aber durchaus die Gefahr von Druckschädigungen von unter der Manschette gelegenen Muskeln, Nerven und Gefäßen. Druckmanschetten sind also keineswegs ungefährlich. Deshalb muss z. B. die Dauer der Blutsperre genau notiert werden, und der Arzt muss sich vor Beginn des Eingriffes von der regelgerechten Lage der Manschette überzeugen. Die Gefahr einer Schädigung des Gewebes hängt vor allem von der Dauer der Blutsperre und der Höhe des verwendeten Druckes ab. Die Dauer der Blutsperre sollte generell auf zwei Stunden begrenzt werden, da diese Zeit als kritische Grenze angesehen wird.[41, 42]

Es wurde in der Literatur eine Vielzahl von Komplikationen beschrieben, die auf den schädigenden Gewebedruck und die induzierte Mangeldurchblutung zurückzuführen sind, z. B. Muskelschäden, Gefäßschäden, schwere Dauerschmerzen und bleibende Funktionsstörungen, Nervenschädigungen und nicht zuletzt auch großflächiges Absterben von Muskelgewebe (Rhabdomyolyse).[43]

Man weiß, dass ein überhöhter Manschettendruck schon in vergleichsweise kurzer Zeit schwere neurologische Schadensbilder induzieren kann. Es dürfen deshalb nur technisch einwandfreie Manschetten in ausreichender Breite und mit guter Unterpolsterung verwendet werden, und der pneumatische Druck ist so gering wie möglich zu halten.

Selbst bei kurzen Operationszeiten können also nachhaltige Komplikationen durch die Blutsperre nicht ausgeschlossen werden. In medizinischen Fachpublikationen wird deshalb ständig auf die Verantwortlichkeit, Dokumentation und Rechtsprechung bei Operationen unter Verwendung einer solchen Blutsperre hingewiesen.[44, 45]

Der bei dieser Patientin nach der Operation aufgetretene Nervenschaden mit einer bleibenden Störung des Gangbildes wurde mehrfach durch neurologische Untersuchungen bestätigt. Weder im Narkoseprotokoll noch im Operationsbericht waren aber die Dauer der Blutsperre sowie die Höhe des Manschettendruckes vermerkt worden. Zudem war keine angemessene Überprüfung der korrekten Lage der Manschette erfolgt, was als Verstoß gegen geltende Standards zu bewerten ist.

Beispiel 2: Bei einem anderen Patienten war ein prothetischer Ersatz des Kniegelenkes unter Einsatz einer Blutsperre durchgeführt worden. Die Dauer des Eingriffs hatte wegen technischer Schwierigkeiten drei Stunden betragen. Nach der Operation bildeten sich am Oberschenkel große flüssigkeitsgefüllte Blasen, in jenem Bereich, in dem die Druckmanschette gelegen hatte. In der Folgezeit starben große Haut- und Muskelpartien ab und mussten operativ entfernt werden. Weder aus dem Narkoseprotokoll noch aus dem Operationsbericht waren Hinweise auf die Höhe des verwendeten Drucks zu ersehen.

Nach eigener Auffassung wäre angesichts der langen Operationsdauer bereits während des Eingriffs eine Überprüfung der Manschette erforderlich gewesen – ganz davon abgesehen, dass die Dauer der Blutsperre und die Höhe des Drucks hätten protokolliert werden müssen.

Zudem war es während der Operation zu einem Kontakt von Desinfektionsmitteln mit der unter der Manschette liegenden Haut gekommen, und es hatte sich zwischen Haut und Manschette eine sogenannte »feuchte Kammer« gebildet. Es ist sehr wichtig, dass die Manschetten auf die trockene, gepolsterte Haut aufgelegt werden, um das Eindringen von Flüssigkeiten wie Desinfektionsmitteln, aber auch von Urin unter die Manschette zu vermeiden. Genau dazu war es aber bei diesem Patienten ganz offensichtlich gekommen.

Schäden durch Druckmanschetten sind keineswegs selten und können zu bleibenden Behinderungen führen, wenn es Ärzte an der nötigen Aufmerksamkeit und Sorgfalt mangeln lassen.

Gefahrenquelle Operationstisch

Für die korrekte Lagerung der Patienten auf dem Operationstisch gelten die Grundsätze der horizontalen Arbeitsteilung: Der Anästhesist und der Operateur erfüllen ihre Aufgaben in voller Verantwortung selbstständig (Grundsatz der strikten Aufgabenteilung), sie stimmen ihr Vorgehen aufeinander ab (Koordinierungspflicht), und jeder darf sich auf die Sorgfalt des anderen verlassen (Vertrauensgrundsatz). Die Lagerung und Lagerungskontrolle ist nach den interdisziplinären Vereinbarungen Aufgabe des Operateurs. Für die Auslagerung des Armes, um während der Operation Infusionen und Medikamente zuführen zu können (»Infusionsarm«) ist der Anästhesist verantwortlich.

Vor jeder Operation muss der Patient über die Möglichkeit von Lagerungsschäden aufgeklärt werden. Entsprechende Hinweise sind deswegen in allen gängigen Aufklärungsbogen enthalten.

Laut höchstrichterlicher Rechtsprechung gehören Risiken bei der Lagerung in den meisten Fällen zu den vermeidbaren Risiken. Kommt es also zu einem Lagerungsschaden, so muss der beklagte Arzt den Beweis dafür führen, »dass ein Lagerungsschaden nicht durch eine falsche Lagerung des Armes während der Operation oder ein Versagen technischer Geräte entstanden ist«.[46] Das heißt, grundsätzlich ist das Krankenhaus oder der Arzt in der Praxis beweispflichtig, wenn es zu einem derartigen Schaden gekommen ist.

Ausnahmen von dieser Regel bestehen aber z. B. dann, wenn bei den Patienten schon vor der Operation Risikokonstellationen vorliegen, die sie anfällig für einen Lagerungsschaden machen. Derartige »von den Patienten mitgebrachte Risikofaktoren« machen »das Schadenfeld zu einem Gefahrenbereich, der ärztlicherseits nicht mehr uneingeschränkt beherrscht werden konnte«.[47] Solche patientenseitigen Risiken können z. B. in bestimmten Skelettanomalien bestehen, aber auch in schweren Gefäßkrankheiten oder einem starken Übergewicht mit einem BMI (Body Mass Index) von über 45.

Wenn stark übergewichtige Patienten z. B. in Rückenlage mit angewinkelten Beinen (Steinschnittlage) gelagert werden, so ist trotz ausreichender Polsterung in den Kniekehlen eine Druckverletzung eines wichtigen motorischen Unterschenkelnerven, des sogenannten Nervus peroneus, weitaus häufiger als bei normalgewichtigen Patienten. Derartige Lagerungsschäden gehören in derartigen Fällen nicht mehr zu den vermeidbaren Risiken, zumal dann, wenn im Operationsbericht und im Narkoseprotokoll die sorgfaltsgemäße Lagerung vermerkt wurde. Es muss auch nicht eingehend und penibel genau der Vorgang der Lagerung beschrieben werden, vielmehr genügt die stichwortartige Erwähnung der Art der Lagerung, »so dass für den Fachmann erkennbar wurde, nach welcher Methode gelagert und operiert worden ist«.[48]

Während der Narkose sind beim Patienten die Schutzreflexe ausgeschaltet, und die Muskulatur ist erschlafft. Dies stellen die Hauptrisiken für Nervenschädigungen durch Druck, Überdehnung, Zerrung und Überstreckung dar. Aus diesen Gründen müssen die verantwortlichen Ärzte Sicherungsvorkehrungen treffen und diese Maßnahmen dokumentieren.

Nachfolgend ein paar Beispiele, bei welcher Gelegenheit am ehesten mit Lagerungsschäden zu rechnen ist. Der am häufigsten bei der Lagerung beschädigte Nerv ist der Ellennerv, der Nervus ulnaris. Dazu unser erstes Beispiel.

Beispiel 1: Ein etwa 40-jähriger Mann muss sich einer Hämorrhoidenoperation in der sogenannten Steinschnittlagerung (Rückenlage, Beine im Hüft- und Kniegelenk im rechten Winkel gebeugt) unterziehen. Der Operateur sitzt zwischen diesen angehobenen und angewinkelten Beinen.

Nach der Operation klagt der Patient über anhaltende Gefühlsstörungen im Bereich der Außenseite des Unterarmes und der Hand sowie über eine Kraftlosigkeit im Bereich der Finger. Der Neurologe bestätigt eine Schädigung des Ellennervs. Während der Operation war der Arm auf einem Armhalter ausgelagert gewesen. Über diesen Arm wurden dem Patienten Infusionen und Narkosemittel zugeführt.

Der Ellennerv tritt, vom Oberarm kommend, im Bereich des Ellenbogengelenkes in einen knöchernen Kanal ein. Von hier aus gelangt er auf die Beugeseite des Unterarmes. In diesem knöchernen Kanal liegt der Nerv aber sehr oberflächlich und ist nicht von schützendem Muskelgewebe bedeckt. Wegen dieser exponierten Lage ist der Nerv sehr leicht durch Druckeinwirkung verletzbar, zumal dann, wenn der Arm im Bereich dieses knöchernen Kanals aufliegt. Bei der Lagerung muss somit tunlichst vermieden werden, dass das Ellenbogengelenk im Bereich dieses Kanals Kontakt mit der Unterlage hat.

Bei unserem noch jungen und gesunden Patienten handelte es sich also um eine Nervenschädigung aufgrund einer Fehllagerung. Diese ist als vermeidbar zu bewerten, weil es sich um ein voll beherrschbares Risiko gehandelt hat. Zudem der Patient noch nicht einmal vor der Operation über ein derartiges Risiko aufgeklärt worden war. Es gilt, dass den Patienten stets solche Risiken von Gewicht mitzuteilen sind, die speziell dem geplanten Eingriff anhaften und von denen der Arzt nicht annehmen kann, dass der Patient mit ihnen rechnet. Aufzuklären ist auch über mögliche Komplikationen, die zwar selten einzutreten pflegen, die aber erhebliche Folgen haben und die Befindlichkeit des Patienten einschränken können.[49]

Beispiel 2: Bei einer jungen, etwa 30-jährigen Patientin war ein technisch sehr diffiziler, viele Stunden in Anspruch nehmender Eingriff an der Leber durchgeführt worden. Die Rückenlagerung mit beiderseits ausgelagerten Armen war explizit sowohl im Operationsbericht als auch im Narkoseprotokoll erwähnt worden. Postoperativ wurde eine Lähmung des Ellennervs festgestellt.

In diesem Fall kam ich zu der Bewertung, dass es sich aufgrund der besonderen Umstände nicht um ein voll beherrschbares Risiko gehandelt hatte. Denn die Patientin litt u.a. an einer langjährigen rheumatoiden Arthritis und war zudem mit Immunsuppressiva und Zytostatika behandelt worden. Derartige Medikamente haben zahlreiche Nebenwirkungen, zu denen auch Nervenschädigungen gehören.

Man könnte also von einem vorbestehenden, wenn auch zum Zeitpunkt der Operation klinisch noch nicht sichtbaren Nervenschaden ausgehen, und zudem war eine erhöhte Empfindlichkeit der Nerven gegen mechanische Einwirkungen generell zu unterstellen. Außerdem war die Patientin explizit über die Möglichkeit druckbedingter Nervenschädigungen aufgeklärt und die Lagerung war ordnungsgemäß dokumentiert worden.

Was mich an diesem Fall exemplarisch verwunderte und nachdenklich machte, ist eine immer weiter um sich greifende Anspruchshaltung von Patienten, angesichts einer bis vor kurzem noch zum sicheren Tod führenden Erkrankung von der Medizin technische und wissenschaftliche Hochleistungen ohne jedes eigene Risiko einfordern zu wollen. Da sich die Nervenverletzung zudem noch komplett zurückbildete, hätte nach meinem Dafürhalten mehr als genügend Grund bestanden, dem Operationsteam für den sehr schwierigen und lebensrettenden Eingriff zu danken. Diese Patientin hatte jedoch anderes im Sinn und stattdessen einen Anwalt aufgesucht.

Beispiel 3: Ein Patient mit mehreren Voroperationen im Bauchraum musste sich einer operativen Entfernung des Mastdarms unterziehen. Nach der Operation bestand eine Lähmung des Unterschenkelnerven, des Nervus peroneus profundus, eines Endastes des Ischiasnerven: Der Patient konnte den Fuß beim Gehen nicht mehr heben.

Der betreffende Nerv entspringt am Oberschenkel aus dem Stamm des Ischiasnerven und windet sich an der Außenseite des Kniegelenkes um das Wadenbeinköpfchen nach vorne und unten und liegt somit in diesem Bereich relativ oberflächlich und ungeschützt dem gut tastbaren Köpfchen des Wadenbeins an. Er ist wegen seiner oberflächlichen Lage für Druckschäden an dieser Stelle besonders empfindlich.

Der operative Eingriff war in der schon beschriebenen Steinschnittlagerung durchgeführt worden. Dabei werden die etwa im rechten Winkel gebeugten Kniegelenke auf gepolsterten Beinstützen gelagert. Man kann sich gut vorstellen, dass bei dieser Lagerung eine Nervenschädigung allein durch den Aufliegedruck gut möglich ist. Es muss also unbedingt darauf geachtet werden, dass sich die Auflagefläche des Beins möglichst außerhalb des Nervenverlaufs befindet. Besonders sorgfältig muss also jener Bereich ausgepolstert werden, wo die Rückseite des Kniegelenkes und des Unterschenkels auf den Beinstützen aufliegt.

Lähmungen dieses Nervus peroneus kommen häufig auch bei Patienten vor, die lange auf einer Intensivstation behandelt werden müssen. Besonders fettleibige und schwergewichtige Patienten haben ein erhöhtes Risiko für derartige Nervenschädigungen.

Beispiel 4: Bei einem Patienten mit mehreren Verschlüssen der Herzkranzgefäße wurde eine Bypassoperation in einem Herzzentrum durchgeführt. Das Brustbein wurde gespalten, und der Eingriff erfolgte unter dem Einsatz der Herz-Lungen-Maschine. Von Seiten der Herzchirurgie verlief der Eingriff völlig problemlos. Nach der Operation klagte der Patient allerdings über massive Schulter- und Armschmerzen. Neurologen stellten Lähmungserscheinungen der Schulter- und Armmuskulatur fest.

Ursache war eine Schädigung eines auf der Halswirbelsäule liegenden Nervengeflechtes (Armplexus). Aus diesem Nervengeflecht heraus teilen sich die peripheren Nerven für die Schulter- und Armmuskulatur auf. Derartige, in medizinischer Sprache als Armplexuslähmungen bezeichnete Schädigungsbilder gehören zu den häufigsten lagerungsbedingten Nervenschäden überhaupt und führen sehr oft zu Haftungsansprüchen. Schon bei der Lagerung von Patienten auf dem Rücken mit überstrecktem und auf die Seite geneigtem Kopf kann es zu einem Dehnungsschaden dieses Nervengeflechtes kommen.

Am häufigsten sind aber Dehnungsschäden, die am ausgelagerten Arm auftreten können, wobei eine Auslagerung im rechten Winkel schon als kritische Grenze gilt.

Man weiß zudem, dass nach einer Spaltung des Brustbeins (Sternotomie) bei Operationen im Brustkorbbereich gehäuft solche Armplexuslähmungen auftreten können. Man erklärt sich dies als Folge der Verlagerung der Rippen durch den Operationssperrer nach oben. Dadurch kann es zu mechanischen Irritationen dieser Nervengeflechte allein durch die hochgedrückten Rippen kommen.[50] Die Häufigkeit derartiger Plexusverletzungen liegt immerhin zwischen 1,39 und 5,5 Prozent, wie Untersuchungen ergeben haben.[51]

Gipsdruckschaden

Die Kontrolle eines frisch angelegten Gipses stellt eine wichtige ärztliche Aufgabe dar, die wegen der hinreichend bekannten Komplikationsmöglichkeiten von Gipsverbänden mit aller gebotenen Sorgfalt durchgeführt werden muss. Beim Anlegen eines Gipsverbandes sind zunächst einmal folgende technische Regeln zu beachten:

- Vermeidung eines direkten Kontaktes zwischen Gipsverband und Haut, sachgerechte Unterpolsterung mit Papier oder Trikotschlauch
- Polsterung druckgefährdeter Stellen mit Watte
- Spaltung des Gipsverbandes bis auf die Haut bei frischen Verletzungen und Entzündungen

Grundsätzlich gilt folgendes Lehrbuchzitat: »Der Patient in Gips hat immer Recht. Anhaltende Schmerzen sind stets als real zu respektieren. Fehlt eine wirklich schlüssige Erklärung, so wird im Zweifelsfall der Gipsverband unverzüglich entfernt. Eine Kontrolle der korrekten Position des Gipses mit Überprüfung auf Folgeschäden erfolgt stets innerhalb von 24 Stunden. Weitere Prüfungen werden gewöhnlich wöchentlich durchgeführt, in der Regel verbunden mit radiologischen Kontrollen der Fraktur. (...)«[52]

Ein frischer Bruch darf wegen der Neigung zum Anschwellen nie zur Gänze eingegipst werden. Aber auch bei Beachtung aller geltenden Grundsätze kann es dennoch zu einem zunehmenden Druck auf die Blutgefäße kommen, so dass der venöse Abfluss und in seltenen Fällen sogar auch der arterielle Zufluss nach und nach gedrosselt werden. Deshalb müssen nach Anlegen eines Gipsverbandes immer die periphere Durchblutung und die Sensibilität überwacht werden.

Patienten müssen auf typische Symptome eines einschnürenden Gipsverbandes hingewiesen werden. Dazu gehören z. B. starke Schmerzen, Gefühlsstörungen, kalte, bläulich verfärbte Finger und Zehen sowie Einschränkungen der Beweglichkeit.[53]

Vermeidbare Probleme in diesem Bereich entstehen vor allem dann, wenn Ärzte nicht auf Rückmeldungen der Patienten eingehen. Dazu ein typisches Beispiel.

Beispiel: Ein Sprunggelenksbruch bei einem etwa 70-jährigen Patienten wurde mit einem Gips versorgt. Dieser litt zudem unter einem Diabetes mellitus und einer seit Jahren bekannten arteriellen Verschlusserkrankung. Zudem hatte er ein Alkoholproblem und rauchte stark.

Nach Anlegen des Gipses klagte der Patient über heftige, an Intensität zunehmende Schmerzen im Knöchelbereich. Die Zehen verfärbten sich zunehmend bläulich bis blaurot. Der Gipsverband wurde aber nicht abgenommen. Drei Tage später wurde der Patient vom Notarzt in die gefäßchirurgische Abteilung eines großen Krankenhauses eingewiesen. Dort wurde der Gipsverband sofort entfernt.

Neben dunkel verfärbten Zehen bestand ein ausgedehnter Druckschaden durch den Gips: Der gesamte Unterschenkel war gerötet und geschwollen. Der eindrucksvolle Befund wurde durch Fotos dokumentiert. Durch einen Neurologen wurde ein Gipsdruckschaden und eine Schädigung des Unterschenkelnerven (Nervus peroneus) festgestellt. Angiographisch zeigte sich ein Verschluss aller Unterschenkel-arterien, so dass ein notfallmäßiger gefäßchirurgischer Rekonstruk-tionsversuch unternommen wurde.

In der Folgezeit verschlechterte sich die prekäre Durchblutungssitua-tion im Fußbereich aber immer weiter. Schlussendlich musste der Fuß amputiert werden.

Der Patient warf seinem behandelnden Arzt vor, dass die Gipsanlage grob sorgfaltswidrig durchgeführt worden sei. Denn schon kurz nach Anlegen des Gipsverbandes seien die Zehen gut sichtbar bläulich ver-färbt gewesen. Er habe den Arzt mehrfach darauf hingewiesen. Trotz-dem sei keine Korrektur des die Durchblutung des Beines abdrosseln-den Gipsverbandes erfolgt, so dass schließlich der Fuß amputiert wer-den musste.

Der beklagte Arzt, ein Orthopäde, hatte den liegenden Gipsverband trotz der Klagen des Patienten weder persönlich inspiziert noch korrigiert. Zudem hätte spätestens 24 Stunden nach Anlegen des Gipsverbandes routinemäßig eine Gipskontrolle durchgeführt wer-den müssen, was angesichts der Vorerkrankungen dieses Patienten umso wichtiger gewesen wäre. Der unsachgemäß angelegte Gipsver-band wurde erst drei Tage nach der Anlage durch eine Arzthelferin kontrolliert, die eine deutliche Schwellung und Verfärbung der Zehen festgestellt hatte.

Die Nachsorge war somit nicht sorgfaltsgemäß erfolgt, und es war zu einer schweren Komplikation durch den einschnürenden und die Blutgefäße strangulierenden Gips gekommen. Da bei dem Patienten schon vorher eine arterielle Verschlusserkrankung bekannt gewesen war, so wäre zudem eine besondere Vorsicht hinsichtlich einer Beein-trächtigung der Durchblutung geboten gewesen.

Wo operiert wird, fallen Späne

Wie wir bereits gesehen haben, beinhaltet jede Operation das Risiko für Folgeschäden und Zwischenfälle. Die Statistik zeigt jedoch, dass einige Gebiete anfälliger für Fehler sind als andere. Dazu gehören bei-spielsweise die minimal-invasive Entfernung der Galleblase, Opera-tionen von Leisten- und Bauchwandbrüchen und an der Schilddrüse.

Entfernung der Gallenblase

Die laparoskopischen Operationen nehmen seit ihrer Einführung durch den Kieler Gynäkologen Kurt Semm im Jahre 1983 einen immer größeren Stellenwert ein. Bereits im Jahre 1986 wurde erstmals durch den Chirurgen Erich Mühe die Gallenblase über ein »Operationsrohr« entfernt.[54]

Circa 15 bis 20 Prozent der deutschen Bevölkerung haben Gallensteine, und jährlich werden bei uns etwa 190 000 Gallenblasen operativ entfernt (Cholezystektomie). Etwa 60 bis 80 Prozent der Patienten sind asymptomatisch, d. h. sie haben keine einschlägigen Symptome. Circa 25 Prozent der Patienten mit Gallensteinen erleiden schmerzhafte Koliken, die sie zum Arzt führen.

Die Entfernung der Steingallenblase auf laparoskopischem Zugangsweg, also ohne herkömmlichen Bauchschnitt, ist weltweit zum Standardeingriff geworden. Inzwischen werden 93 Prozent aller Gallenblasen laparoskopisch entfernt. Nur bei vier bis sieben Prozent der Patienten muss immer noch auf das konventionelle, d. h. offene Verfahren mit einem größeren Bauchschnitt umgestiegen werden. In spezialisierten Zentren liegt diese Rate sogar noch tiefer.[55]

Durch die Vorteile der schnelleren Rekonvaleszenz hat die laparoskopische Cholezystektomie also das offene Verfahren als Standardverfahren abgelöst. Nach über 20-jähriger Erfahrung mit dieser neuen Methode kann die Lernkurve bezüglich Erkrankungszahl, Operationszeit, Umsteigeraten und vor allem der Indikationsstellung als abgeschlossen gelten.

Nach anfänglich stetiger Verbesserung der Resultate, die sich vor allem in einem Absinken der Umsteigerate auch bei technisch schwierigen Verhältnissen zeigte, ist derzeit eine Stagnation zu verzeichnen. In einigen Fällen von schweren chronischen Entzündungen der Gallenblase und Verwachsungen scheint trotz zunehmender Erfahrung der Chirurgen und trotz laufender Verbesserung der Technik kein weiteres Absinken der Umsteigerate auf das offene Verfahren möglich zu sein. Wenn in spezialisierten Zentren auch schwer entzündete Gallenblasen mittlerweile laparoskopisch entfernt werden können, so stellen z. B. Verwachsungen nach vorausgegangenen Baucheingriffen mit einer erschwerten Übersicht auch heute noch Gründe für einen Umstieg auf das offene Verfahren dar. Die Häufigkeit für Verletzungen des Gallengangsystems ist bei der laparoskopischen Gallenblasen-Entfernung mit 0,2 bis 0,4 Prozent mittlerweile nicht mehr höher als bei der konventionellen Operationstechnik.[56]

Zwar kann also in spezialisierten Kliniken mit dem laparoskopischen Verfahren die Verletzungshäufigkeit des Hauptgallenganges mittlerweile vergleichbar dem konventionellen Verfahren niedrig gehalten werden. Allerdings scheint das Schädigungsausmaß unter beiden Verfahren doch nicht ganz gleich zu sein: Beim offenen Operationsverfahren handelt es sich zumeist um wenig ausgedehnte Verletzungen, die vergleichsweise gut zu korrigieren sind. Beim laparoskopischen Vorgehen treten dagegen häufiger schwerwiegende Defekte auf.[57]

Kommt es also während einer Operation zu einer solchen Gangverletzung und wird der Hauptgallengang sogar vollständig durchtrennt, so ist das sofortige Umsteigen auf das offene Verfahren unverzichtbar. Handelt es sich um eine glatte Durchtrennung des Hauptgallenganges, so können die beiden Gangenden oft noch durch eine direkte Naht spannungsfrei wieder vereinigt werden. Dies würde noch die günstigste Option darstellen. Ist es dagegen – wie in den meisten Fällen – zu einer Defektläsion gekommen, oder wurde die Verletzung gar erst nach der Operation erkannt, so ist in der Regel keine direkte Wiederherstellung des Gangsystems mehr möglich. In diesen Fällen muss der Stumpf des Hauptgallenganges an eine hochgezogene Dünndarmschlinge angeschlossen und so mit dem Verdauungssystem verbunden werden.

Wie wir gesehen haben, mündet der Hauptgallengang zusammen mit dem Ausführungsgang der Bauchspeicheldrüse über eine sogenannte Papille, die ein Schließmuskelsystem enthält, in den Zwölffingerdarm. Dieses Schließmuskelsystem verhindert den Rückstrom von Sekreten aus dem Darm in das Gallengangsystem. Bei dem beschriebenen Anschluss einer Dünndarmschlinge an den Hauptgallengang ist natürlich diese wichtige Schließmuskelfunktion entfallen. Dies kann zur Folge haben, dass Sekrete und Keime vom Dünndarm aus ungehindert in den Hauptgallengang gelangen und dort zu Entzündungen und Infektionen führen können, die bis in das verästelte Gangsystem der Leber hinaufreichen. Diese feinen Lebergänge können durch die Entzündungsschübe narbig verschlossen werden, was zu einem Rückstau von Gallensekreten in die Leber führt.

Durch diesen Rückstau von Gallensekreten verfärbt sich die Haut der Patienten gelblich, was der Arzt als Gelbsucht (Ikterus) bezeichnet. Solche wiederholten und chronischen Entzündungsschübe können sekundär zu einer Leberzirrhose und sogar zu einem Leberversagen führen. Nicht selten sind wiederholte operative Revisionen erforderlich, um diese verengten und geschrumpften Gallengänge wieder durchgängig zu machen.

Schon 1993 hatten bereits 90 Prozent aller chirurgischen Abteilungen in Deutschland Erfahrungen mit der laparoskopischen Operationsmethode. Zur gleichen Zeit häuften sich aber die Behandlungsfehlervorwürfe im Zusammenhang mit dieser Operationsmethode bei kompliziert verlaufenden Operationen, wie eine Untersuchung von Gutachterkommissionen von fünf Ärztekammern schon im Jahre 1997 zeigte.[58]

Als Hauptproblem bei der laparoskopischen Gallenblasen-Entfernung gilt vor allem die Fehlinterpretation der Anatomie der Gallenwege: Die in der Leber gebildeten Gallensekrete werden in der Gallenblase gespeichert und je nach Bedarf, z. B. nach den Mahlzeiten, über einen zarten Ausführungsgang (Ductus cysticus) in den Hauptgallengang eingeschleust, der die Sekrete in den Zwölffingerdarm bzw. Dünndarm weitertransportiert. Bei der Operation muss dieser aus der Gallenblase kommende Ausführungsgang dargestellt werden. Erst dann kann dieser Ausführungsgang sicher unterbunden, durchtrennt und mitsamt der anhängenden Gallenblase entfernt werden.

Im Bereich der Gallenwege existieren aber zahlreiche und zum Teil tückische anatomische Varianten. So kann der Ausführungsgang der Gallenblase einmal recht dick und kaliberstark ausgebildet sein, so dass man ihn mit dem Hauptgallengang verwechseln könnte.

Zu Verwechslungen dieses Ausführungsganges mit dem Hauptgallengang kann es z. B. auch dann kommen, wenn durch forcierten Zug an der Gallenblase der Hauptgallengang in das Operationsfeld hineingezogen wird und er so mit dem Ausführungsgang der Gallenblase verwechselt werden kann.[59]

Zu derartigen fatalen Verwechslungen kann es auch kommen, wenn die anatomischen Verhältnisse zwischen der Gallenblase und ihrem Ausführungsgang nicht eindeutig geklärt werden. Der Operateur darf keine dieser sensiblen Strukturen durchtrennen, bevor er sich nicht über deren Lagebeziehungen vergewissert hat.

Die Entfernung der Gallenblase ist eigentlich ein technisch einfacher Eingriff. In einigen Prozenten weist die Anatomie der Gallenwege aber derart tückische Anomalien auf, die vom Operateur höchstes Können abverlangen und die, werden sie nicht rechtzeitig erkannt, zu katastrophalen Verläufen führen können. Aus diesen Gründen gelten für die laparoskopische Gallenblasen-Entfernung die gleichen Sorgfaltskriterien wie für das offene Verfahren: »(…) In keinem Fall dürfen Gefäß- und Gangstrukturen durchtrennt werden, bevor diese nicht sicher identifiziert worden sind. Die Indikation zur Konversion (Verfahrensänderung) sollte bei schwierigen anatomischen Verhältnissen großzügig gestellt werden.«[60]

Als Hauptursache für Verletzungen des Gangsystems gelten eine nicht ausreichende Präparation sowie die oftmals fehlende Bereitschaft zum frühzeitigen Umstieg auf das offene Verfahren.[61]

Grundsätzlich ist eine ausführliche Aufklärung der Patienten über das Risiko einer Gangverletzung bei der laparoskopischen Vorgehensweise durchzuführen. Das Umsteigen auf das offene Operationsverfahren ist bisher in keinem Fall als Behandlungsfehler gewertet worden. Vielmehr wird sogar, wie die Entscheidungen der Schlichtungsstellen und Gutachterkommissionen erkennen lassen, angesichts schwieriger anatomischer Verhältnisse das Nicht-Umsteigen auf das offene Verfahren mit nachfolgender Verletzung des Hauptgallenganges eher als vorwerfbarer Behandlungsfehler bewertet.

In der eigenen gutachterlichen Bewertung von Gangverletzungen nach einer laparoskopischen Gallenblasen-Entfernung handelte es sich in den meisten Fällen – wie vorbeschrieben – um einen verspäteten Umstieg auf das offene Verfahren, nachdem der Hauptgallengang schon durchtrennt worden war. Nur in einem einzigen Fall war dann noch eine direkte Naht des Ganges möglich. Es musste deshalb in den allermeisten Fällen das für den Langzeitverlauf ungünstigere Drainageverfahren mit einer hochgezogenen Dünndarmschlinge gewählt werden.

Ein rechtzeitiges Umsteigen auf das offene Verfahren, das bei unübersichtlicher Anatomie eine größere Sicherheit beinhaltet, ist nicht als Versagen des Operateurs zu bewerten. Vielmehr versagt der Chirurg dann, wenn er die Situation unkritisch bewertet, bzw. wenn er sein Können in komplikationsträchtigen Situationen fahrlässig überschätzt.

Beispiel 1: Bei einer Patientin bestanden nach mehreren vorausgegangenen Operationen schwere Verwachsungen im Bauchraum. Nun stand die Entfernung der Gallenblase an. Laut Operationsbericht wurde die prall gefüllte Gallenblase angespannt und nach vorne gezogen. Dabei kam ein sehr dicker Ausführungsgang der Gallenblase zur Darstellung, der ohne weitere Identifikation und Präparation durchtrennt wurde.

Nach der Operation klagte die Patientin über Bauchschmerzen und hatte hohes Fieber. Am dritten postoperativen Tag stiegen die Leberwerte an. Aufgrund dieser alarmierenden Situation wurde nochmals eine Bauchspiegelung durchgeführt. Unverständlicherweise konnte jedoch die Durchtrennung des Hauptgallenganges nicht festgestellt werden. Nach diesem zweiten operativen Eingriff wurde der Hauptgallengang endoskopisch dargestellt. Dabei wurde ein Endoskop über Magen und Zwölffingerdarm in die Einmündungsstelle des Gallenganges platziert. Erst jetzt bestätigte es sich, dass der Hauptgallengang durchtrennt worden war.

Dem Operateur hätte beim Ersteingriff zwingend auffallen müssen, dass der von ihm als kaliberstark beschriebene Ausführungsgang der Gallenblase wahrscheinlich der Hauptgallengang gewesen war. Es wäre seine Pflicht gewesen, sich genau zu vergewissern, dass der von ihm visualisierte Gang tatsächlich unmittelbar aus der Gallenblase kam. Hätte er sich vergewissert, hätte er erkennen müssen, dass er drauf und dran war, den Hauptgallengang zu durchtrennen. Die Katastrophe wäre noch rechtzeitig vermieden worden.

Laut aktueller Rechtsprechung stellt die Durchtrennung des Hauptgallenganges mittlerweile keinen Behandlungsfehler mehr dar, weil es sich nach Auffassung der Gerichte um eine seltene, aber operationsimmanente Komplikation handelt.[62] Vorher war das OLG Hamm noch von einem behandlungsfehlerhaften Vorgehen bei unterlassener Präparation des Gangsystems ausgegangen.[63]

Nach einer Durchtrennung des Hauptgallenganges bei der laparoskopischen Entfernung der Gallenblase hat sich die Beweislast auf Patientenseite also deutlich verschärft und auf der Seite der Ärzteschaft entspannt, weil die Ärzte sich auf die Unvermeidbarkeit der Gangverletzung berufen können.

Für die gutachterliche sowie die rechtliche Bewertung ist deswegen heute vor allem die Klärung der Frage wichtig, ob im Einzelfall möglicherweise solche Besonderheiten vorgelegen hatten, die zwingend Anlass zu einer subtilen und weitergehenden Präparation bzw. zum Umstieg auf das offene Verfahren hätten geben müssen. Zu denken wäre in diesem Zusammenhang z. B. an unübersichtliche anatomische Verhältnisse durch Verwachsungen oder schwere Entzündungen. Der folgende Fall weist solche Besonderheiten auf.

Beispiel 2: Bei einer sehr übergewichtigen Patientin waren in der Vorgeschichte mehrfache Gallenkoliken aufgetreten. Aufgrund ihrer massiven Fettsucht war die Übersicht während der Operation erschwert, weil die Fettmassen im Bauchraum das Operationsgebiet immer wieder einengten.

Auch bei dieser Patientin war die Gallenblase chronisch entzündlich verändert und breitflächig und unübersichtlich mit der Umgebung und der Leber verbacken. Trotz der völlig unübersichtlichen Anatomie wurde die Gallenblase auf laparoskopischem Zugangsweg entfernt, ohne den Übergangsbereich von der Gallenblase in ihren Ausführungsgang angemessen darzustellen.

Nach der Operation klagte die Patientin über starke Bauchschmerzen. Trotz anhaltender Bauchschmerzen wurde die Patientin am vierten postoperativen Tag nach Hause entlassen.

Zwei Tage später musste sie notfallmäßig in einem anderen Krankenhaus aufgenommen werden: Es bestand hohes Fieber, und die für den Transport der Gallesekrete typischen Leberwerte waren stark erhöht, was auf ein Abflusshindernis im Gallengangsystem hindeuten konnte. In der Ultraschalluntersuchung des Bauches konnte der Gallengang nicht dargestellt werden.

Wieder wurde eine Spiegelung des Hauptgallenganges vom Zwölffingerdarm aus durchgeführt, und es bestätigte sich eine Durchtrennung des Hauptgallenganges. Es konnte nun nur noch eine Drainageoperation mit einer hochgezogenen Dünndarmschlinge durchgeführt werden.

Aufgrund der während des gesamten Eingriffes unübersichtlichen Anatomie wäre ein frühzeitiger Umstieg auf das offene Verfahren angezeigt gewesen.

Beispiel 3: Bei einem Patienten wurde nach mehrfachen Koliken eine laparoskopische Cholezystektomie durchgeführt. Der Operationsbericht beschrieb eine gründliche Darstellung der Anatomie. Es wurde ein Gang identifiziert, der eindeutig zur Gallenblase zog und der somit der Ausführungsgang der Gallenblase (Ductus cysticus) sein musste. Dieser Gang wurde folgerichtig unterbunden.

Beim Herauslösen der Gallenblase aus dem Leberbett fanden sich dann überraschenderweise weitere Gallengänge, die zur Rückseite der Gallenblase verliefen. Die entfernte Gallenblase wurde aufgeschnitten und dabei sah man nicht nur einen, sondern zwei vermeintliche Ausführungsgänge. Nach dem Umstieg auf das offene Verfahren bestätigte sich die Vermutung, dass der Hauptgallengang durchtrennt worden war.

Die Ursache dieser Katastrophe war eine ausgesprochen tückische Variante des Gallengangsystems gewesen: So hatte der Hauptgallengang zunächst einen Ast zum linken Leberlappen abgegeben, der zu allem Pech noch nach rechts hinter der Gallenblase verlief und von dort in die Leber einmündete.

In diesem Fall handelte es sich nach meiner Ansicht nicht um einen Behandlungsfehler. Vielmehr hätte die Durchtrennung des Hauptgallenganges angesichts dieser ausgesprochen seltenen und tückischen anatomischen Verhältnisse auch bei einem frühzeitigen Umstieg auf das offene Verfahren nicht sicher vermieden werden können. Es hatte sich vielmehr um die Verwirklichung eines in der Gallenwegschirurgie typischen Risikos gehandelt, das auch bei sorgfältiger Vorgehensweise vorkommen kann. Nicht jede Gangverletzung ist also Folge eines technischen Fehlers.

Beispiel 4: Ein Patient wurde mit einer akuten Gallenblasenentzündung stationär aufgenommen und notfallmäßig operiert. Es gelang auf laparoskopischem Zugangsweg, die schwer entzündlich veränderte und verwachsene Gallenblase zu entfernen. Nach der Operation war zunächst ein normaler Verlauf zu verzeichnen. Die vor der Operation stark erhöhten Entzündungswerte fielen auf Normalwerte ab, so dass der Patient am fünften postoperativen Tag entlassen werden konnte.

Einige Tage später musste er notfallmäßig mit hohem Fieber in einem anderen Krankenhaus stationär aufgenommen werden. Die Ursache des Fiebers war ein Abszess unterhalb der Leber, wo sich galliges Sekret angesammelt und infiziert hatte. Der Abszess wurde punktiert und über einen eingelegten Katheter in der Folgezeit ausgespült. Nach Entfernung des Katheters konnte der Patient beschwerdefrei nach Hause entlassen werden.

Der Patient machte dem erstbehandelten Krankenhaus zum Vorwurf, dass bei seiner hochentzündlich veränderten Gallenblase nur das offene Verfahren angezeigt gewesen sei und dass es unter diesem konventionellen Verfahren nicht zur Bildung dieses Abszesses gekommen wäre.

Diese Vorwürfe sind aus mehreren Gründen unzutreffend: Ein postoperativer Abszess kann nach jedem Verfahren auftreten, ob offen oder geschlossen, zumal dann, wenn es sich um eine starke Entzündung gehandelt hatte. Eine Infektion im Operationsgebiet gehört aber zu den typischen Risiken jeder Operation, über das die Patienten routinemäßig aufgeklärt werden. Bei jeder Entfernung der Gallenblase kann es unmerklich zur Durchtrennung von oft mikroskopisch kleinen Gallengängen im Leberbett kommen, aus denen in der Folgezeit galliges Sekret nachsickern kann. Dieses sammelt sich dann im Oberbauch an. Gallenflüssigkeit stellt einen idealen Nährboden für Bakterien dar, so dass derartige Ansammlungen von galligen Sekreten sehr schnell bakteriell infiziert werden und zu einem Abszess führen können.

Fast bei jeder Gallenblasenentfernung werden kleine Gallengänge im Leberbett eröffnet. Normalerweise wird die aus ihnen austretende Flüssigkeit problemlos vom Organismus resorbiert, in manchen Fällen unglücklicherweise nicht. Es gibt keine Chirurgie ohne Komplikationen, das sollten Zeitgenossen bedenken, deren Anspruchsdenken bisweilen grenzenlos zu sein scheint.

Beispiel 5: Bei einer Patientin hatte die bildgebende Diagnostik zahlreiche Steine in der Gallenblase und im Hauptgallengang aufgezeigt.

Im Regelfall werden vor der eigentlichen Gallenblasenentfernung die im Hauptgallengang befindlichen Steine endoskopisch entfernt, eine Prozedur, die im Fachjargon »therapeutisches Splitting« genannt wird. Zur Entfernung der Steine im Hauptgallengang wird ein Endoskop über den Zwölffingerdarm an die Einmündungsstelle des Hauptgallenganges vorgeschoben. Mit Spezialinstrumenten, die aussehen wie kleine Körbchen, können die Steine aus dem Hauptgallengang geborgen werden. Nach der Sanierung des Hauptgallenganges wird die Gallenblase sekundär auf laparoskopischem Zugangsweg entfernt. Diese Methode ist als die komplikationsärmste und für die Patienten am wenig belastende Vorgehensweise etabliert.

Weil unsere Patientin eine solche Vorgehensweise aber abgelehnt hatte, entschloss man sich, auf offenem Zugangsweg die Gallenblase zu entfernen und gleichzeitig den Hauptgallengang zu eröffnen, um ihn so von den Steinen zu befreien. Nach der Entfernung der Gallenblase und der Sanierung des Hauptgallenganges wurde standardgemäß eine Röntgenkontrastdarstellung des Gangsystems durchgeführt, wobei sich ein glatter Abfluss des Kontrastmittels in den Zwölffingerdarm darstellte. Wie üblich wurde eine dünne Gummidrainage als Überlaufventil in den Hauptgallengang eingelegt und nach außen in einen Beutel abgeleitet. Am fünften postoperativen Tag erfolgte vor dem geplanten Ziehen dieser Drainage eine abschließende Röntgenkontrastmitteldarstellung über dieses Gummiröhrchen. Bei dieser Röntgenaufnahme fand sich ein verbliebenes Konkrement im Hauptgallengang. Man versuchte, über diese liegende, dünne Drainage den Gallengang von dem Restkonkrement freizuspülen, was nicht gelang. Deswegen wurde eine endoskopische Spiegelung des Gallenganges über den Zwölffingerdarm durchgeführt, eine Vorgehensweise, die ich schon mehrfach beschrieben habe. Eine Röntgenkontrolle zeigte dann, dass zwischenzeitlich das kleine Konkrement spontan in den Zwölffingerdarm abgegangen sein musste.

Die Patientin machte den Ärzten das Übersehen dieses Gallensteines im Hauptgallengang zum Vorwurf. Dadurch sei es zu einer unbilligen Verlängerung des Krankenhausaufenthaltes mit mehrfachen Eingriffen gekommen.

Diese Vorwürfe waren jedoch unbegründet: Denn die chirurgische Erfahrung lehrt, dass auch bei einer sorgfaltsgemäßen Revision des

Hauptgallenganges kleine Konkremente unbemerkt im Gangsystem verbleiben können. In diesem Falle hatten die behandelnden Ärzte sogar ausgesprochen sorgfältig gehandelt und mit großer Gewissenhaftigkeit die Eliminierung dieses im Hauptgallengang verbliebenen Gallensteines betrieben.

Leisten- und Narbenbrüche

In Deutschland werden pro Jahr etwa 200 000 Leistenbrüche (Leistenhernien) in Kliniken und Praxen operiert. Vom Mittelalter bis ins 19. Jahrhundert wurden Leistenbrüche noch mit dem Brenneisen verödet – eine barbarische Prozedur, die für viele ein qualvolles Todesurteil bedeutete. Es war schließlich Eduardo Bassini (1844 bis 1924), der die Anatomie des Leistenkanals und der Leistenbrüche studierte und auf dieser Grundlage eine neue Operationsmethode entwickelte, bei der die Wand des Leistenkanals durch körpereigenes Bindegewebe verstärkt wurde. Diese Methode wurde zum Standard für die ersten Jahrzehnte des 20. Jahrhunderts und erfuhr in der Folgezeit zahlreiche Modifikationen und Fortentwicklungen. Gegen Ende des 20. Jahrhunderts trat die Endoskopie dann auch bei den Bruchoperationen ihren Siegeszug an.

Seit Anfang der 90er Jahre des letzten Jahrhunderts werden laparoskopische Leistenbruchoperationen unter Verwendung von Kunststoffnetzen durchgeführt.[64] Besonders bei beidseitigen Leistenhernien oder bei großen Defekten der Bauchwand hat sich dieses moderne Verfahren bewährt, bei dem auf endoskopischem Zugangswege großflächige Kunststoffnetze auf der Rückfläche der Bauchwand fixiert werden. Allerdings können diese Verfahren in seltenen Fällen mit beträchtlichen Komplikationen behaftet sein, diese eingebrachten Netze können z. B. verrutschen, und in seltenen Fällen kann es auch zu Unverträglichkeitsreaktionen auf das Fremdmaterial kommen.

Die laparoskopischen Verfahren sind zudem mit den Risiken von Organverletzungen im Bauchraum durch die Trokar-Instrumente behaftet. Die Häufigkeit solcher Organverletzungen, meist Darmverletzungen, beläuft sich auf etwa 0,47 Prozent.[65]

Technischer Aufwand und Materialkosten der endoskopischen Verfahren sind deutlich höher als bei den konventionellen Verfahren.

Manche Autoren sind auch der Meinung, dass Leistenbrüche vor dem 45. Lebensjahr überhaupt nicht mit Kunststoffnetzen versorgt werden sollten, wenn eine Sanierung mit körpereigenem Gewebe möglich ist. Junge Männer können z. B. in seltenen Fällen nach Netzimplantationen unter hartnäckigen und therapeutisch schwer beeinflussbaren Leisten- und Hodenschmerzen leiden. Deshalb müssen die Patienten umfassend über die Vor- und Nachteile der verschiedenen Methoden aufgeklärt werden.

Die Leistenbruchoperation stellt die häufigste allgemeinchirurgische Operation überhaupt dar.

Viele Männer mit dem Befund einer Leistenhernie haben nur minimale Beschwerden. Bisher bestand das chirurgische Credo darin, dass die Diagnose eines Leistenbruches gleichzeitig den Anlass (Indikation) zu einer Operation darstellte.[66] Diese Argumentation wurde unterstützt durch recht hohe Sterblichkeitsraten nach der operativen Behandlung von eingeklemmten Leistenbrüchen bei über 60-jährigen Patienten (5,7 bzw. 7,5 Prozent).[67, 68]

Heute ist dieses Credo ins Wanken gekommen, denn aus einer amerikanischen Studie aus dem Jahre 2006[69] geht hervor, dass bei Männern mit einem Leistenbruch, der keine oder nur geringe Beschwerden verursacht, eine Operation nicht zwingend erforderlich ist. Vielmehr sei ein Aufschieben der Operation gefahrlos möglich, akute und lebensbedrohliche Einklemmungen kämen sehr selten vor.[70]

Eine der praktischen Konsequenzen aus dieser Studie besteht darin, dass heutzutage die Indikationsstellung zurückhaltender als früher erfolgt. Das heißt, nicht jeder Leistenbruch muss operiert werden, da der Spontanverlauf eines Leistenbruches besser ist als bislang angenommen wurde.[71] Es gilt auch hier mittlerweile das Motto: Weniger ist mehr.

In Zukunft müssen noch strengere Maßstäbe angelegt werden, wenn es um die Indikation zur Operation eines Leistenbruches geht und nicht zuletzt auch bezüglich der Wahl der Operationsverfahren. Denn den minimal-invasivsten Eingriff beim Leistenbruch stellt nach wie vor die direkte Naht in örtlicher Betäubung dar, die maximal-invasivsten Eingriffe dagegen sind die endoskopischen Verfahren mit Netzplastiken.[72]

Behandlungsfehlervorwürfe nach Leistenbruchoperationen beziehen sich zumeist auf eine inadäquate operative Technik und auf die ungenügende Beachtung von postoperativen Komplikationen und Problemen.

In der eigenen gutachterlichen Erfahrung bezogen sich die meisten Behandlungsfehlervorwürfe auf Leistenbruchoperationen unter Verwendung von Kunststoffnetzen sowie auf postoperative Infektionen sowie die Verletzung von Nerven und Blutgefäßen, wofür die nachfolgenden Beispiele stehen.

Beispiel 1: Bei einem über 60-jährigen Mann wurde auf laparoskopischem Zugangsweg ein etwa tennisballgroßer Leistenbruch mit einem Kunststoffnetz versorgt. Ungefähr zwei Wochen nach dieser Operation klagte er über anhaltende Schmerzen im Leisten- und Oberschenkelbereich. Bei einer Ultraschalluntersuchung der Leistenregion fiel eine abszessverdächtige Struktur auf. Der Leistenkanal wurde über einen Leistenschnitt, d. h. von außen eröffnet, worauf sich sofort eine große Eiteransammlung entleerte. In der bakteriologischen Auswertung des Eitermaterials wurden solche Keime nachgewiesen, die normalerweise den unteren Darmtrakt besiedeln. Es bestand somit der Verdacht, dass der Darmtrakt bei der ersten Operation an irgendeiner Stelle verletzt worden sein könnte und dass sich von dort Darminhalt über die Leistenwunde nach außen entleert hatte.

Nach dem zweiten Eingriff wurde die Operationswunde offen gelassen und täglich gespült. Etwa eine Woche später war angesichts einer großflächigen Infektion des gesamten Leistenbereiches, der Bauchdecken und des angrenzenden Oberschenkelbereiches eine weitere operative Revision erforderlich. Die Infektion hatte zu diesem Zeitpunkt schon breit auf die Muskulatur des Oberschenkels übergegriffen, größere Muskelpartien waren bereits abgestorben und mussten entfernt werden. In der Folgezeit waren weitere Eingriffe erforderlich.

Bei einer dieser Nachoperationen trat aus der Wunde eindeutig Stuhl aus. Somit bestand der dringende Verdacht auf eine Darmfistel, d. h. eine Verbindung von der offenen Leistenwunde zum Dickdarm. Deshalb wurde jetzt die Bauchhöhle über einen konventionellen Bauchschnitt geöffnet. Das bei der Erstoperation an der hinteren Bauchwand fixierte Kunststoffnetz fand sich massiv bakteriell infiziert und mit eitrigen Belägen bedeckt. Im linksseitigen Dickdarmbereich war ein Loch in der Darmwand zu erkennen, und von diesem Loch traten Stuhlpartikel in die Leistenregion aus. Dieses Loch im Dickdarmbereich wurde vernäht und der Bauchraum anschließend wieder verschlossen.

Im Leisten- und Oberschenkelbereich waren in der Folgezeit weitere operative Revisionen erforderlich: Die große Wundfläche wurde offen behandelt und täglich gespült, bis sie durch eine Hauttransplantation geschlossen werden konnte. Etwa zwei Wochen nach dieser Transplantation musste aber der Bauchraum erneut wegen eines Abszesses im Unterbauch eröffnet werden. Es zeigte sich diesmal eine Perforationsstelle im Dünndarmbereich, die zu einem Abszess mit einer diffusen Bauchfellentzündung geführt hatte. Auch diese Komplikation überlebte der Patient.

Bei ihm war es bei der Erstoperation, als das Netz laparoskopisch im Bereich der hinteren Bauchwand fixiert wurde, zu einer Verletzung des Darmes durch die eingebrachten endoskopischen Instrumente (Trokare) gekommen. Nach der ersten Leistenbruchoperation hatten heftige Beschwerden bestanden, die nicht mit der gebotenen ärztlichen Sorgfalt abgeklärt worden waren. Nach der Öffnung des Abszesses in der Leistenregion und angesichts des Nachweises von typischen Dickdarmbakterien im Abszessmaterial hätte schon zu diesem Zeitpunkt zwingend an eine Verbindung des Abszesses zum Dickdarm gedacht werden müssen. Der sich im Bauchraum manifestierende Infektionsprozess hätte so frühzeitiger entdeckt und saniert werden können. Eine Vielzahl zusätzlicher operativer Eingriffe wäre dem Patienten möglicherweise erspart geblieben.

Beispiel 2: Bei einem etwa 60-jährigen Patienten war auf laparoskopischem Wege ein kleiner Leistenbruch mit einem Kunststoffnetz versorgt worden. Nach diesem Eingriff klagte er über starke und andauernde Schmerzen im Leisten- und Oberschenkelbereich.
Etwa vier Wochen später operierte man ihn erneut, und man stellte fest, dass das eingebrachte Kunststoffnetz auf die Samenstranggebilde und die neben dem Samenstrang verlaufenden Nerven gedrückt und so die starken Schmerzen verursacht hatte.
Etwa ein Jahr später wurde wegen weiterbestehender chronischer

Bauchschmerzen eine Spiegelung der Bauchhöhle durchgeführt. Dabei zeigte sich, dass das Kunststoffnetz von einer derben Platte von Narbengewebe umhüllt war, die erneut auf die Samenstranggebilde und sogar auf die Blutgefäße des Beckens drückten. Das Kunststoffnetz hatte eine heftige Fremdkörperreaktion hervorgerufen und war zudem noch verrutscht. Beim Ersteingriff war das Kunststoffnetz fehlerhaft und nicht faltenfrei platziert worden. Dies wurde auch in einem Verfahren vor der zuständigen Gutachterkommission bestätigt.

Beispiel 3: Ein Patient von etwa 40 Jahren ging wegen beidseitiger Leistenschmerzen zum Arzt. Aus seiner Vorgeschichte waren mehrfache Eingriffe im Bauchraum bekannt. Bei der körperlichen Untersuchung war auf der einen Seite eine allenfalls minimale Vorwölbung wie bei einem gerade beginnenden Leistenbruch zu tasten. Auf der anderen Seite war keinerlei auffälliger Befund tastbar. Die Leistenschmerzen konnten somit nicht ausschließlich durch Leistenbrüche erklärt werden. Zudem bestand eine chronische Entzündung der Prostata (Prostatitis), die antibiotisch behandelt wurde.
Es wurde eine Bauchspiegelung durchgeführt, wobei sich starke Verwachsungen im Bauchraum durch die vorausgegangenen Eingriffe zeigten. Wegen der breitflächigen Verwachsungen konnte kein Netz auf die Rückseite der Bauchwand angebracht werden. Der laparoskopische Teil der Operation wurde also abgebrochen, und man legte den Leistenkanal über eine konventionelle Schnittführung auf der Seite des vermuteten Leistenbruches frei und präparierte die Samenstranggebilde und die Hinterwand des Leistenkanals. Die Hinterwand des Leistenkanals wurde mit raffenden Nähten verstärkt. Eine Bruchlücke im Sinne eines Leistenbruches wurde nicht beschrieben.
Nach der Operation hatte der Patient mäßiges Fieber. Die Operationswunde war jedoch äußerlich unauffällig, so dass man den Patienten nach Hause entließ. Vier Tage später musste er aber erneut notfallmäßig mit einem sogenannten »akuten Bauch« (akutes Abdomen) stationär in der Klinik aufgenommen werden. Aufgrund des kritischen Zustandes des Patienten wurde sofort der Bauchraum über einen konventionellen Bauchschnitt eröffnet, worauf eine schon fortgeschrittene Bauchfellentzündung mit massiven eitrigen Belägen ubi-

quitär auf den Darmschlingen sichtbar wurde. Als Ursache dieser Bauchfellentzündung (Peritonitis) stellte sich ein fast daumendickes Leck im Sigma (Krummdarm/linksseitiger Dickdarm) heraus, aus dem Stuhl in die freie Bauchhöhle ausgetreten war.

Es musste ein großer Anteil des linksseitigen Dickdarms entfernt werden. Eine Nahtverbindung zwischen den Darmenden erschien aufgrund der fortgeschrittenen Bauchfellentzündung zu gefährlich, und man entschloss sich deshalb, einen temporären künstlichen Darmausgang zu legen.

Zu einem späteren Zeitpunkt sollte dann nach Ausheilung der Peritonitis die normale Darmpassage wiederhergestellt werden.

Der Patient überlebte die lebensgefährlichen Komplikationen. Einige Monate später konnte der künstliche Darmausgang zurückverlegt werden.

Der Ersteingriff war jedoch aus gleich mehreren Gründen kritikwürdig gewesen. Denn es hatte sich allenfalls um einen kleinen Leistenbruch gehandelt, der nicht laparoskopisch, sondern in herkömmlicher Weise über einen Leistenschnitt zu versorgen war. Gegen ein laparoskopisches Verfahren sprach zudem die Vorgeschichte des Patienten mit mehreren vorangegangenen Eingriffen im Bauchraum.

Angesichts der zu erwartenden Verwachsungen im Bauchraum musste das Risiko für Verletzungen von Bauchorganen als erhöht gelten. Zudem hatte es sich um einen noch jungen, gerade einmal 40-jährigen Patienten gehandelt, bei dem schon aus Altersgründen eine gewisse Vorsicht vor der Implantation von Fremdmaterial angezeigt gewesen wäre. Und zu guter Letzt hatte es sich allenfalls um einen sehr kleinen Leistenbruch gehandelt, der aus fachlicher Sicht noch nicht einmal zwingend operationsbedürftig gewesen war. Es blieb zudem offen, ob bei diesem Patienten definitionsgemäß überhaupt ein Leistenbruch vorgelegen hatte.

Man muss sich schon fragen, warum nicht nach dem Prinzip »weniger ist mehr« vorgegangen wurde und warum man die Leistenregion, wenn überhaupt, nicht in konventioneller Technik freigelegt hatte – ein kleiner Eingriff, der unter örtlicher Betäubung und zudem noch ambulant durchgeführt werden kann!

Beispiel 4: Bei einem ungefähr 35-jährigen Mann hatte ein niedergelassener Chirurg ambulant eine Leistenbruchoperation in konventioneller Technik durchgeführt. Der Leser weiß mittlerweile, was mit dem Begriff der »konventionellen Technik« gemeint ist: Leistenschnitt, Darstellung der Samenstranggebilde, Aufsuchen und Abtragen des Bruchsackes und verstärkende Nähte der Hinterwand des Leistenkanals. Und fertig ist der Lack.

Aber schon am ersten Tag nach der Operation hatte der Patient hohes Fieber von 40 °C. Die Angehörigen riefen in der Praxis des Chirurgen an – der Chirurg empfahl über das Telefon die Einnahme von fiebersenkenden Medikamenten. Erst am Folgetag unternahm der Chirurg abends einen Hausbesuch, inspizierte die geschwollene Leiste und den stark angeschwollenen Hodensack des Patienten und empfahl die Auflage von Kühlelementen. Am nächsten Tag sollte sich der Patient dann zur Durchführung einer Ultraschalluntersuchung in der Praxis einfinden.

Dieses Vorhaben konnte aber nicht in die Wirklichkeit umgesetzt werden, weil der Patient in der Nacht mit hohem Fieber und einer monströsen Schwellung des Hodensackes notfallmäßig in einer Klinik stationär aufgenommen werden musste. Zum Zeitpunkt der stationären Aufnahme bestand das Bild einer fortgeschrittenen Blutvergiftung (Sepsis): Der Patient hatte hohes Fieber, sein Kreislauf war insuffizient, und die weißen Blutkörperchen, die Abwehrzellen gegen bakterielle Erreger, waren massiv erhöht. Bei der sofortigen Operation wurden großflächig abgestorbene Gewebeteile abgetragen – von der Leiste bis zum Damm bzw. zum Anus. Es bestand ein schwerster septischer Zustand mit Mehrorganversagen.

Ursache dieses schweren, lebensbedrohlichen Krankheitsbildes war eine zwar seltene, aber in der Literatur vielfach beschriebene, rasant verlaufende Infektion mit besonders heimtückischen Bakterien (Betahämolysierende Streptokokken der Gruppe A), die ein typisches Infektionsmuster verursacht hatten, das in der Fachwelt als Fournier'sche Gangrän bezeichnet wird. Dabei handelt es sich um eine sich im Weichgewebe extrem schnell ausbreitende Infektion, die nicht selten einen tödlichen Ausgang nimmt. Ältere Leser kennen vergleichbar schwere Infektionen vielleicht noch aus dem Krieg, wie z. B. den Gasbrand.

Dieser Patient jedenfalls überlebte die Infektion nicht.

Der Behandlungsfehlervorwurf bestand darin, dass ein Patient, dem es nach einem Routineeingriff, wie einer Leistenoperation, schlecht geht und der zudem hohes Fieber entwickelt, persönlich von einem fachkundigen Arzt untersucht werden muss. Der Arzt darf nicht ohne Untersuchung über das Telefon die Einnahme von fiebersenkenden Tabletten empfehlen. Ein derart rasanter und auffälliger Verlauf stellte ein zwingendes Indiz für einen nicht regulären, sondern auffälligen und besorgniserregenden postoperativen Heilungsverlauf dar. Die Heilungschancen derart schwerer Infektionen sind umso günstiger, je frühzeitiger die lebensrettende Behandlung einsetzt, in diesem Falle die radikale chirurgische Ausräumung der infizierten Gewebezonen in Kombination mit einer hochdosierten antibiotischen Therapie. Bei einer frühzeitigeren Diagnose und Therapie hätte das Leben des Patienten mit einiger Wahrscheinlichkeit gerettet werden können.

Auch anlässlich der Behandlung von Narbenbrüchen kommt es häufig zu Fehlervorwürfen. Die Verläufe sind dabei ähnlich wie bei Leistenbrüchen.

Beispiel 5: Nach einer Dickdarmoperation war bei einer etwa 70-jährigen übergewichtigen Patientin ein Narbenbruch im Bereich des ehemaligen großen Bauchschnittes aufgetreten. Bei der Operation des Narbenbruchs wurden dann die auseinandergewichenen Schichten der Bauchwand freigelegt und in einer überlappenden Technik vernäht.

Am dritten postoperativen Tag erbrach die Patientin mehrfach und klagte über krampfartige Schmerzen im Bauchraum. Sie hatte zudem mäßiges Fieber.

Acht Tage nach der Operation kam es zu einem Kreislaufzusammenbruch: Die Patientin wurde bewusstlos und musste unter dem Verdacht einer Lungenembolie schnell auf die Intensivstation verlegt werden. In der bildgebenden Diagnostik bestätigte sich diese Verdachtsdiagnose. Da in der Computertomographie verdächtige Strukturen im Bauchraum zu sehen waren, entschloss man sich, den Bauchraum noch einmal zu öffnen.

Intraoperativ stellte es sich heraus, dass der Dünndarm massiv überbläht und gestaut war. Als Ursache für den Passagestau wurde eine Dünndarmschlinge identifiziert, die beim Vernähen der Bauchdecken in die langen Nahtreihen miteingeknotet worden war. Diese Dünndarmschlinge wurde befreit, wobei ein größeres Stück Dünndarm entfernt werden musste.

In der Folgezeit musste die Patientin wegen der bestehenden Bauchfellentzündung mehrfach nachoperiert werden. Zum Glück überlebte sie diese Kette von Komplikationen.

Es hatte sich in diesem Fall um einen vermeidbaren technischen Fehler gehandelt. Denn das Einknoten der Dünndarmschlinge hätte bei entsprechender Vorsicht vermieden werden können. Natürlich weiß jeder Chirurg, wie schnell eine solche Dünndarmschlinge in die Nahtreihen beim Verschluss der Bauchdecken schlüpfen kann, vor allem dann, wenn es sich um sehr fettleibige Patienten handelt oder wenn zum Ende der Operation hin die Narkosemittel reduziert werden, wenn schon die Spontanatmung des Patienten einsetzt und die Patienten dann gegen das Beatmungsgerät pressen. Vor allem gegen Ende der Operation, wenn die Bauchwand nahezu vollständig vernäht ist, wenn vielleicht nur noch zwei, drei, vier Nähte zu knüpfen sind und wenn deshalb nur eine eingeschränkte Sicht in den Bauchraum hinein möglich ist, gerade dann kann unversehns eine Darmschlinge zwischen die Nähte schlüpfen und eingeknotet werden.

Manchmal fordert der Chirurg den Anästhesisten auf, die Narkose noch einmal zu vertiefen, um seine Nähte auch sicher fertigen zu können. Auf der anderen Seite versucht der Narkosearzt aus nachvollziehbaren Gründen, die Narkose möglichst abzukürzen, denn er muss ja dafür Sorge tragen, dass sein Patient möglichst schnell nach der Narkose aufwacht und wieder das Bewusstsein erlangt. Dennoch darf es zu derartigen lebensbedrohlichen Komplikationen schlechterdings nicht kommen.

Gefahren bei Schilddrüsenoperationen

Veränderungen an der Schilddrüse treten bei etwa fünf Prozent der Bevölkerung auf. Häufigste Ursache einer gutartigen Schilddrüsenvergrößerung ist der durch Jodmangel verursachte Kropf (Struma). In

Deutschland ist die Jodversorgung regional immer noch unzureichend und entsprechend hoch ist demgemäß die Zahl der Schilddrüsenoperationen wegen eines solchen Jodmangelkropfes. In Jodmangelgebieten finden sich Schilddrüsenknoten bei 35 bis 50 Prozent der erwachsenen Bevölkerung.[73] Nur ein kleiner Teil dieser Knoten (etwa fünf Prozent) ist bösartig. Die gutartige, knotige Vergrößerung der Schilddrüse stellt somit ein häufiges Vorkommnis dar. Die Knoten können einzeln auftreten, es kommt aber auch häufig vor, dass die gesamte Schilddrüse von vielen kleineren Knoten durchsetzt ist.

Das Jod benötigt die Schilddrüse zur Hormonbildung. Mit der sogenannten Szintigraphie können das Speicherverhalten und der Umsatz für Jod in der Drüse dargestellt werden. Zeigen sich hierbei knotige Veränderungen, die kein Jod speichern – sogenannte »kalte Knoten« –, ist eine feingewebliche Klärung angezeigt, weil sich in etwa 10 bis 15 Prozent hinter einem derartigen »kalten Knoten« ein Schilddrüsenkarzinom verbergen kann.

Eine solche feingewebliche Abklärung erfolgt entweder durch einer Feinnadelpunktion oder durch die operative Entfernung. Bei der feingeweblichen Untersuchung dieser kalten Knoten finden sich in 8 bis 17 Prozent Karzinome. Die allermeisten dieser »suspekten Herdbefunde« der Schilddrüse stellen sich also als gutartig heraus. Schilddrüsenkarzinome sind zudem nur für 0,5 Prozent der Krebstodesfälle überhaupt verantwortlich. Aus diesem Grund sieht der Chirurg den Patienten mit bösartigen Schilddrüsenknoten erst ganz am Ende einer diagnostischen Kette. Meist werden diese Patienten durch den Hausarzt und durch Endokrinologen, Radiologen oder Nuklearmediziner vorbehandelt.

Bei gutartigen Veränderungen wird in der Regel eine Operation erst dann empfohlen, wenn der Kropf zu mechanischen Komplikationen geführt hat, wenn z. B. Atemnot besteht, weil die Luftröhre durch den Kropf zusammengedrückt wird oder wenn durch Druck auf die Speiseröhre Schluckstörungen bestehen. Kosmetische Gesichtspunkte, so z. B. Verunstaltungen durch enorme Schilddrüsenvergrößerungen können durchaus auch eine Operationsindikation darstellen.

Die Schilddrüse besteht aus zwei Lappen, die unterhalb des Kehlkopfes der Luftröhre aufliegen und die durch eine Gewebebrücke, den sogenannten Isthmus, miteinander verbunden sind. Für den Chirurgen ist die genaue Kenntnis der Anatomie, vor allem Kenntnisse der Beziehung der Schilddrüse zu den sensiblen Nervenstrukturen in der Nachbarschaft von größter Bedeutung. Gefährdet bei Schilddrüsenoperationen ist vor allem der Kehlkopfnerv (Nervus laryngeus recurrens). Wird dieser Kehlkopfnerv auf einer Seite verletzt, so ist die Funktion der Stimmbänder entsprechend beeinträchtigt mit der Folge, dass die Stimme des Patienten undeutlich und heißer klingt. Wurde der Nerv beidseitig verletzt, so sind beide Stimmbänder betroffen: Sie bewegen sich nicht mehr mit dem Luftstrom, und das Atmen durch die verengten Stimmritze ist nachhaltig behindert. Patienten mit einer beidseitigen Nervenlähmung bekommen deswegen sehr oft keine Luft mehr, so dass notfallmäßig ein Luftröhrenschnitt (Tracheotomie) durchgeführt werden muss. Manche dieser geplagten Patienten müssen anschließend lebenslang eine Sprechkanüle tragen.

Die Kehlkopfnerven verlaufen zwischen Luft- und Speiseröhre, also dort, wo sich die hinteren Kapselanteile der Schilddrüse befinden. Daraus wird verständlich, dass die Gefahr einer Nervenverletzung umso größer ist, je mehr an Schilddrüsengewebe operativ entfernt werden muss.

Bei einer totalen Entfernung der Schilddrüse (Thyreoidektomie) mit der vollständigen Entfernung aller seitlichen und hinteren Kapselanteile ist die Gefahr einer Nervenverletzung naturgemäß am größten. Selbst ein geringer Druck mit der Schere, mit einer Pinzette oder selbst einem Operationstupfer kann zu einer vorübergehenden oder gar bleibenden Nervenschädigung führen! Da diese Nerven zudem im unmittelbaren Bereich jener Blutgefäße verlaufen, die das Schilddrüsengewebe versorgen, kann es bei der Unterbindung und Durchtrennung dieser Blutgefäße ebenfalls zu Verletzungen dieser Nerven kommen.

Vor allem bei einem Zweiteingriff an der Schilddrüse, wenn es z. B. zu einem erneuten Kropfwachstum gekommen war, ist die Gefahr einer Nervenverletzung aufgrund von Verwachsungen deutlich erhöht. Denn dieser nur wenige Millimeter dicke Nerv ist von gelblich-weißer Farbe und somit nur schwer von dem ebenfalls weißlichen Narbengewebe zu unterscheiden.

Diese Ausführungen sollen deutlich machen, warum es trotz aller Vorsicht und trotz allen technischen Fortschrittes immer noch zu intraoperativen Nervenschädigungen kommen kann. Im juristischen Sprachgebrauch zählen derartige Nervenverletzungen deswegen zu den »systemimmanenten« Komplikationen.

Die beste Vorsorge gegen eine Verletzung der Stimmbandnerven bestand nach früherer Ansicht darin, einen angemessenen Schilddrüsenrest im Bereich der seitlichen und hinteren Kapsel stehen zu lassen und somit den dort verlaufenden Nerven unberührt zu lassen.

Die heutigen Operationsverfahren sind dagegen weitaus differenzierter. Als chirurgischer Standard gilt heute die Präparation entlang der hinteren und seitlichen Schilddrüsenkapsel mit einer Darstellung dieses Nerven bis zu seinem Eintritt in den Kehlkopf. Durch diese technisch diffizile Vorgehensweise konnte die Rate an postoperativen Nervenschäden entscheidend gesenkt werden und beträgt heute deutlich unter einem Prozent.

Probleme bestehen aber auch heute noch bei Wiederholungseingriffen oder bei bösartigen Schilddrüsenerkrankungen. Aber auch hier konnte die Rate der Nervenschädigungen durch die subtile Nervendarstellung auf unter drei Prozent gesenkt werden.

Muss die Schilddrüse wegen eines bösartigen Tumors total entfernt werden, so liegt heute die Rate einer Schädigung der Nerven nur noch zwischen zwei und fünf Prozent. In den chirurgischen Leitlinien[74] wird betont, dass der intraoperative Verzicht auf die Darstellung des Nerven bei einer routinemäßigen Kropfoperation besonders begründet werden muss.

Komplikationen nach Eingriffen an der Schilddrüse, wie z.B. Verletzungen der Stimmbandnerven oder der Ausfall der Nebenschilddrüsenfunktion, geben häufig Anlass für Arzthaftungsverfahren. Operationstypische Fehler führen in der Regel dann nicht zur Feststellung eines vorwerfbaren Behandlungsfehlers, wenn vor der Operation korrekt über derartige Risiken und Komplikationen aufgeklärt worden war oder wenn entsprechend geltender Standards operiert wurde.

In einer Analyse von 21 515 Beschwerdefällen aus der Zeit von 1975 bis 1998 im Raum der Ärztekammer Nordrhein und Baden-Württemberg bezogen sich 222 Beschwerden (ein Prozent) auf Operationen an der Schilddrüse.[75] Als vermeidbarer Behandlungsfehler wurde z.B. das Zurücklassen von Knoten, also das Nichterreichen des Operationszieles, bewertet. Wenn es zu einer Schädigung des Stimmbandnerven gekommen war, so wurde dies dann als vermeidbarer Behandlungsfehler aufgrund einer ungeeigneten Operationstechnik bewertet, wenn die geforderte Darstellung des besagten Nervus recurrens unterlassen worden war. Während in früheren Verfahren Gutachter oft noch festgestellt hatten, dass die Darstellung des Nerven nicht die Regel sei, so gilt seit Mitte/Ende der 90er Jahre des letzten Jahrhunderts die routinemäßige Nervendarstellung als obligatorisch einzuhaltender Standard. Denn diese Vorgehensweise ist unter Zugrundelegung der nationalen und internationalen wissenschaftlichen Literatur geeignet, die Gefahr einer Nervenverletzung nachhaltig zu verringern. Diese Grundsätze entsprechend meiner eigenen Erfahrung, wie ich an den nachfolgenden Beispielen verdeutlichen möchte.

Beispiel 1: Bei einer knapp 50-jährigen Patientin war neben einer mäßigen Schilddrüsenvergrößerung (Struma) ein Knoten aufgefallen, der in der Szintigraphie kein Jod speicherte und somit »kalt« war. Das Krebsrisiko war zwar klein, wie oben ausgeführt, jedoch nicht zur Gänze auszuschließen. Außerdem war eine chronische Schilddrüsenentzündung bekannt.

Der Operationsbericht beschreibt, dass die Schilddrüse aufgrund dieser Entzündung derb, verdickt und entzündlich mit der Umgebung verbacken und deswegen die Anatomie unübersichtlich war. Eine Abgrenzung der Schilddrüsenkapsel zum umgebenden Gewebe gelang überhaupt nicht. Unbeabsichtigt war plötzlich die Schilddrüse total entfernt worden. Eine Darstellung der Nerven war nicht erfolgt, ja ganz offensichtlich noch nicht einmal versucht worden.

Die Gewebeuntersuchung des entnommenen Schilddrüsengewebes bestätigte das Vorliegen einer chronischen Schilddrüsenentzündung (Hashimoto-Thyreoiditis). Nach der Extubation kam es zu einer akuten und starken Atemnot, so dass die Patientin erneut intubiert und beatmet werden musste. Die Kollegen der HNO-Klinik stellten eine beidseitige Lähmung des Stimmbandnerven fest. Ein Luftröhrenschnitt war nicht zu umgehen. Zudem bestanden postoperativ Kalziummangelzustände, da unbemerkt auch alle Nebenschilddrüsen entfernt worden waren. Die Patientin hatte Angst- und Panikzustände, Taubheitsgefühle in den Händen und Zehen – typische Zeichen eines akuten Kalziummangels.

Nach einer Operation in der HNO-Klinik konnte der Luftröhrenschnitt später zwar aufgehoben werden, es bestand aber weiterhin ein Zustand einer chronischen Luftnot schon bei kleinsten Belastungen. Es war bei der Patientin deshalb eine ungeeignete Operationstechnik anzumahnen, weil aus dem Operationsbericht hervorging, dass sich der Operateur zu keinem Zeitpunkt eine hinreichende Übersicht über den Nervenverlauf verschafft hatte. Der Operationsbericht beschrieb zudem, dass ein zum unteren Schilddrüsenpol verlaufendes Blutgefäß unterbunden wurde, ohne den unmittelbar in diesem Bereich verlaufenden Nerven darzustellen. Erst ganz am Schluss des Eingriffes hatte der Operateur überhaupt gemerkt, dass er die Schilddrüse vollständig entfernt hatte, wie es bei einer bösartigen Schilddrüsenerkrankung Standard gewesen wäre. An einer nicht fachgerechten Vorgehensweise konnte kein vernünftiger Zweifel bestehen.

Beispiel 2: Bei einer in der Öffentlichkeit stehenden, noch jüngeren Patientin war in der Sonographie und Szintigraphie im ansonsten nicht vergrößerten linken Schilddrüsenlappen ein Knoten entdeckt worden, der fraglich »kalt« gewesen war. Auf dem nicht vergrößerten rechten Schildddrüsenlappen war ein weiterer Knoten zur Darstellung gekommen, der szintigraphisch und sonographisch jedoch völlig unverdächtig gewesen war. Sodann war eine Punktion des linken Knotens durchgeführt worden. Die anschließende Gewebeuntersuchung hatte unverdächtiges Schilddrüsengewebe gezeigt. Das Material war allerdings für eine hundertprozentige Aussage nicht ganz ausreichend gewesen. Die Patientin ging zur definitiven Abklärung des Knotens auf der linken Seite in ein bekanntes Großklinikum und wurde dort operiert. Die Knoten wurden beidseits unter Mitnahme eines Randes von normalem Schilddrüsengewebe entfernt. Da beide Schilddrüsenlappen vor der Operation nicht vergrößert gewesen waren, war die Schilddrüse dadurch nahezu vollständig entfernt worden.

Bei dieser Operation war der besagte Nervus recurrens nicht dargestellt worden. Vom Operationsbericht existierten zudem zwei unterschiedliche Versionen.

Nachdem die Patientin nach Hause entlassen worden war, stellte ihr HNO-Arzt einen Stillstand eines Stimmbandes durch eine einseitige Nervenschädigung fest. Die Patientin war anschließend lange in logopädischer Behandlung und musste sogar ihr Tätigkeitsfeld wechseln.

Wegen einer Schwäche im Schulter-Arm-Bereich wurde die Patientin zusätzlich von einem Neurologen untersucht, der zu allem Pech und Unglück die Schädigung eines Nervengeflechtes im Halsbereich feststellte, das die Muskeln des Schultergürtels und des Armes versorgt. Diese Schädigung des sogenannten Armplexus war die Folge eines Lagerungsschadens. Lagerungsschäden gelten, wie weiter oben beschrieben, als beherrschbare Risiken. Ein rechtsmedizinisches Gutachten bestätigte deshalb in mehrfacher Hinsicht erhebliche Mängel: Es würden sich Zweifel an der Gewissenhaftigkeit der beteiligten Ärzte ergeben, die Operationsberichte seien zudem widersprüchlich. Auf der linken Seite sei bei einem gutartigen Knoten eine fast vollständige Schilddrüsenresektion durchgeführt worden. Die Darstellung des Nerven dabei sei verpflichtend gewesen.

Diesen Ausführungen wurde von einem weiteren Gutachter aus einer anderen Universitätsklinik dahingehend widersprochen, dass der Operateur sich der prinzipiellen Notwendigkeit einer Darstellung »bewusst gewesen« sei – die Nichtdarstellung sei damit begründet dokumentiert. Eine in meinen Augen recht merkwürdige Argumentation.

Ein jahrelanger Rechtsstreit schloss sich an. Nach eigener gutachterlichen Auffassung hatte die Sonographie im Bereich des linken Schilddrüsenlappens einen Knoten gezeigt, der bei insgesamt kleiner Schilddrüse weit mehr als die Hälfte des Schilddrüsenvolumens eingenommen hatte. Dieser Schilddrüsenlappen hatte somit fast nur aus diesem Knoten bestanden, der zudem als allenfalls vage krebsverdächtig einzustufen war. Denn eine zusätzliche funktionelle Schilddrüsenuntersuchung hatte zudem aufgezeigt, dass er Schilddrüsenhormon speicherte und somit per Definition nicht »kalt« gewesen war. Der Knoten im Bereich des rechten Schilddrüsenlappens war von vornherein gänzlich unverdächtig gewesen.

Da bei der ersten Punktion kein geeignetes Material gewonnen worden war, hätte nach meiner Auffassung nichts gegen eine nochmalige Feinnadelpunktion gesprochen, um mit noch größerer Sicherheit eine Auskunft über die Art dieses Knotens zu ermöglichen.

Wie die nachfolgende Gewebeanalyse des intraoperativ gewonnenen

Materials erbrachte, hatte es sich auf der linken Seite um unverdächtiges, nahezu normales Schilddrüsengewebe gehandelt. Unter Zusammenfassung aller Befunde also war bereits die Operationsindikation als fragwürdig zu bewerten. Der operative Eingriff wäre bei Ausschöpfung der diagnostischen Palette wahrscheinlich vermeidbar gewesen.

Zudem war der linke Schilddrüsenlappen bis auf einen minimalen Rest entfernt worden und nicht nur der Knoten: Es handelte sich also um eine fast totale Entfernung eines Schilddrüsenlappens. Für diesen Fall gilt aber die bereits zitierte Leitlinie: »Der Nervus recurrens sollte grundsätzlich bei der (fast) totalen Lappenresektion bzw. Hemithyreoidektomie (totale Entfernung eines Schilddrüsenlappens) oder der totalen Thyreoidektomie (totale Entfernung der ganzen Schilddrüse, d.h. beider Lappen) dargestellt werden.«

Auch nach meiner Auffassung konnte kein vernünftiger Zweifel daran bestehen, dass auf der linken Seite der Schilddrüsenlappen nahezu vollständig entfernt worden war und dass für diesen Fall die Leitlinie Geltung hatte. Dieser Darstellung wurde von der Gegenseite dahingehend heftig widersprochen, dass zum Zeitpunkt der Operation die obligatorische Darstellung des Nerven noch nicht Standard gewesen sei – in einer Publikation aus der betreffenden Klinik war aber die Einhaltung und Beachtung derartiger Standards schon lange vor diesem Eingriff bestätigt worden. Sogar auf der Homepage wurde auf die routinemäßige Darstellung des Nerven als Beispiel für die in der Klinik geltenden hohen Qualitätsstandards hingewiesen – durchaus irritierende Merkwürdigkeiten, mit denen man als Gutachter bisweilen konfrontiert ist.

Erst nach jahrelangen Zermürbungskämpfen, die dieser ansonsten sehr renommierten Klinik, in der ich mich selbst sofort und bedenkenlos operieren lassen würde, nicht zur Ehre gereichten, ist es dann noch zu einem Vergleich gekommen.

Ein weiterer Gesichtspunkt wäre in diesem Fall von zusätzlicher Relevanz gewesen. Denn wenn, wie von den Gutachtern aus der Universitätsklinik als Argument angeführt wurde, diese Operation deshalb durchgeführt worden war, weil auf der linken Seite ein Karzinomverdacht im Raum stand, so war es aus meiner Sicht noch unverständlicher, dass keine feingewebliche Schnellschnittuntersuchung dieses Knotens noch während der Operation durchgeführt wurde: Schnellschnittuntersuchung heißt, dass das entnommene Gewebe sofort per Boten zum Pathologen gesandt wird. In den meisten Fällen kann der Pathologe schon nach 20 bis 30 Minuten telefonisch in den Operationssaal übermitteln, ob es sich um ein Karzinom handelt oder um gutartiges Schilddrüsengewebe. Handelt es sich um ein Karzinom, so schließt sich im gleichen Arbeitsgang die totale Entfernung der Schilddrüse an. Dies ist ein weiterer Punkt, der es mir nach wie vor unverständlich erscheinen lässt, dass die Auseinandersetzung so viele Jahre in Anspruch nehmen musste.

Beispiel 3: Bei einer etwa 60-jährigen Patientin war vor ungefähr dreißig Jahren eine vergrößerte Schilddrüse (Kropf) operiert worden. Wegen eines erneuten Kropfwachstums war eine Untersuchung beim Nuklearmediziner erfolgt, der nachgewachsene Knotenbildungen im Bereich beider voroperierter Schilddrüsenlappen diagnostizierte. Diese waren aufgrund ihres Jodspeicherverhaltens aber nicht als krebsverdächtig einzustufen. Vornehmlich betroffen war der deutlich vergrößerte rechte Schilddrüsenlappen. Im nur gering vergrößerten linken Schilddrüsenlappen war nur ein kleinerer unverdächtiger Knoten gefunden worden.

Es wurde der rechte Schilddrüsenlappen vollständig entfernt, auf der linken Seite blieb nur ein kleiner Schilddrüsenrest zurück. Der Operationsbericht beschrieb erwartungsgemäß starke Verwachsungen, die die Übersicht erschwerten. Eine Darstellung des Nervus recurrens erfolgte indes nicht.

Nach der Operation litt die Patientin unter akuter Atemnot. Es wurde eine Minderbeweglichkeit beider Stimmbänder festgestellt. Die Patientin war heiser, und sie klagte zudem über Schluckstörungen. Sie wurde dennoch ohne weitere Maßnahmen nach Hause entlassen.

Eine Untersuchung des Kehlkopfes beim HNO-Arzt bestätigte den Stillstand beider Stimmbänder. Damit konnte eine beidseitige Schädigung des Nervus recurrens als gesichert gelten. Schon in Ruhe bestand ein Zustand von großer Atemnot. Die Stimme war krächzend, so dass sich die Patientin kaum verständlich machen konnte. Ein Luftröhrenschnitt war erforderlich. Die Patientin musste sich im weiteren Verlauf mehrfach zur stationären Behandlung in einer universitären HNO-Klinik einfinden.

Dieser Fall wurde auch von einer Gutachterkommission bewertet. In der abschließenden Stellungnahme der Kommission wurde in zutreffender Weise darauf verwiesen, dass bei der Operation eines Rezidivkropfes mit einer hohen Rate an Schädigungen der Stimmbandnerven gerechnet werden müsse und dass deshalb an Indikation und Wahl des Operationsverfahrens besonders strenge Maßstäbe anzulegen seien. Aus diesem Grund hätte nur der Hauptbefund auf der einen Seite operiert und die andere, weniger wichtige Seite hätte nur dann entfernt werden dürfen, wenn der Kehlkopfnerv dargestellt und sicher geschont worden wäre. Zudem hätte für die kaum vergrößerte linke Seite keine fachlich zwingende Indikation zur Entfernung bestanden.

Diese Bewertung der Gutachterkommission stellte für die Haftpflichtversicherung des beklagten Krankenhauses allerdings keinen Anlass dar, in die Regulierung des Schadens einzutreten. Vielmehr wurde ein weiterer Gutachter beauftragt, der zu einer anderen Bewertung kam: Die Notwendigkeit der Darstellung des Kehlkopfnerven während der Operation zur sicheren Identifikation und Schonung desselben würde kontrovers diskutiert. Im vorliegenden Falle sei zwar ein zweizeitiges Vorgehen zu empfehlen gewesen, nämlich dass man zuerst die aufgrund der pathologischen Befunde führende Seite operiert hätte. Erst nach einer postoperativen Sicherstellung einer ungehinderten Stimmbandfunktion hätte dann die andere Seite operiert werden können. Dennoch sei kein Behandlungsfehler ersichtlich.

Nach meiner gutachterlichen Auffassung konnte zum Zeitpunkt der Operation im Jahre 1998 die Diskussion hinsichtlich der prinzipiellen Darstellung des Kehlkopfnerven aber als abgeschlossen gelten, weil zu diesem Zeitpunkt die Befürworter der Nichtdarstellung nur noch eine verschwindende Minderheit in der chirurgischen Gemeinde darstellte. Bei einem Wiederholungseingriff an der Schilddrüse ist das Risiko für eine Nervenschädigung um das Achtfache, nach manchen Publikationen sogar um das 20-Fache erhöht. Bei Nichtdarstellung des Nerven beträgt die Rate an Schädigungen etwa 20 Prozent, bei Darstellung des Nerven nur ungefähr 8 Prozent.[76] Das sind die Zahlen.

Ein Behandlungsfehler lag schon deshalb vor, weil auf der rechten Seite, wo der Schilddrüsenlappen komplett entfernt worden war, keine Nervendarstellung erfolgt, ja nicht einmal versucht worden war. Der Nerv war bei derart ausgedehnten und komplizierte Resektionen obligatorisch darzustellen, wie es die im Jahr 1998 verfasste Leitlinie der Deutschen Gesellschaft für Chirurgie formuliert und gefordert hatte.

Nach jahrelangen Auseinandersetzungen ist es schlussendlich dann doch noch zu einer außergerichtlichen Einigung gekommen.

Beispiel 4: Bei einer älteren Patientin war vor ungefähr 40 Jahren eine Operation wegen einer gutartigen Vergrößerung der Schilddrüse durchgeführt worden. Nach dieser Operation bestand eine Lähmung des rechten Stimmbandnerven. In den folgenden Jahren hatte sich erneut ein sehr großer Kropf gebildet, der vom Hals bis in den Brustkorb hinab reichte. Daraufhin wurden beide Schilddrüsenlappen fast völlig entfernt.

Nach der Operation bestand das uns mittlerweile hinreichend bekannte Bild einer akuten Atemnot – die Kollegen in der HNO-Klinik stellen eine Lähmung beider Stimmbandnerven fest. Wieder war ein Luftröhrenschnitt erforderlich.

Vor dieser Operation war die Situation besonders brisant gewesen, weil bereits auf einer Seite eine Lähmung des Stimmbandnerven bestanden hatte. Besondere Vorsicht war somit geboten. Zudem war schon vor der Operation bekannt, dass der monströse Kropf die Luftröhre und Speiseröhre ummauerte und einengte. Dennoch war bei dieser Patientin eine Darstellung des Nerven unterblieben, was aus meiner Sicht einem vorwerfbaren Behandlungsfehler entsprach. Denn bei dieser Patientin hatte ja schon vor der Operation eine Summierung von Risikofaktoren dafür vorgelegen, dass es postoperativ zu einer beidseitigen Lähmung der Stimmbandnerven kommen könnte. Die Patientin war in einem kleinen Krankenhaus operiert worden, und es stellte sich aus meiner Sicht auch die Frage, ob diese Hochrisikopatientin in einem erfahreneren Zentrum nicht besser aufgehoben gewesen wäre. Ganz abgesehen davon, dass die Nichtdarstellung des Nerven fehlerhaft gewesen war, hätte der Chirurg außerdem mit seiner Patientin die verschiedenen Therapieoptionen besprechen müssen und sie nicht über ihr hohes Komplikationsrisiko im Unklaren lassen dürfen. Dennoch entschied das Gericht, dass kein vorwerfbarer Behandlungsfehler nachweisbar sei.

Es fällt keinem Chirurgen ein Zacken aus der Krone, wenn er seinem Patienten eröffnet, dass es für seine risikoträchtige Erkrankung möglicherweise in der Nähe einen Kollegen oder ein Krankenhaus gibt, wo man mit derartigen Risikosituationen besser vertraut ist als er selbst.

Vergessene Fremdkörper

»Zählkontrolle Bauchtücher und Kompressen stimmt.« Erst wenn dieser oder ein ähnlicher Satz im Operationssaal fällt, kann eine Operation als beendet gelten. Alle für die Operation verwendeten Bauchtücher und Kompressen werden gezählt und auf Vollständigkeit überprüft – eine tausendfache alltägliche Routine in den Operationssälen. Und doch verwirklicht sich bei etwa 400 Patienten in Deutschland jährlich der Albtraum, dass in ihren Körperhöhlen Tücher, Kompressen, Scheren oder Pinzetten vergessen werden.

Beim geringsten Zweifel an der Vollständigkeit der verwendeten Materialien muss der Chirurg die vielleicht gerade eben beendete Naht an Bauch oder Brustkorb erneut eröffnen und sich auf die aufwendige Suche nach dem vermissten Teil begeben. Am häufigsten (46 bis 49 Prozent der erfassten Fälle) werden Bauchtücher bzw. Kompressen vergessen. Ein solcher Fall kommt einmal alle 5000 bis 18 000 Operationen vor.[77, 78, 79]

In etwa 30 Prozent der Fälle werden Instrumente oder Teile von elektrischen Geräten im Körper zurückbelassen, in einem weiteren Prozent Drainagen, Gummizügel und anderes Instrumentarium.[80] Nach Untersuchungen amerikanischer Versicherungsgesellschaften soll es sogar in einem Fall von 1500 Operationen zum Belassen von derartigen Fremdkörpern kommen. In einer in der Fachzeitschrift *Der Chirurg* publizierten Studie berichteten die Autoren über fünf belassene Fremdkörper in der eigenen Klinik im Zeitraum zwischen 1983 bis 2006[81], wobei bemerkenswert war, dass es zu derartigen Fehlern gekommen war, obwohl man ein stringentes Risikomanagement eingeführt hatte. Dieses sah für den Operationsbereich z.B. einen einfachen Zählvorgang vor der Operation und einen doppelten Zählvorgang nach der Operation vor – und doch ereigneten sich gravierende Zählfehler!

Man weiß mittlerweile recht genau, welche Faktoren besonders risikoträchtig für das Belassen von Fremdkörpern sein können. Dazu zählen vor allem Notfalloperationen mit der damit verbundenen Hektik, außerdem der ungeplante Wechsel des Operationsverfahrens beispielsweise dann, wenn während eines laparoskopisch begonnenen Verfahrens auf das konventionelle offene Verfahren umgestiegen werden muss.

Auch ein hoher Body-Maß-Index (BMI) bei übergewichtigen Patienten zählt zu derartigen Risiken.

Textile Materialien wie Bauchtücher und Kompressen können jahrelang unerkannt im Organismus verbleiben, zumal dann, wenn sie steril sind und keine Infektionen in Form von Abszessen oder einer Bauchfellentzündung hervorrufen. Die modernen Textilien reagieren nicht mit dem umgebenden Gewebe und provozieren deshalb in der Regel keine Abwehrreaktionen des Organismus. Oft werden sie nach einiger Zeit von einer Kapsel aus Bindegewebe umhüllt und sind so den Angriffen und der Überwachung durch das Immunsystem entzogen. Derart geschützt, können sie jahrelang im Organismus ruhen, ohne durch irgendwelche Symptome auf sich aufmerksam zu machen.

Andere Fremdkörper können dagegen zu schweren Komplikationen führen, z. B. zu Abszessen oder zu chronischen Eiterungen mit Fistelbildungen. Im Bauchraum verbliebene Kompressen und Tupfer können auch große entzündliche Tumoren bilden, die in Hohlorgane, in den Darm oder die Harnblase, einbrechen können. Oft werden sie erst nach jahrelangem Leidensweg der Patienten und vielen vergeblichen Therapieversuchen durch Zufall entdeckt.

Was sind die Hauptgründe für das Verbleiben von Fremdmaterial im Körper, bei welchen Situationen muss man besonders wachsam sein, welche Situationen stellen besondere Gefahrenquellen dar? Einige dieser Gefahrenquellen wurden schon genannt. Besonders hervorzuheben ist in diesem Zusammenhang vor allem der massive Blutverlust während einer Operation sowie der Wechsel des Operationspersonals bei lang andauernden Eingriffen. An diesen Schnittstellen, wo mehrere Berufsgruppen übergreifend zusammenarbeiten und wo eine Fülle von Materialien und Instrumenten zum Einsatz kommt – dort sitzt oft der Fehlerteufel in den unscheinbaren Details.

Die Zählkontrolle wird in der Regel von der Operationsschwester bzw. den Springern übernommen, aber die Verantwortung für die Vollständigkeit des eingesetzten Materials liegt beim Operateur. In die Verantwortung des Operateurs fallen somit das Überwachen der Zählkontrolle und die Schlussrevision. Er ist verpflichtet, wie es im Juristendeutsch heißt, alle in der ärztlichen Praxis gebräuchlichen und von der Fachwissenschaft für erforderlich gehaltenen Sicherungsmethoden nebeneinander anzuwenden, um größtmögliche Sicherheit zu gewährleisten.[82] Der Chefarzt wiederum muss entsprechende Sicherungsmaßnahmen in seiner Klinik anordnen und deren Einhaltung kontrollieren.

Fremdkörper können aber auch im Körper verbleiben, ohne dass dem Chirurgen ein Verschulden vorzuwerfen wäre: So war ich schon mehrfach gutachterlich mit patientenseitigen Vorwürfen befasst, die sich auf zurückbelassene abgebrochene Bohrer oder Schraubenreste bei der Materialentfernung bezogen. Derartige Vorwürfe sind oft unbegründet. Denn jeder weiß, dass bei der operativen Versorgung von Knochenbrüchen oder beim künstlichen Gelenkersatz Stifte oder Schrauben in den Knochen eingebohrt werden müssen. Dabei kann einmal der Bohrer abbrechen. Oft ist die Bergung eines solchen abgebrochenen Bohrerteils aus dem Knochen ausgesprochen schwierig und überhaupt nur unter großem Aufwand möglich. Oft müssten zusätzlich belastende Röntgen- bzw. Durchleuchtungskontrollen durchgeführt werden. Zudem sind bei derartigen Bergeversuchen die Schäden an Knochen und Weichgewebe oft viel größer als der Nutzen. Deshalb erscheint es manchmal sinnvoller, das abgebrochene Metallteil dort zu belassen, wo es ist.

Nach der Operation sind manche Patienten beunruhigt, wenn sie ein Röntgenbild mit einem zurückgelassenen Schraubenrest oder einer Bohrerspitze sehen, und vermuten intraoperative Fehler und Sorgfaltsmängel. Manche Patienten befürchten auch, dass die im Knochen belassenen Metallteile eine chronische Fremdkörperreaktion und möglicherweise viele Jahre später sogar Krebs verursachen könnten. Derartige Befürchtungen sind natürlich unbegründet, wie jahrzehntelange Erfahrungen mit Kunstgelenken oder liegenden Metallplatten zeigen. Nach der operativen Versorgung von bestimmten Knochenbrüchen, z. B. nach Wirbelsäulen-, Becken- und Oberarmbrüchen, verbleibt das eingebrachte Material oft lebenslang im Körper, ohne irgendwelche nachweisbaren Folgen zu zeitigen.

Mit einem noch größeren Fehlerbewusstsein muss es zukünftig gelingen, die Rate an vergessenen Fremdkörpern weiter zu reduzieren. Hierzu könnten vielleicht auch innovative Techniken wie die RFID (radio frequency identification) beitragen. Bei diesen allerdings sehr aufwendigen Verfahren sind alle für die Operation verwendeten Artikel mit magnetisierten Etiketten versehen, die Signale an einen Detektor aussenden. Ob sich dieses oder andere, ähnliche Verfahren mittelfristig durchsetzen werden, bleibt abzuwarten.

Trotz allem sind im Operationssaal Menschen und – noch – keine Roboter tätig. Und Menschen machen Fehler. Menschliches Versagen ist nie ganz auszuschließen. Dennoch gilt, dass ein in einer Körperhöhle zurückbelassenes Bauchtuch zu den Komplikationen gehört, die bei Beachtung der erforderlichen Sorgfalt definitiv zu vermeiden sind. Denn: Absolute Priorität haben Schutz und Sicherheit des Patienten, wie an einigen Beispielen gezeigt werden soll.

Beispiel 1: Da wurde eine ca. 70-jährige Patientin wegen eines Vorfalles (Prolaps) von Gebärmutter und Vagina operiert. Von der Vagina aus wurde die Gebärmutter entfernt und die geschwächte Beckenbodenmuskulatur wurde durch Nähte gerafft und verstärkt. Der postoperative Verlauf war zunächst völlig unauffällig. Die Patientin wurde durch ihre Frauenärztin ambulant nachbehandelt.

Immer wieder kam es zu Blutabsonderungen aus dem Scheidenstumpf. Es wurde eine Ultraschalluntersuchung durchgeführt, die keine zusätzlichen Erkenntnisse erbrachte. Etwa sechs Monate später fiel bei einer erneuten Ultraschalluntersuchung eine tumorartige Veränderung im Unterbauch neben der Harnblase auf. Daraufhin wurde eine Computertomographie durchgeführt. Dabei kam oberhalb des Scheidenstumpfes eine girlandenförmige Struktur mit metallischen Einschlüssen zur Darstellung, dringend verdächtig auf eine gefaltete Kompresse.

Der Bauchraum der Patientin musste erneut geöffnet werden. Aus dem Unterbauch wurde ein eitrig-infizierter Tupfer geborgen, der zu einer chronischen Infektion im Bereich des Scheidenstumpfes und zu den beobachteten Absonderungen von Blut und Eiter über die Scheide geführt hatte.

Erwartungsgemäß wurde vom beklagten Krankenhaus eine Haftung abgelehnt: Der Tupfer müsse bei anderer Gelegenheit an diese Stelle gelangt sein. Bei der fraglichen Operation seien außerdem keine Bauchtücher, Kompressen oder Tupfer eingebracht worden, und deshalb sei auch kein Zählen erforderlich geworden.

Ganz davon abgesehen, dass es sich dabei um eine wenig inspirierte und logisch wenig zwingende Ausrede gehandelt hatte, war die Patientin nur anlässlich dieser Operation überhaupt im Bauchbereich operiert worden. Der Tupfer konnte somit nur bei diesem Eingriff in den Unterbauch gelangt sein. Zudem hatten eindeutige Brückensymptome in Gestalt von ständig wiederkehrenden Unterbauchschmerzen, Blut- und Eiterabgängen über die Scheide zwischen dem Ersteingriff und dem Wiederholungseingriff bestanden. Mit dem wörtlichen Hinweis darauf, dass eine Zählkontrolle unterblieben war, lieferte die Klinik zudem ein tragendes Argument dafür, dass die gebotene Sorgfalt unterlassen worden war.

Beispiel 2: Bei einem 70-jährigen Patienten war wegen Verschlüssen der Herzkranzgefäße eine Bypassoperation in einem herzchirurgischen Zentrum durchgeführt worden. Nach diesem Eingriff bildeten sich immer wieder Reizergüsse zwischen Lunge und der Wand des Brustkorbes. Im Röntgenbild der Lunge wurden mehrfach Verschwielungen des Rippenfells beschrieben, bis endlich ein Internist auf die Idee kam, dass sich hinter diesen Ergüssen möglicherweise ein handfestes Problem verbergen könnte.

Man entschloss sich, den Brustkorb noch einmal zu eröffnen. Bei diesem Zweiteingriff wurde ein textiler Fremdkörper zwischen dem Lungenunterlappen und der Brustkorbwand entfernt. Es handelte sich um eine innig mit der Umgebung verbackene Kompresse.

Beispiel 3: Bei einer Patientin war ein hochentzündeter Wurmfortsatz (Appendix) entfernt worden. Die Gewebeuntersuchung hatte bestätigt, dass dieser kurz vor dem Durchbrechen (Perforation) gestanden hatte. Nach Beendigung des Eingriffs war zur Sicherheit eine Drainage in den Bauchraum eingelegt worden, um sich postoperativ ansammelndes Sekret nach außen abzuleiten. Es entleerte sich im weiteren Verlauf kein Sekret über diese Drainage, zudem waren die Bauchdecken auffällig druckempfindlich. Da auch die Darmtätigkeit nicht so recht in Gang kommen wollte und weil die Patientin fortgesetzt über Bauchschmerzen klagte, wurde eine Magenspiegelung durchgeführt. Dabei wurde eine chronische Magenschleimhautentzündung diagnostiziert. Bei dieser Diagnose beließ man es und entließ die Patientin nach Hause.

In den folgenden Jahren klagte die Patientin immer wieder über Bauchschmerzen bei ihrem Hausarzt, und sie konsultierte deswegen auch mehrere andere Ärzte. Immer wieder wurde ihr erklärt, dass es aufgrund der massiven Entzündung des »Blinddarms« zu Verwachsungen im Bauchraum gekommen sei, die für ihre Beschwerden verantwortlich seien. Wegen wiederkehrender unklarer Entzündungsschübe musste die Patientin zudem zahlreiche Antibiotika einnehmen.

Auch die Niere und die ableitenden Harnwege waren untersucht worden, ohne eine Erklärung für die andauernden Bauchschmerzen und Fieberschübe zu liefern. Sogar eine Darmspiegelung wurde durchgeführt. Auch hierbei konnten keine wegweisenden Erkenntnisse gewonnen werden. Schließlich förderte eine Computertomographie das Corpus Delicti zutage: Im Dünndarmbereich kam eine schlauchartige, artifizielle Formation zur Darstellung.

Bei der anschließenden Operation stieß man im Bauchraum auf einen großen Konglomerattumor, in welchem mehrere Darmschlingen entzündlich verbacken waren. Beim Öffnen dieses Tumors fand man eine große Mullkompresse, die diesen schweren chronischen Entzündungszustand verursacht hatte. Im Rahmen des Entzündungsgeschehens hatte sich eine Fistel zwischen Dick- und Dünndarm ausgebildet. Ein erheblicher Teil von Dünn- und Dickdarm musste entfernt werden.

Dass das Belassen der Kompresse einen vorwerfbaren Behandlungsfehler darstellte, kann als erwiesen gelten. Was diesem Fall aber eine besonders dramatische Note verleiht, ist die über Jahre sich hinziehende, frustrane Diagnostik von etlichen Ärzten und die Behandlung mit Unmengen von Medikamenten und Antibiotika, bis ganz am Schluss dieser quälend langen und völlig insuffizienten diagnostischen Kette endlich die richtige Diagnose gestellt worden war.

Beispiel 4: Einem ungefähr 65-jährigen Patienten mit sackartigen, entzündlichen Ausstülpungen in der Dickdarmwand (Divertikel) waren größere Teile des linksseitigen Dickdarms operativ entfernt worden. Nach zunächst unauffälligem Verlauf entleerten sich über die noch im Bauchraum liegende Drainage Stuhlpartikel. Man dachte als Erstes an eine Undichtigkeit im Bereich der Darmnaht (Anastomoseninsuffizienz). Deswegen ernährte man den Patienten künstlich über die Vene, um den Darm zu entlasten und so die vermutete Undichtigkeit der Naht zum Ausheilen zu bringen. Im Computertomogramm kam eine auffällige, unklare Formation im Unterbauch zum Vorschein, die man sich nicht erklären konnte. Aufgrund dieses unklaren Befundes entschloss man sich zu einer Nachoperation. Zu diesem Zeitpunkt befand sich der Patient in einem schlechten Allgemeinzustand mit allen Zeichen einer chronischen Blutvergiftung: Er hatte Fieber, verlor rapide an Gewicht, und die Entzündungsmarker waren erhöht.

Nachdem man den Bauchraum geöffnet hatte, stellte es sich heraus, dass ein größeres Stück Dickdarm schon völlig zerfallen war und entfernt werden musste. Auch nach dieser zweiten Operation bestand das Bild einer chronischen Entzündung weiter. Deshalb wurde eine nochmalige computertomographische Untersuchung durchgeführt, bei der eine unklare, größere Höhle zu erkennen war. Diese enthielt Blut, Flüssigkeit sowie Kontrastmittelreste von vorausgegangenen Untersuchungen.

Da sich allmählich der Zustand des Patienten zu bessern schien, wurde er in eine Rehabilitationsklinik verlegt. Dort fielen den nachbehandelnden Ärzten die nach wie vor stark erhöhten Entzündungswerte auf. Eine durchgreifende Verbesserung des schlechten Allgemeinzustandes konnte auch in der Rehabilitationsklinik nicht erzielt werden.

Wieder zu Hause, veranlasste der Hausarzt etliche weiterführende Untersuchungen, darunter auch eine Kontrastdarstellung des restlichen Dickdarms – alles ohne wegweisende Befunde. Selbst eine erneute computertomographische Untersuchung konnte außer einer unklaren, streifigen Verdickung des Fettgewebes nichts Zielführendes zutage bringen. Der Patient wurde aber immer schwächer und nahm rapide an Gewicht ab. Es bestanden alle Anzeichen einer chronischen Infektionssituation mit wiederkehrenden Fieberschüben, Blutarmut und einer allgemeinen körperlichen Schwäche. Wiederholt mussten Blutkonserven transfundiert werden, bis ein Arzt den Verdacht auf einen vergessenen Fremdkörper äußerte.

In der erneuten Operation wurde eine große Abszesshöhle im Unterbauch gefunden, und in dieser Höhle befand sich ein infiziertes und mit Eiter durchsetztes Bauchtuch. Der Abszess umfasste mehrere Dünn- und Dickdarmschlingen, die entfernt werden mussten. Den weiteren erbarmungswürdigen Leidensweg des Patienten möchte ich an dieser Stelle bewusst nicht weiter schildern.

Auch in diesem Fall ist es erschreckend, wie viele Leidensjahre es gedauert hatte, bis endlich der Blick auf die richtige Diagnose gelenkt worden war! Was dieser Mensch und seine Angehörigen durchleiden mussten, kann mit keinem Geld der Welt wiedergutgemacht werden.

Beispiel 5: Anlässlich des 126. Kongresses der Deutschen Gesellschaft für Chirurgie 2009 in München wurde über einen besonders drastischen Fall berichtet, bei dem ein Arzt im Körper eines Patienten einen Fremdkörper belassen hatte.

Der Patient klagte nach der Operation über hartnäckige Schmerzen im Operationsbereich. Der Arzt wusste, dass er einen Fremdkörper vergessen hatte und präsentierte dem Patienten ein von ihm selbst angefertigtes Röntgenbild, das natürlich einen Normalzustand zeigte, während auf der ursprünglichen postoperativen Röntgenkontrolle ein belassener Fremdkörper gut sichtbar gewesen war. Dieser Arzt hatte seinen Patienten somit bewusst getäuscht. Die ganze Sache war später anlässlich einer weiteren Röntgenuntersuchung aufgeflogen, und dem Arzt wurde – völlig zu Recht, wie ich meine – die Approbation entzogen.

Dass ein Arzt einen Patienten auf eine derartige Art und Weise belügen könnte, hatte ich mir bis zu diesem Vortrag nicht vorstellen können.

Beispiel 6: Die wissenschaftlichen Sitzungen, die sich auf dem 126. Deutschen Chirurgenkongress mit dieser Problematik beschäftigten, waren geprägt von Offenheit und Ehrlichkeit. Mehrere Vortragende berichteten freimütig über eigene Vorsäumnisse und von ihnen vergessene Fremdkörper. Sie bekannten sich zu einem offenen Umgang mit den Patienten, denn gerade in der Chirurgie haben Fehler und Lügen kurze Beine. Wie keine andere medizinische Disziplin lebt die Chirurgie deswegen von Ehrlichkeit und Wahrhaftigkeit. Keine andere medizinische Disziplin ist sich ihrer Schwächen und Fehlerhaftigkeit so bewusst wie die Chirurgie – und gerade das macht einen Teil ihrer Würde aus. Ich bin stolz, Mitglied dieser Gesellschaft sein zu dürfen!

Mit einem belassenen Bauchtuch habe auch ich persönlich einschlägige Erfahrungen, die ich schon in meinem letzten Buch *Operation Gesundheit* geschildert hatte: So hatte in einem meiner Oberarztdienste ein Schwerstverletzter die Notaufnahme im tiefen Schockzustand erreicht. Neben mehrfachen schweren Knochenbrüchen und Beckenverletzungen hatte der junge Mann ein schweres stumpfes Bauchtrauma mit massivem Blutverlust in den Bauchraum erlitten. Bei Aufnahme in die Notaufnahme musste er sogar reanimiert werden. Ein Weitertransport in den Operationssaal war nicht möglich. Es wurde sofort im Schockraum der Bauchraum eröffnet, der prall mit Blut gefüllt war. Es fand sich, dass die Milz zerfetzt war, dass in der Leber mehrere Risse waren und dass auch der Darm an mehreren Stellen eingerissen war. Die Milz wurde schnell entfernt, worauf die Hauptblutung zum Stillstand gekommen war. Unter Massivtransfusionen von Blutkonserven konnte schließlich ein stabiler Kreislauf erzielt werden. Bei diesem Unternehmen war eine große Anzahl von Bauchtüchern und Kompressen verbraucht worden. Nach Beendigung dieser Notfalloperation konnte der Patient in den unfallchirurgischen Operationssaal transportiert werden, wo die Knochenverletzungen weiter versorgt wurden.

Nach mehrfachem Zählen der Kompressen und Bauchtücher fiel auf, dass möglicherweise ein Bauchtuch fehlen könnte. Da die entfernte Milz schon unterwegs in die Pathologie war, konnte man vermuten, dass das fehlende Bauchtuch zusammen mit den Präparaten in der Pathologie gelandet sein könnte.

Nachdem die Frakturen versorgt worden waren und der Patient auf die Intensivstation verlegt werden sollte, bestätigte eine Röntgenaufnahme, dass tatsächlich ein Bauchtuch im Bauchraum verblieben war.

Nachdem der Patient von der Beatmungsmaschine entwöhnt war und sich einigermaßen stabilisiert hatte, wurde dann in einer zweiten Operation das Bauchtuch entfernt. Der Patient erhielt ein Schmerzensgeld und war uns dankbar, dass wir sein Leben gerettet hatten.

Nur Chirurgen wissen, wie tief die Bauchhöhle eines großen Mannes sein kann und wie schnell auch ein großes Bauchtuch unerkannt in diesen Höhlungen verschwinden kann. Niemand werfe den ersten Stein.

Verwechslungen

Bei Verwechslungen im Rahmen chirurgischer Eingriffe handelt es sich um dramatische Ereignisse, für die die Patienten einen hohen Preis bezahlen. Solche Verwechslungen werden im angloamerikanischen Sprachraum als »wrong site surgery« bezeichnet, also sinngemäß »Operationen am falschen Ort«. Unter diesem Begriff werden Verwechslungen der Eingriffsart, der Körperseite oder gar des Patienten zusammengefasst.

Eingriffsverwechslungen sind prinzipiell vermeidbar, weil sie ein voll beherrschbares Risiko darstellen. Geradezu entsetzlich können die Folgen für Patienten z. B. dann sein, wenn bei einem diagnostizierten Lungenkrebs die falsche Lungenhälfte entfernt oder wenn einer Patientin mit Brustkrebs die falsche Brust amputiert wurde. Die Folgen derartiger Katastrophen sind in ihren physischen und nicht zuletzt auch in ihren psychischen Auswirkungen nicht einmal ansatzweise auszudenken. Einem Patienten, dem versehentlich der falsche Lungenflügel entfernt wurde, kann auf der tatsächlich erkrankten Seite ja nicht mehr operiert werden, weil ihm dann nahezu die ganze Lunge fehlen würde: ein Todesurteil!

Durch den Medienwald rauschten kürzlich Berichte über einen besonders dramatischen Fall einer Patientenverwechslung, über die auch auf dem 126. Deutschen Chirurgenkongress berichtet worden war: Eine etwa 78-jährige Frau sollte am Kniegelenk operiert werden. Ihr wurde jedoch unter der irrtümlichen Diagnose eines Darmkrebses der Mastdarm entfernt, und sie wachte mit einem künstlichen Darmausgang aus der Narkose auf!

In einer vom Aktionsbündnis Patientensicherheit e.V. im Jahre 2008 herausgegebenen Broschüre berichteten namhafte Mediziner mutig und offen über Behandlungsfehler, die ihnen selbst unterlaufen waren. So berichtete Prof. Dr. med. Bouillon, Direktor der Klinik für Unfallchirurgie, Orthopädie und Sporttraumatologie am Klinikum Köln-Merheim und Lehrstuhlinhaber an der Universität Witten-Herdecke, dass auch ihm eine Seitenverwechslung unterlaufen sei: Bei einer jungen Sportlerin sollte der Innenmeniskus operiert werden. Weil das für diese Operation vorgesehene Operationsteam noch mit einem Schwerverletzten beschäftigt war, sei er gebeten worden, die Operation der Patientin zu übernehmen, die schon im Operationssaal lag und deren Kniegelenk schon steril abgedeckt worden war. Er vergewisserte sich vor dem Eingriff noch, dass auch wirklich das richtige Kniegelenk zur Operation vorbereitet worden war, indem er das vor der Operation ausgefüllte Aufklärungsprotokoll durchsah. Zum Pech für die Patientin war aber auch dort die falsche Seite angekreuzt worden – zu allem Unglück hatte die Patientin ebenfalls nicht auf diesen Fehler geachtet und hatte in ihrer Aufregung ihre Unterschrift für die Operation am falschen Knie geleistet. Im Glauben, gewissenhaft gehandelt zu haben, operierte er die falsche Seite und wunderte sich schon während der Operation, dass der Meniskus, den er vor sich sah, keine gravierenden Schäden aufwies. Als Konsequenz aus diesem Versehen markiert er jetzt am Morgen vor jeder Operation am wachen Patienten mit einem Markierungsstift den zu operierenden Bereich.

Wer jetzt glaubt, dass damit Patienten- und Seitenverwechslungen definitiv ausgeschlossen wären, unterliegt einem gravierenden Irrtum. Denn wie immer sitzt der Teufel im Detail: So kann z. B. die Markierung verwischt werden. Oft handelt es sich auch um Notfallpatienten oder um Patienten, die der deutschen Sprache nicht oder nur kaum mächtig sind. Nicht selten handelt es sich um alte Patienten, die geistig nicht mehr ganz auf der Höhe sind. Und wie oft will es der Teufel, dass zwei Patienten nicht nur mit dem gleichen Namen und Vornamen, sonder auch noch mit ähnlichen Erkrankungen auf einer Station liegen! Meyer, Hans, 63 Jahre, Hüfte rechts – Meier, Hans, 68 Jahre, Hüfte links – ich habe Derartiges gar nicht so selten erlebt. Wie schnell kann im Untersuchungsbogen, der bei stationärer Aufnahme ausgefüllt wird, vom aufnehmenden Arzt statt »Leistenhernie links« »Leistenhernie rechts« in den Aufnahmebogen hineingeschrieben werden – und schon kann das Fehlervirus auf das ganze System übergreifen.

Auf dem Deutschen Chirurgenkongress im Jahr 2009 wurde die Zahl derartiger Verwechslungen auf etwa 450 Fälle pro Jahr in Deutschland geschätzt. Auf ungefähr 20 000 Operationen käme somit eine Verwechslung. Das Aktionsbündnis Patientensicherheit schätzt die tatsächlichen Zahlen allerdings noch viel höher ein. Allein der materielle Schaden bei etwa 300 Verwechslungen pro Jahr wäre nach vorsichtigen Schätzungen mit ungefähr 15 Millionen Euro zu beziffern.

In der Unfallchirurgie bzw. in der orthopädischen Chirurgie werden oft die Zehen bei der Korrektur von Vorfußdeformitäten verwechselt, z. B. kann bei der Korrekturoperation eines Hallux valgus die falsche Seite operiert werden. Bei Bandscheibenoperationen kommt es gern zu fehlerhaften Einschätzungen der Höhe des Bandscheibenraumes. Nicht selten sind es die vermeintlich simplen operativen Eingriffe am Nachmittag, die zu Verwechslungen führen, wenn das Programm der schweren Eingriffe des Vormittags abgearbeitet und der Stresspegel im Absinken begriffen ist.

Oft sind es aber auch nicht vorhersehbare Situationen wie plötzliche Änderungen des Operationsprogramms, die an den Akutkliniken quasi an der Tagesordnung sind, die zu Verwechslungen führen können, und häufig kommt es auch zu fehlerhaften Verzahnungen an den vielfältigen und komplexen interdisziplinären Schnittstellen.

Beispiel: Wie sehr der Teufel oft im Detail sitzt, durfte auch ich als junger Assistent in der Neurochirurgie erfahren: Ein sehr erfahrener Oberarzt assistierte mir bei einer meiner ersten Bandscheibenoperationen an der Lendenwirbelsäule. Normalerweise besteht die Lendenwirbelsäule aus fünf Lendenwirbelkörpern. Bei diesem Patienten hatte es sich jedoch um eine sechsgliedrige Lendenwirbelsäule und um eine anlagebedingte Übergangsstörung von der Lendenwirbelsäule zum Kreuzbein gehandelt. Bandscheibenvorfälle wurden Anfang der 1980er Jahre noch mittels Myelographie dargestellt. Kernspintomographen gab es damals noch nicht. Der Befund beschrieb einen Bandscheibenvorfall zwischen dem vierten und fünften Lendenwirbelkörper. In dieser Höhe operierten wir dann auch und räumten dieses Bandscheibenfach aus. Der eigentliche Hauptbefund hatte aber aufgrund der sechsgliedrigen Lendenwirbelsäule eine Etage höher gelegen. Nach der Operation wunderten wir uns, dass der Patient unverändert über die gleichen Schmerzen klagte wie vorher. Dann wurde uns unser Fehler klar. Der Patient musste noch einmal operiert werden, jetzt in der richtigen Höhe.

Zum Glück ging alles gut, und der Patient war danach beschwerdefrei: Wir hatten dem Patienten damals die Höhenverwechslung erklärt und zu unserem Fehler gestanden. Vielleicht war der Patient wegen dieser unserer Offenheit nicht zum Anwalt gelaufen und hatte keine Schadensersatzklage angestrengt.

Das ist allerdings schon bald 30 Jahre her. Ich habe aus diesem Fall viel gelernt. Das Arzt-Patienten-Verhältnis ist kein Vertragsverhältnis zwischen Dienstleister und Kunden, sondern eine auf Humanität, gegenseitigem Wohlwollen, Wahrhaftigkeit und Fürsorge gegründete und zutiefst zwischenmenschliche Beziehung. Es gehört vielleicht zu den großen und elementaren Erfahrungen, die ein Arzt in seinem Berufsleben machen darf, wenn er seinem Patienten gegenüber sein Versagen eingesteht und wenn ihm dann von Patientenseite eine wunderbare Großzügigkeit aus einem zwischenmenschlichen Miteinander heraus entgegengebracht wird. Aus derartigen Erfahrungen kann ein Arzt lebenslang Kraft und stille Zuversicht schöpfen. Denn auch der Arzt ist auf das Wohlwollen und den Großmut der Patienten angewiesen. Sonst ist er in einem beziehungsleeren Raum verloren und mutiert zum Medizinmechaniker.

Das Problem von Eingriffsverwechslungen ist kein spezifisch deutsches Problem, vielmehr rückt es weltweit mehr und mehr in den Fokus der Aufmerksamkeit. Mittlerweile haben sich diverse Organisationen für Patientensicherheit in Großbritannien, Australien und den USA dieses Themas angenommen und entsprechende Empfehlungen verfasst.

In Deutschland wurde im April 2005 das Aktionsbündnis Patientensicherheit gegründet. Auch dieses Aktionsbündnis hat das Problem der Patientenverwechslungen zum Gegenstand einer eigenen Arbeits-

gruppe gemacht. Es wurden Standards erarbeitet, die es Ärzten, Pfle-
gern und Schwestern sowie Patienten erleichtern sollten, frühzeitig
solche Situationen zu erkennen und zu vermeiden, die zu Patientenverwechslungen führen könnten. Damit der richtige Patient an der
richtigen Stelle operiert wird, wurden Handlungsempfehlungen auf
folgenden vier Kontrollstufen ausgearbeitet:

- Aufklärungsgespräch
- Markierung des Operationsgebietes
- Narkoseeinleitung
- Innehalten (Time-out direkt vor der Operation mit letzter Patien-
  tendatenkontrolle)

Wichtig ist, dass sich Arzt und Patient vor dem geplanten Eingriff
persönlich kennenlernen. So werden im präoperativen Aufklärungsgespräch die Patientenidentität, die Art der Vorgehensweise beim
Eingriff sowie der Eingriff selbst besprochen und dokumentiert. Der
Eingriffsort wird möglichst durch den operierenden Arzt markiert,
ansonsten durch den aufklärenden Arzt. Diese Markierung muss
außerhalb des Operationssaales erfolgen, d. h. in der Ambulanz oder
auf Station. Bei der Markierung wird nochmals die Patientenidentität
anhand der Patientenakte überprüft.
Selbst bei solchen Markierungen können aber immer noch Fehler passieren. Es muss z. B. Einigkeit darüber bestehen, dass die Markierung
am Eingriffsort und nicht auf der gegenüberliegenden Seite erfolgen
soll. Die Markierung muss absolut eindeutig sein.
Ein Kollege berichtete auf dem Deutschen Chirurgenkongress im
Jahr 2009, dass in seiner Klinik vor geplanten Operationen am Bein
(z. B. bei Kniegelenksoperationen) nur am gesunden Bein vor der
Operation ein Kompressionsstrumpf angelegt wird, so dass schon auf
diese Weise Verwechslungen ausgeschlossen seien.
Im nächsten Schritt erfolgt unmittelbar vor dem Eintritt in den Operationssaal nochmals eine Identifikation des richtigen Patienten für
den richtigen Operationssaal, und im letzten Schritt erfolgt ein Time-
out, ein letztes Innehalten, unmittelbar vor der Operation, bei dem
anhand einer Checkliste nochmals die Daten des Patienten abgerufen
und durch ein Okay bestätigt werden.

Unter Federführung des Aktionsbündnisses Patientensicherheit wurde 2007 ein Plakat entworfen, auf dem diese vier Sicherheitsstufen abgebildet sind. Im Rahmen einer Kampagne gegen Eingriffsverwechslungen, an der neben dem Aktionsbündnis auch die Deutsche Krankenhausgesellschaft und der AOK Bundesverband teilnahmen, wurden diese Empfehlungen an 2000 Krankenhäuser versandt.

Allerdings zeigten die ernüchternden Reaktionen aus der Praxis recht schnell, dass die Umsetzung dieser vier Schritte schwerer fällt, als zunächst angenommen wurde, wie das Deutsche Ärzteblatt im Jahre 2008 schrieb.[83] Denn die in den Operationssälen aufgehängten Poster seien vielerorts schlechterdings übersehen worden oder vor Ort habe keiner so recht gewusst, wer das Time-out, das letzte Innehalten, anordnen sollte. Darin hätte sich ein typisch deutsches Problem gezeigt, nämlich das Hierarchieproblem: Wer ordnet an? Wer darf das Kommando geben?

Andere Fehlerquellen

Wie wir gesehen haben, ist ein großer Teil der Behandlungsfehler den Gebieten der Diagnose, der Operation und Behandlung zuzuordnen. Die restlichen Hauptfehlerquellen betreffen zum überwiegenden Teil Organisation und Hygienezustände in den deutschen Krankenhäusern und Arztpraxen.

Krankenhaus- und Praxishygiene

Das große Gebiet der Hygiene und der Hygienefehler ist ein Gebiet, auf dem vielleicht die meisten Behandlungsfehler und Sorgfaltsverstöße vorkommen, auf dem aber die wenigsten Behandlungsfehler nachzuweisen sind. In solchen Fällen müssen geschädigte Patienten eine besonders schwere Beweislast schultern.

Im Krankenhaus oder in der Arztpraxis erworbene Infektionen werden im Fachjargon als nosokomiale Infektionen bezeichnet. Man geht davon aus, dass mindestens ein Drittel dieser nosokomialen Infektionen vermieden werden könnte.[84]

Eine der umfangreichsten Studien zur Erfassung der Häufigkeit derartiger Infektionen in der Chirurgie wurde in den Jahren 1995 bis 1999 in acht mittelgroßen deutschen Kliniken durchgeführt.[85] In dieser Studie waren 11 295 Patienten beobachtet und 9060 Operationen dokumentiert worden. 10 609 Patienten waren ausschließlich auf chirurgischen Stationen behandelt worden. Die übrigen Patienten wurden auf Intensivstationen behandelt. In 6,9 Prozent der Fälle war es zu Infektionen gekommen. Davon betrafen 2,2 Prozent postoperative Wundinfektionen, 2,2 Prozent Infektionen der Harnwege, 1,0 Prozent Lungenentzündungen.

Diese vergleichsweise hohe Infektionsrate von knapp sieben Prozent gilt es weiter aufzuschlüsseln. Insbesondere zeigte sich beim Blick auf die postoperativen Wundinfektionen, dass die Rate derartiger Infektionen stark vom Operationstyp abhängig war: So kam es bei Entfernungen der Gallenblase auf laparoskopischem Zugangsweg in nur 0,9 Prozent der Fälle zu postoperativen Infektionen, bei der operativen Behandlung von Leistenbrüchen war die Infektionsrate mit 1,1 Prozent ähnlich gering. Bei Herzoperationen mit Entnahme einer Vene von einem Bein als Ersatz für die verstopften Herzkranzgefäße kam es in drei Prozent der Fälle zu postoperativen Infektionen. Bei Hüft- und Knieendoprothesen, hochaseptischen Eingriffen also, traten in etwa einem Prozent Infektionen auf.

Dickdarmoperationen gelten als unsaubere Operationen, weil die Schleimhaut des Dickdarms mit Milliarden von Bakterien besiedelt ist, die sich durch präoperative Darmspülungen oder Antibiotikagaben auch nicht näherungsweise entfernen lassen. Entsprechend hoch war demzufolge auch die postoperative Infektionsrate mit 7,9 Prozent.

Viele der Krankenhausinfektionen sind endogener Natur, d. h., durch die Bakterienflora der Patienten selbst bedingt und deshalb auch niemals vollständig vermeidbar. Dieser Sachverhalt ist für die gutachterliche und juristische Bewertung von septischen Komplikationen nach operativen Eingriffen von großer Bedeutung. Nosokomiale Infektionen erhöhen die Verweildauer im Krankenhaus und erhöhen somit auch die Kosten ganz erheblich. In schweren Fällen können sie sogar zum Tode des Patienten führen. Man schätzt, dass von 100 Patienten, die eine derartige Infektion erleiden, zwei oder drei Patienten ihr Leben lassen müssen!

Die Ursachen der Krankenhausinfektionen sind vielfältig und die Wege, wie es zu den Infektionen gekommen war, sind oft im Nachhinein nicht mehr nachvollziehbar. Man weiß, dass ein beträchtlicher Teil der Infektionen durch patienteneigene Faktoren mitverursacht wird. Zu diesen Faktoren zählen z. B. Alter, Gesundheitszustand, Zustand des Immunsystems sowie Vor- und Begleiterkrankungen.

Heute werden in zunehmendem Maße alte Patienten operiert, die sich nicht selten in einem schlechten Ernährungs- und Pflegezustand befinden. Manche dieser Patienten leiden unter großflächigen Hautekzemen, die auf mangelnde Hygiene und auf Vernachlässigung schließen lassen. Auch ein besonders sorgfältiges und wiederholtes Desinfizieren des Operationsfeldes oder eine hochdosierte Antibiotikaprophylaxe vermag diese infizierten Hautpartien nicht keimfrei zu gestalten.

Auch bei der Übertragung von Infektionserregern vom Arzt oder dem Pflegepersonal auf den Patienten liegt vieles im Argen. In der täglichen Routine sind zum Teil unerträgliche Defizite bei der Umsetzung krankenhaushygienischer Empfehlungen zu beobachten. Man muss sich fragen, ob es Nichtwissen, fehlende Sensibilität oder gedankenlose Achtlosigkeit ist, die zu den oft lebensbedrohlichen Infektionen führen.

Die Häufigkeit von in Arztpraxen und vor allem in Krankenhäusern erworbenen Infektionen ist schlichtweg inakzeptabel, und der Verweis auf Zeitnot und hohe Arbeitsbelastung beim Personal kann und darf nicht als Entschuldigung dienen.

Schon vor Jahren haben Institutionen in den USA damit begonnen, Empfehlungen zur Infektionsprävention nach dem Prinzip der besten praktischen Erfahrung (evidence based medicine) zu formulieren und in Kategorien einzuteilen. Ähnlich fallen auch die Empfehlungen für Infektionsprävention und Krankenhaushygiene des Robert-Koch-Institutes aus.[86]

Die wichtigste Präventionsmaßnahme stellt die Desinfektion der Hände dar. Sie ist vor und nach jeder Berührung von Kathetern oder anderen Gegenständen am Patienten durchzuführen. Es ist unglaublich, dass das Personal im Durchschnitt nur in der Hälfte der Fälle die Hände desinfiziert, wo eine solche Desinfektion zwingend erforderlich wäre.[87] Hier ist vor allem auch die Vorbildfunktion der verantwortlichen Ärzte gefragt.

Nach geltenden Empfehlungen sollen Handschuhe prinzipiell dann getragen werden, wenn Kontakt zu Blut, Sekreten oder Exkreten (Stuhl) zu erwarten ist. Schutzkittel sind dann vorgeschrieben, wenn ein direkter Kontakt zu Wunden oder Sekreten des Patienten erwartet werden muss, vor allem bei Kontakt zu Patienten mit multiresistenten Erregern.

Bezüglich der Händedesinfektion vor Operationen konnte durch wissenschaftliche Untersuchungen dagegen kein Vorteil eines langen Waschrituals belegt werden, wie es heute oft noch in Krankenhausfilmen zu sehen ist. Auch die Benutzung von Bürsten zum Händewaschen scheint keine Vorteile bezüglich einer verbesserten Hygiene im Operationssaal zu erbringen.

Völlig überschätzt wurden auch die baulichen Anforderungen an die Operationstrakte. Denn eine strikte Trennung zwischen septischen (hoher Verschmutzungsgrad) und aseptischen Operationen, wie sie früher streng gehandhabt wurde, hat, wie man heute weiß, keinen Effekt auf die postoperative Wundinfektionsrate. Es kann also in einem Operationssaal eine hoch aseptische Leistenbruchoperation oder eine Herzoperation durchgeführt werden, während im benachbarten Operationssaal in einer »schmutzigen« Operation ein Patient von seinen lästigen Hämorrhoiden erlöst wird.

Wichtig ist auch, dass Drainagen, wenn sie überhaupt in das Operationsgebiet eingelegt werden, so früh wie irgend möglich gezogen werden sollten, weil über diese Drainagen Keime von außen in das Operationsgebiet gelangen können.

Im Bereich der ambulanten Chirurgie ist die Infektionsproblematik weniger gravierend: Dort handelt es sich meist um kleine Eingriffe mit einem stark eingeschränkten Eingriffsspektrum, wobei die Operationen in der Regel von erfahrenen und seit Jahren aufeinander eingespielten Teams geleistet werden. Auch die Patientenklientel ist stark vorselektioniert: Die Patienten sind in der Regel mobil und weisen keine oder nur wenige komplikationsträchtige Vorerkrankungen auf.

Nosokomiale Infektionen kosten viel Geld. So weiß man, dass Harnblasenkatheter sehr schnell zu Harnwegsinfektionen führen können, wenn sie nicht hygienisch einwandfrei in die Harnröhre eingebracht wurden oder wenn Hygienestandards in der Pflege von Verweilkathetern nicht beachtet werden. Derartige Harnwegsinfektionen machen bis zu 40 Prozent aller nosokomialen Infektionen aus[88] – das sind in deutschen Krankenhäusern jährlich etwa 124 000 Fälle. Dadurch wird im Schnitt die Verweildauer im Krankenhaus um etwa vier Tage verlängert, was einer Kostensteigerung von ungefähr 1000 Euro pro Patient entspricht. Dadurch entstehen geschätzte zusätzliche Gesundheitskosten von 155 Millionen Euro im Jahr.

Diese Kosten werden dem Krankenhaus aber nicht erstattet, da das Krankenhaus ja für die Behandlung des Patienten nur eine Fallpauschale erhält. Schlamperei geht also auch richtig ins Geld!

In ungefähr 3,6 Prozent dieser Fälle kommt es zu einer Ausstreuung von Bakterien aus dem Harnwegssystem in den Blutkreislauf und in den gesamten Organismus (Urosepsis). An einer derartigen Blutvergiftung sterben bis zu 12,7 Prozent der Patienten – Todesfälle durch achselzuckende Unachtsamkeit, die nicht nur ein Ärgernis darstellen, sondern auch deshalb skandalös sind, weil es sich gezeigt hat, dass die kontinuierliche Beachtung und Registrierung von Infektionen mit einem regelmäßigen Feedback und vor allem die regelmäßige Schulung des Personals entscheidend zur Reduktion dieser hohen Infektionsraten beitragen können.[89]

Es scheint unglaublich, dass Ärzte und Pflegepersonal an Kathetern und Infusionssystemen herumhantieren, ohne sich vorher und nachher gründlich die Hände desinfiziert zu haben. Vor allem wenn man weiß, dass Krankenhäuser, die strikt die Präventionsempfehlungen beachten, die Zahl der nosokomialen Infektionen um 20 bis 30 Prozent und die Wundinfektionsraten nach Operationen um etwa 25 Prozent reduzieren konnten![90]

Seit Jahren ist zudem eine Verschärfung der Infektionsproblematik durch solche Bakterien zu beobachten, die zwischenzeitlich gegen eine Vielzahl von Antibiotika resistent geworden sind. So ist ein überall vorkommender Keim, wie der Staphylococcus aureus, der für viele nosokomiale Infektionen verantwortlich ist, mittlerweile weitgehend resistent gegen das Antibiotikum Methicillin (MRSA) geworden. Damit geht einher die Resistenz gegen eine ganze Anzahl weiterer Antibiotika, häufig sogar gegen mehrere Antibiotikagruppen.

Patienten, die mit derartigen multiresistenten Erregern infiziert sind, müssen in Einzelzimmern isoliert werden. Vor jedem Patientenkontakt sind Handschuhe anzulegen. Selbstverständlich dürfen Verbrauchsmaterial und Geräte nur für diesen Patienten verwendet werden.

In den USA, Japan, Spanien oder England werden 20 bis 90 Prozent aller Krankenhausinfektionen durch derartige Keime hervorgerufen, in Deutschland ist von einer Quote von etwa 20 Prozent auszugehen[91], in Einzelfällen werden aber auch bei uns schon MRSA-Raten von bis zu 60 Prozent erreicht.

Anders verhält es sich in Skandinavien und den Niederlanden, wo durch strikte Kontrollstrategien im Rahmen einer strengen Hygienekontrolle die MRSA-Raten in Krankenhäusern auf wenige Prozent gesenkt werden konnten.

Erfahrungsberichte zeigen, dass durch Screeningmaßnahmen sowie durch Isolations- und Dekolonisationsmaßnahmen die Häufigkeit einiger Infektionstypen drastisch gesenkt werden kann. Zu solchen Screeningmaßnahmen gehört z. B. die routinemäßige Entnahme von Abstrichen aus der Nase und aus dem Rachenraum.

Wie konnte es überhaupt zu diesen Resistenzen kommen? Der Staphylococcus ist, wie schon gesagt, ein allgegenwärtiges Bakterium, das sich in typischer Weise in traubenförmigen Kolonien zusammenlagert. Ideale Wachstumsbedingungen findet es bei wärmeren Temperaturen von 37 °C und wenn es zuckerreiche Nahrungsquellen vorfindet. Es besiedelt die Haut, die Schleimhäute und ist in jedem Haushalt heimisch. Seit den 1940er Jahren wurden Penicillin und Penicillinabkömmlinge auf breiter Front und sehr erfolgreich gegen bakterielle Infektionen eingesetzt. Penicillin hat Millionen von Menschen das Leben gerettet. Einige Bakterien waren jedoch so schlau, Wege zu finden, das Penicillin unwirksam zu machen. Bereits 1961 waren Staphylococcus-aureus-Stämme isoliert worden, die auch gegen hohe Konzentrationen von Penicillinen und Penicillinabkömmlingen unempfindlich waren. Diese Bakterienstämme trugen anschließend die Resistenz gegen Penicilline in ihrem Erbgut. Deswegen mussten immer neue Antibiotikagruppen mit immer neuen Wirkprinzipien entwickelt werden, um das sich stetig ändernde Erregerspektrum auch weiterhin wirksam bekämpfen zu können. Da in Krankenhäusern und vor allem auf Intensivstationen große Mengen von Antibiotika verbraucht werden, ist dort die Resistenzproblematik besonders groß.

Die Medizin heilt nicht nur, sie schafft auch neue Krankheiten und neue Krankheitserreger. Heilen zum Nulltarif gibt es nicht. Unter dem Selektionsdruck der Medizin ändern auch Krankheiten ihre Strategien und setzen sich immer neue Tarnkappen auf, oder sie verbergen sich hinter Masken, die die Ärzte zu narren verstehen.

In unseren Krankenhäusern muss vor allem das medizinische Personal als elementares Glied der Bakterien-Übertragungskette angesehen werden. In einem MRSA-Screening in einer berufsgenossenschaftlichen Unfallklinik, in der Querschnittsverletzungen und knöcherne Infektionen behandelt wurden, wiesen Tupferabstriche aus Nase und Rachen bei ungefähr fünf Prozent der Beschäftigten einen gegen Antibiotika resistenten Staphylococcus aureus nach.[92]

Als Hauptübertragungsweg gilt aber der direkte Kontakt über kontaminierte Hände. Die Standardhygienemaßnahmen müssen also hier ansetzen. Die sorgfältige Dokumentation der aufgetretenen MRSA-Fälle sowie eine genaue Charakterisierung der einzeln beteiligten Bakterienstämme sollten selbstverständlich sein.

Kritisch überdacht werden müsste aber generell der bedenkenlose Einsatz von Antibiotika in der Tiermedizin, die einen ganz beträchtlichen Beitrag zum Problem der zunehmenden Resistenzentwicklung geleistet hat. Nach Schätzungen der Deutschen Krankenhausgesellschaft kommt es jährlich zu 700 000 bis zu 1 000 000 Fällen im Krankenhaus erworbener Infektionen, an denen bis zu 50 000 Patienten sterben, wie Prof. Axel Krämer von der Deutschen Gesellschaft für Krankenhaushygiene am Rande eines Hygienekongresses im April 2008 in Berlin mitgeteilt hatte. Ein Drittel dieser Todesfälle sei vermeidbar. Nach diesen Schätzungen läge also die vermeidbare Todeszahl durch mangelnde Hygiene bei jährlich etwa 18 000 Patienten! Nach Schätzungen der Deutschen Gesellschaft für Krankenhaushygiene beschäftigt aber nur jedes dritte Krankenhaus mit mehr als 450 Betten einen Hygienefacharzt. Pro 300 Betten müsste zudem eine

Hygienepflegefachkraft beschäftigt werden. Diese Quote wird jedoch nur in 40 Prozent der Fälle erreicht, wie die *Ärzte-Zeitung* am 23. Mai 2008 mitteilte. Seit 1990 sei es zu 160 000 vermeidbaren Todesfällen gekommen – eine kleine bis mittlere Großstadt wurde also in diesem Zeitraum allein durch Hygieneschlampereien ausgelöscht, was man mit Fug und Recht als Skandal bezeichnen muss.

Die Problematik nosokomialer Infektionen im Krankenhaus sowie die Zunahme von Infektionen durch antibiotikaresistente Bakterienstämme haben nicht nur gravierende ökonomische Auswirkungen. Solche Infektionen geraten in zunehmendem Maße verständlicherweise auch zum Gegenstand juristischer Auseinandersetzungen. Viele Patienten suchen wegen vermuteter Hygienefehler die Schiedsstellen der Ärztekammern oder spezialisierte Anwälte auf. In diesen Fällen tragen die Patienten jedoch die volle Beweislast dafür, dass tatsächlich ein Hygieneverschulden mit entsprechenden Folgen vorliegt. Eine derartige Beweisführung kann aber in der Regel kaum gelingen. Denn die korrekte Einhaltung von Hygienevorschriften muss in der täglichen Routine nicht gesondert dokumentiert werden, so z. B. die Desinfektion der Hände vor und nach jedem Patientenkontakt, die Hautdesinfektion vor jeder Blutentnahme oder das Tragen von Handschuhen beim Verbandswechsel als Beispiele für ein hygienisch korrektes Verhalten.

Wenn es aufgrund eines Hygienemangels zu einer Infektion kommt, so manifestiert sich die Infektion immer erst geraume Zeit später, d. h. nach Tagen und manchmal erst nach Wochen, so dass der zeitliche und damit auch der kausale Zusammenhang kaum mehr herzuleiten ist. Insofern ist die Rechtslage auf diesem Gebiet für die Mediziner ausgesprochen günstig. Die Chancen eines Klägers, ein Verfahren wegen eines Hygienefehlers zu gewinnen, sind dagegen als mager zu bezeichnen.

Wie oben angeführt, stellen Krankenhausinfektionen in der Regel das Produkt von mehreren zusammenwirkenden Faktoren dar, z. B. möglichen Vorerkrankungen der Patienten, die die Infektionsabwehr schwächen können, Diabetes mellitus, bösartige Erkrankungen, Durchblutungsstörungen etc. Als Co-Faktoren gelten auch die unvermeidbaren mechanischen Schädigungen von Haut- und Muskelgewebe durch den operativen Eingriff selbst. Allein die Einführung des Beatmungsschlauches in die Luftröhre bei der Narkose oder eine Spiegelung des Dickdarms kann zu Schleimhautschädigungen führen, die als Eintrittspforte für sekundäre Infektionen dienen können. Als wichtigste vorbeugende Maßnahme gilt auch das absolut gewebeschonende Operieren.

Das Problem in der Bewertung von Infektionen vor Gericht besteht somit vor allem darin, die verschiedenen und möglicherweise zusammenwirkenden Ursachengruppen einer Infektion zu analysieren und patienteneigene Risikofaktoren von einem möglichen ärztlichen Fehlverhalten abzugrenzen. Bei im Krankenhaus erworbenen Infektionen kann der Grundsatz des voll beherrschbaren Risikos nicht gelten. Es kann nämlich nicht ausgeschlossen werden, dass z.B. Keime von Besuchern in das Krankenhaus eingeschleppt worden waren. Infektionen von Operationswunden gehören aufgrund ihrer oft vielfältigen Ursachen zu den systemimmanenten Risiken, über die die Patienten ja vor jeder Operation entsprechend aufgeklärt werden müssen.

Auf dieser Linie liegt auch eine Entscheidung des BGH[93], der eine Klage wegen einer Infizierung der Operationswunde durch einen Keimträger aus dem Operationsteam zu entscheiden hatte. In diesem Urteil wurde ausgeführt, dass die Keimübertragung auch bei Beachtung der gebotenen hygienischen Sorgfalt nicht vermeidbar gewesen war. Eine absolute Keimfreiheit der Ärzte und des Operationsteam sei nicht erreichbar. Eine Haftung käme nur dann in Betracht, wenn die Keimübertragung durch hygienische Vorsorge hätte verhindert werden können.

Nur wenn feststeht, dass die Infektion aus einem hygienisch beherrschbaren Bereich entstammte, hat also der Krankenhausträger hierfür einzustehen.[94]

Anders stellen sich die Verhältnisse dar, wenn es als belegt gelten kann, dass der Krankenhausträger die Empfehlungen zur Prävention und Kontrolle von Infektionen des Robert-Koch-Instituts nicht beachtet hat. Allerdings handelt es sich hierbei auch nur um »Empfehlungen«, und deren Verbindlichkeit ist in der Fachwelt keineswegs unumstritten. Die Beweislast kann andererseits dann auf den Träger übergehen, wenn es sich z.B. um eine außergewöhnliche Häufung von bestimmten Infektionstypen handelt und wenn der Patient z.B. bei der stationären Aufnahme nicht über die Häufung solcher Infektionen im Krankenhaus aufgeklärt worden war. Sowohl für die Opfer als auch für deren Angehörige stellt es also eine kaum zu bewältigende Sisyphus-Aufgabe dar, nach einer im Krankenhaus oder in der Praxis erworbenen Infektion den Arzt oder das Krankenhaus mit Aussicht auf Erfolg zu verklagen und ein Hygieneverschulden nachzuweisen.

Die Probleme mangelnder Hygiene in deutschen Krankenhäusern sind derart gravierend, dass das Aktionsbündnis Patientensicherheit sich veranlasst sah, eine Kampagne »Saubere Hände« ins Leben zu rufen. Obwohl diese Aktionen nicht nur für die Putzfrau und für die Schwestern und Pfleger von Vorteil sind, sondern auch für Ober- und Chefärzte, hat sich nur ein Viertel der ungefähr 2000 deutschen Krankenhäuser an dieser Kampagne beteiligt, wie der *Stern* vorwurfsvoll im Jahre 2009 unter dem Titel »Hygieneschlamperei. Der Tod lauert im Krankenhaus« schrieb.[95]

Ich fasse zusammen: Hygienefehler, Infektionen, Abszesse nach ärztlichen und pflegerischen Maßnahmen und etwa 18 000 Todesfälle allein durch Verstöße gegen geltende Hygienestandards in den Kliniken können nur als Skandal bezeichnet werden. Es kann nicht sein, dass Hunderttausende von Patienten an Infektionen erkranken, die sie sich im Krankenhaus oder in einer Praxis zugezogen haben, und dass Tausende von ihnen deshalb sterben müssen, weil es Ärzte und Pfleger nicht für notwendig erachtet hatten, sich ordentlich die Hände zu waschen.

Die Infektionsproblematik wird sich vor allem angesichts der raschen Zunahme von antibiotikaresistenten Keimen in Zukunft noch weiter zuspitzen. Was nützen ein-, zwei- oder dreitausend Patienten, denen die Hochtechnologiemedizin Leben durch die Transplantation von Herz, Leber oder Nieren retten konnte, wenn auf der anderen Seite durch unsagbare Schlampereien ein Vielfaches von Patienten erkrankt oder gar zu Tode kommt?

Gefährliche Spritzen

Wegen der Häufigkeit der auftretenden Probleme sei einem Alltagseingriff in orthopädischen und chirurgischen Praxen ein gesondertes Unterkapitel gewidmet: den häufigen Injektionen in Gelenke. In der medizinischen Literatur wird in regelmäßigen Abständen über den Stand der Rechtsprechung bei Komplikationen nach gelenknahen Injektionen bzw. Injektionen in Gelenke berichtet.

Man muss wissen, dass bei jeder Injektion auch nach sorgfaltsgemäßer Desinfektion der Haut immer Keime in die Tiefe verschleppt werden. Es wird geschätzt, dass die Hautoberfläche des Menschen normalerweise durch 10^{12} Mikroorganismen besiedelt ist – eine unvorstellbar große Zahl! Zu dieser normalen Hautflora zählen z. B verschiedene Stämme der uns mittlerweile sehr gut bekannten Staphylokokken, aber auch viele andere Bakterienstämme, sporenbildende Bazillen sowie Pilze und Hefen. Werden einige von diesen Keimen bei Injektionen also in die Tiefe verschleppt, so werden sie dort in der Regel vom Immunsystem identifiziert und abgetötet. Dringen aber sehr viele solcher Keime in das Gewebe ein oder ist das Immunsystem des Patienten vorgeschädigt, so kann es zu Infektionen kommen. Deshalb ist es wichtig, dass vor jeder Injektion die Haut sachgerecht desinfiziert wird.

Kann der Patient nachweisen, dass eine Injektion nicht entsprechend geltender Hygienestandards verabreicht worden war, und kommt es anschließend zu einer Infektion, so geht die Beweislast auf den Arzt über, der dann selbst beweisen muss, dass es zu dem Spritzenabszess in gleicher Weise auch bei Beachtung aller geltenden Hygienevorschriften hätte kommen können – ein solcher Nachweis kann dem Arzt natürlich nicht gelingen.

Anhand praktischer Beispiele möchte ich nun zeigen, wie diffizil und variantenreich sich die Problematik im Zusammenhang mit vorgeworfenen Hygienefehlern gestalten kann und wie schwierig der Nachweis eines ärztlichen Behandlungsfehlers in solchen Einzelfällen ist.

Beispiel 1: Eine etwa 40-jährige Patientin litt unter chronischen Schmerzen im Bereich der Halswirbelsäule, der Schulter und vor allem auch des Ellenbogengelenkes, ein Krankheitsbild, das als »Tennis-Ellenbogen« bezeichnet wird. Von ihrem Arzt wurde ihr zweimal im Abstand von einer Woche eine Injektion mit einem stark entzündungshemmenden Kortisonpräparat in der Nähe des Ellenbogen-

136

gelenkes verabreicht. Zusätzlich erfolgten Injektionen mit anderen entzündungshemmenden und schmerzstillenden Mitteln in den Gesäßmuskel.

Zwei Tage nach der zweiten Injektion kam es zu einer Anschwellung und einer massiven Rötung mit einer schmerzhaften Überwärmung im Bereich des Ellenbogengelenkes. Der behandelnde Arzt ordnete Alkoholumschläge an.

Weitere zwei Tage später hatten die Infektionszeichen auf den gesamten Oberarm übergegriffen: Der Oberarm war bis zum Schultergelenk massiv angeschwollen, die Patientin hatte hohes Fieber und Schüttelfrost, und es ging ihr immer schlechter. Im Glauben, dass die Rötung und Schwellung des Armes Folge einer Allergie sei, verabreichte der behandelnde Arzt intravenös ein Antiallergikum – erwartungsgemäß ohne Erfolg.

Vielmehr entwickelte sich ein ausgedehnter Spritzenabszess an der Außenseite des Ellenbogengelenkes. Bei seiner Öffnung entleerte sich reichlich Eiter. Nach einer langwierigen und Monate andauernden Nachbehandlung blieb der Arm im Ellenbogengelenk steif.

Diese Patientin hätte vor der gelenknahen Injektion mit einem stark entzündungshemmenden Kortisonpräparat über die Risiken und Komplikationsmöglichkeiten derartiger Injektionen aufgeklärt werden müssen. So heißt es in einem Urteil des OLG Hamm aus dem Jahre 1993: »Auch die medikamentöse Behandlung durch Injektionen stellt einen ärztlichen Eingriff dar, der zu einer Rechtfertigung der Einwilligung des Patienten bedarf. Dieser bestimmt eigenverantwortlich, ob er sich der Behandlung unterziehen will. Sein Selbstbestimmungsrecht kann der Patient nur ausüben, wenn ihm vom Arzt durch die Aufklärung die notwendigen Entscheidungshilfen gegeben werden. Auch bei einer Injektion und auch bei einer Behandlung mit sogenannten ›aggressiven Medikamenten‹, d. h. solchen, die nicht frei von schädlichen Nebenwirkungen sind (BGH, NJW 82, 697, 698) muss der Arzt den Patienten deshalb über die mit der Behandlung verbundenen Risiken unterrichten.(…)«[96]

Im geschilderten Fall war keine Aufklärung vor der Injektionsserie erfolgt. Zudem war die Komplikation der Infektion nicht fachgerecht behandelt worden. Denn angesichts der typischen und rasch voranschreitenden Zeichen in Gestalt von Rötung und Schwellung des

Armes und des hohen Fiebers hätte zwingend an eine Infektion und nicht an eine Allergie gedacht und sofort mit einer wirksamen Therapie, d. h. vor allem mit einer Antibiotikatherapie begonnen werden müssen.

Beispiel 2: Bei einer etwa 60-jährigen Patientin war wegen eines Meniskusschadens eine arthroskopische Meniskusentfernung durchgeführt worden. Zwei Jahre später kam es erneut zu Beschwerden und Schwellungszuständen im Bereich dieses operierten Kniegelenkes. Ein Reizerguss wurde punktiert, und es wurden entzündungshemmende Medikamente in das Kniegelenk injiziert.

Einige Wochen später musste ein wieder aufgetretener Kniegelenkserguss abpunktiert werden. Erneut wurden entzündungshemmende und schmerzstillende Medikamente in das Kniegelenk verabreicht. Im Anschluss an diese zweite Injektionsbehandlung schwollen das Kniegelenk und der gesamte Unterschenkel rasch an. Man dachte an eine Beinvenenthrombose, und es wurde eine Ultraschalluntersuchung der Beingefäße durchgeführt. Hierbei bestätigte sich das Vorliegen einer älteren Thrombose der Oberschenkelvenen.

Etwa ein Monat später wurde die nächste Punktion des Kniegelenkes mit einer weiteren Injektion durchgeführt. Einige Monate später erfolgte die nächste Injektionsbehandlung. Nun kam es zu einer noch stärkeren Rötung und Anschwellung des Kniegelenkes. In der bakteriologischen Austestung des Punktates wurden reichlich Bakterien und weiße Blutkörperchen nachgewiesen. Eine wirksame Therapie, d. h. eine Antibiotikabehandlung, erfolgte indes nicht.

Zwei Tage später wurde die Patientin im septischen Schock mit Kreislaufversagen auf der Intensivstation eines Krankenhauses aufgenommen. Unter den Zeichen einer schweren Blutvergiftung (Sepsis) hatte die Patientin ein Mehrorganversagen erlitten, und der Kreislauf und die Atemfunktion waren zusammengebrochen. Sie hatte hohes Fieber, und ihre Nieren hatten die Funktion eingestellt.

Die Patientin starb an diesem Mehrorganversagen. Ursache des septischen Schocks mit tödlichem Ausgang war die eitrige Entzündung des Kniegelenks gewesen, die durch die wiederkehrenden Punktionen und Injektionen verursacht worden war. Auch bei dieser Patientin war keine Aufklärung vor den Injektionen erfolgt.

Wiederholte Gelenkinjektionen von Kortisonpräparaten bergen ein erhöhtes Risiko für Infektionen in sich. Denn Kortisonpräparate vermögen zwar auf wirksame Weise Entzündungen zu bekämpfen, sie schwächen aber auf der anderen Seite das Immunsystem und behindern die Immunantwort auf Erreger, die in das Gelenk eingedrungen sind. Die Entzündungsphänomene werden also auf Kosten einer höheren Infektionsanfälligkeit bekämpft.

Dies erscheint mir ein gutes Beispiel für die Doppelbödigkeit von Krankheitsabläufen, aber auch für die therapeutischen Prinzipien in der Medizin zu sein: Jedes Medikament, jeder Eingriff entfaltet seine Wirkung in mehreren Dimensionen, die sich teilweise gegenseitig verstärken, die andererseits aber auch in einer negativen Rückkopplung zueinander stehen können.

Bei dieser Patientin war es aus fachlicher Sicht nicht verständlich gewesen, dass angesichts der sicheren Diagnose einer bakteriellen Infektion des Kniegelenkes nicht sofort mit einer antibiotischen Therapie sowie einer operativen Sanierung des Kniegelenkes begonnen worden war.

Beispiel 3: Ein ungefähr 70-jähriger Patient musste nach einem Herzinfarkt und nach dem künstlichen Ersatz einer Herzklappe dauerhaft blutverflüssigende Medikamente einnehmen. Wegen zunehmender Beschwerden im Kniegelenk stellte er sich bei einem Chirurgen vor. Das Röntgenbild zeigte einen schweren Kniegelenksverschleiß (Arthrose). Deshalb wurde ein entzündungshemmendes Medikament in das Kniegelenk injiziert. Auch die Umgebung des schmerzenden Kniegelenkes wurde mit einem schmerzlindernden Medikament breitflächig umspritzt (»gequaddelt«).

Zwei bis drei Tage später kam es zu einer Anschwellung und Überwärmung des Kniegelenkes. Der behandelnde Arzt verordnete Alkoholumschläge. Am Folgetag war das gesamte Bein bis zur Leiste geschwollen, gerötet und heiß. Nun wurde mit einer antibiotischen Behandlung begonnen. Eine dringend angeratene stationäre Behandlung habe der Patient abgelehnt, heißt es in den Verlaufsdokumentationen.

Am darauf folgenden Wochenende musste der Patient notfallmäßig in einer Klinik stationär aufgenommen und angesichts des massiv entzündeten Kniegelenkes sofort operiert werden. Während der Operation entleerte sich massenhaft eitriges Material aus dem Gelenk, das gesäubert und ausgespült wurde.

In der Folgezeit waren noch mehrere Eingriffe erforderlich. Es stellte sich heraus, dass die Infektion vom Gelenk aus auf die Muskulatur des Oberschenkels übergegriffen hatte, so dass die breite Freilegung ganzer Muskelgruppen erforderlich wurde.

Etwa zwei Monate später, nach einem langen Intensivaufenthalt, konnte die Haut über den großen Wundflächen mit Hauttransplantationen abgedeckt und definitiv verschlossen werden.

Was waren die vorwerfbaren Behandlungsfehler gewesen? Bei diesem Patienten war prinzipiell besondere Vorsicht vor jeder Injektion geboten, denn sein Blut war ja wegen der künstlichen Herzklappe medikamentös verflüssigt gewesen. Es hatte also seine physiologische Gerinnungsfähigkeit verloren.

In diesem Zustand stellen z. B. nicht zwingend indizierte, intramuskuläre Injektionen einen Behandlungsfehler dar, weil solche Injektionen in die Muskulatur schwere Nachblutungen und Blutergüsse verursachen können. Auch bei Injektionen in die Gelenke können gefährliche anhaltende Blutungen provoziert werden, die bei normalen Gerinnungsverhältnissen schnell von selbst zum Stillstand kommen würden.

Es gilt der Grundsatz, dass Gelenkpunktionen bei diesen Patienten überhaupt nur unter strenger Indikation durchgeführt werden dürfen. Auch dieser Patient hätte nachdrücklich über das bei ihm deutlich erhöhte Risiko von Nachblutungen in das Gelenk mit allen Folgen aufgeklärt werden müssen. Zu bedenken war in diesem Zusammenhang zudem als weiterer Gesichtspunkt, dass Blut ja einen idealen Nährboden für Bakterien darstellt und dass das Risiko von sekundären Infektionen angesichts von solchen Blutergüssen drastisch erhöht ist.

Beispiel 4: Bei einer langjährigen Diabetikerin mit Schulterschmerzen war vom Orthopäden eine Injektion mit einem Kortisonpräparat in das Schultergelenk durchgeführt worden. Nach dieser Injektion entwickelte sich ein Abszess im Schultergelenk, der nach etwa zehn Tagen eröffnet werden musste.

Die Patientin beklagte, dass der Orthopäde die Haut vor der Injektion überhaupt nicht desinfiziert hätte, was von dem Orthopäden energisch bestritten wurde. Der Orthopäde, auf die Einhaltung entsprechender Leitlinien angesprochen, betonte, dass das Personal regelmäßig über den Stand der Hygienevorschriften für Praxis und Krankenhaus unterrichtet würde. Damit dürfte es für die Patientin nach meinem Dafürhalten kaum möglich sein, ein Hygieneverschulden nachzuweisen.

Zu bedenken war in diesem Zusammenhang zudem, dass bei langjährigen Diabetikern oft auch eine Schwäche der Immunabwehr vorliegt. Die Indikation für Gelenkpunktionen und Injektionen ist bei diesen Patienten deshalb strenger als bei anderen Patienten zu stellen.

Fehler im System

In einem Berliner Krankenhaus wurden im Zeitraum zwischen Mai 2006 und März 2007 bei 47 Patientinnen/Patienten Kniegelenksprothesen falsch eingesetzt: Die Chirurgen hatten zementpflichtige Prothesen fälschlicherweise zementfrei implantiert, weil sie im falschen Glauben waren, dass es sich um den zementfreien Prothesentyp handeln würde. Es versteht sich von selbst, dass eine stabile Verankerung dieser Prothesen im Knochen nicht gewährleistet war. Viele dieser falsch implantierten Prothesen mussten in einer weiteren Operation mit einem entsprechend erhöhten Risiko ausgetauscht werden. Eine Katastrophe!

Die Gründe für diese Katastrophe waren aber geradezu banal und lagen in einem flüchtigen und unscheinbaren Detail: So hatte die amerikanische Herstellerfirma der Prothesen die Aufkleber auf den Verpackungen geringfügig verändert. Die Folge war jedoch, dass jetzt die zementpflichtigen Prothesen fälschlicherweise im Fach für zementfreie Prothesen gelagert worden waren. Der Fehler war deshalb passiert, weil diese geringfügige Änderung der Ausgangsbedingungen (Aufkleber) dem gesamten komplexen und nach den Prinzipien des deterministischen Chaos funktionierenden System eine falsche Richtung gegeben hatte. Ein Fehler, der für die meisten der betroffenen Patienten gravierende Folgen hatte.

Es handelt sich bei vielen solcher Fehler um ein typisches Phänomen in komplexen Systemen: Je höher die Komplexität ist, desto eher können geringfügige Veränderungen der Ausgangsbedingungen zu einer Fehlerlawine und zum Zusammenbruch des gesamten Systems führen.

Für die möglichst störungsfreie Bewältigung derart komplexer Abläufe stehen den Beteiligten, vereinfacht dargestellt, drei »Werkzeuge« zur Verfügung:

1. Abrufen von festen Handlungsmustern, also »Schema F«
2. Anwenden von erlernten Regeln
3. Ziehen von Schlussfolgerungen auf der Basis von Wissen und praktischen Erkenntnissen

Auf Stufe eins genügen schon kleinste Ablenkungen, um die routinemäßigen Abläufe nachhaltig zu stören, z. B. Änderung der Etikettierung, Ablenkung durch Telefonate und anderes mehr. Wie oft führen Ärzte oder das Pflegepersonal mehrere Tätigkeiten gleichzeitig aus, d. h., sie telefonieren und stellen z. B. gleichzeitig den Infusionsplan für einen Patienten zusammen.

Auf der zweiten Stufe passieren Fehler dann, wenn eine falsche Regel angewandt wird oder wenn eine richtige Regel falsch angewandt wird.

Auf der dritten Ebene entstehen Fehler dann, wenn ein Problem auftritt, für das es noch keine gesicherte Basis für eine Lösung gibt.[97]

Zahlreiche medizinische Irrtümer sind auf Organisationsmängel innerhalb des Krankenhausbetriebes zurückzuführen, deren Ursachen oft in Koordinationsmängeln aufgrund von Informationsdefiziten zu suchen sind.[98] Sowohl Praxen als auch Kliniken sind im engeren Sinne dynamische, komplexe Systeme, in denen Menschen aus verschiedenen Bereichen und auf verschiedenen Stufen interagieren – vom Pförtner, der den Notruf eines niedergelassenen Arztes falsch weiterleitet, über den aufnehmenden Arzt, dem eine falsche Vorgeschichte des Patienten übermittelt wird und der deshalb seinen diagnostischen Blick in die falsche Richtung richtet, über die Anästhesie- und Operationsschwester, die aufgrund einer fehlerhaften Information falsche Medikamente bereitstellt, bis hin zu den Ärzten, die diese

Medikamente ohne weitere Rücksprache und Kontrolle verabreichen.

Zudem sind viele Krankheitsabläufe oft mehrdeutig, und vor allem kann sich der Zustand eines Patienten rasch ändern: Ein Patient, der wegen einer Gallenblasenentzündung operiert wurde, klagt postoperativ über Schmerzen im Oberbauch – Schmerzen, die man in der täglichen Routine schnell als Operationsfolge bewerten könnte. In Wirklichkeit hat der Patient aber einen Herzinfarkt erlitten.

Auch Behandlungsprioritäten können sich sehr schnell ändern. Diagnostik und Therapien laufen unter Beteiligung von mehreren Fachdisziplinen oft gleichzeitig und an mehreren Orten ab.

Menschen und Krankheiten sind so kompliziert, dass es keine Bedienungshandbücher dafür gibt, in denen man nur nachschlagen müsste, um jeden Fehler sofort und treffsicher beheben zu können. Vielmehr ist es so, dass jeder operative Eingriff, ja jedes Medikament auf einer speziellen Ebene wirkt, und eine Antwort auf einer ganz anderen und weit entfernten Ebene innerhalb des Organismus hervorzurufen vermag. Individuelle Reaktionen der Patienten sind oft nicht hinreichend genau vorhersehbar und abschätzbar. Zudem müssen immer ältere und häufig in vielfältiger Hinsicht erkrankte Patienten behandelt werden.

Studien belegen, dass 72 Prozent der über 65-jährigen Patienten regelmäßig fünf oder mehr Arzneimittel einnehmen. Es wurde sogar errechnet, dass chronisch Kranke mitunter auf zwölf und mehr Medikamente täglich kommen können. Diese Patienten sind bereits vollauf mit dem Management ihrer Medikamentenzufuhr beschäftigt. Und bei etwa 12 000 verschiedenen Arzneien und Wirkstoffen ist es für die aufnehmenden Ärzte in den Krankenhäusern oft nicht leicht, bei ihren Verordnungen den Überblick zu behalten.[99] Schon die Arzneimittelfrage stellt enorme Herausforderungen an die Organisationsstrukturen einer Praxis oder eines Krankenhauses, weil die verschiedenen Medikamentencocktails in ihren Zusammensetzungen nicht selten unerwartete Nebenwirkungen oder sogar ganz neue Erkrankungen hervorrufen können.

Ab einem gewissen Alter stellt also die Arzneimitteltherapie für sich allein schon einen Hochrisikoprozess dar! Ungefähr fünf Prozent der Krankenhauseinweisungen sind auf unerwünschte Arzneimittelinteraktionen zurückzuführen, von denen wiederum die Hälfte als vermeidbar gilt. Eine Sicherheitskultur für derartige unerwünschte Arzneimittelwirkungen gilt es umso mehr zu etablieren, als sich diese Fälle in Zukunft in unseren Krankenhäusern aufgrund der Altersentwicklung unserer Gesellschaft häufen werden.

Zudem ist die Kooperation multimorbider Patienten oft mangelhaft – da werden die ursprünglich vielleicht richtig verordneten Medikamente in gefährlichen Überdosierungen eingenommen, in anderen Fällen wird die Einnahme der Tabletten schlicht und einfach vergessen. Jährlich erleiden in den USA etwa 1,3 Millionen Patienten durch Arzneimittel ausgelöste Schäden, wovon etwa zwei Drittel potenziell vermeidbar sein sollen.[100]

Für Deutschland berichtete eine Untersuchung aus dem Jahr 2003, dass 5,7 Prozent aller stationären Patienten ein unerwünschtes Arzneimittelereignis (UAE) erleiden würden, bei den mehr als 65-jährigen Patienten läge der Anteil mit 10 bis 15 Prozent sogar noch deutlich höher.[101]

Die ökonomischen Auswirkungen derartiger Fehler sind nach einer Studie in den USA auf 4685 US-Dollar pro Patienten zu schätzen. Die Folgekosten würden sich also für ein 700-Betten-Krankenhaus auf etwa 5,6 Millionen US-Dollar belaufen, die erhöhten Versicherungskosten nicht eingerechnet.[102]

Zu den häufigen Fehlern im Krankenhaus gehören auch mangelnde ärztliche Arzneimittelkenntnisse (29 Prozent) sowie Ausgabefehler von Schwestern und Apotheken, mangelnde Verfügbarkeit von Patientendaten, die in bis zu 18 Prozent der Fälle eine Rolle spielen.[103]

Falsche Medikamentendosierungen, falsche Anwendung, falsche Häufigkeit der Verabreichung, falsche Medikamentenwahl, Präparateverwechslungen wegen ähnlich aussehender Verpackungen, Namensverwechslungen von ähnlich klingenden Präparaten sowie fehlende Labordaten und mangelndes Wissen über Co-Medikationen und Begleiterkrankungen sind die Hauptursachen für falsche Arzneimitteltherapien im Krankenhaus. Übertragungsfehler durch medizinisch ungeschultes Personal und Kommunikationsmängel zwischen einzelnen Abteilungen stellen weitere Fehlerquellen dar. Die in dieser Analyse aufgeführten Defizite waren auch für die ausgangs geschilderte Verwechslung der Knieprothesen verantwortlich gewesen: Verwechslung der Prothesen durch ähnliche Packungsbeschriftungen sowie Kommunikationsfehler innerhalb des ärztlichen und pflegerischen Personals.

Zusammengefasst liegen vielen organisatorischen Fehlern im Krankenhaus Probleme der Arbeitsteilung und Probleme durch nicht optimal interagierende Schnittstellen zugrunde. Bis es allerdings zu einem manifesten Systemversagen bzw. zu für alle sichtbaren Fehlern kommt, muss oft erst eine lange Kette von Dokumentationsmängeln, Kommunikationsmängeln, fehlerhaften Absprachen und fehlerhafter Koordination durchlaufen werden.

Eine immer komplexere und kompliziertere Medizin macht somit immer präzisere Absprachen zwischen den Ärzten bzw. zwischen dem ärztlichen und nicht-ärztlichen Personal erforderlich. Innerhalb und zwischen den Abteilungen ist eine unzweideutige Informationsweitergabe von wesentlicher Bedeutung.

Gefahren durch Informationsverluste und Koordinationsmängel können aber auch durch die neuen Arbeitszeitgesetze der Ärzte entstehen: Durch die sich im Schichtdienst abwechselnden Ärzteteams kann es zu Informationsdefiziten kommen; wichtige Angaben über die Vorgeschichte und Vorerkrankungen werden möglicherweise nur unvollständig dokumentiert bzw. lückenhaft weitergegeben. Wegen des vorgeschriebenen Freizeitausgleiches müssen manchmal wichtige Operationen verschoben werden, und zu Missverständnissen mit den Patienten und deren Angehörigen kann es auch deshalb kommen, weil sie ständig mit anderen ärztlichen Gesprächsteilnehmern konfrontiert sind. Durch wechselnde Visitenärzte kann auch die Zusammenarbeit mit dem Pflegepersonal leiden, wenn einmal getroffene Anordnungen von einem anderen Arzt aufgehoben oder abgeändert werden. Oft sind vermeidbare Verzögerungen in Diagnostik und Therapie die Folge.

Zwischenfälle treten also nicht plötzlich auf – vielmehr haben sie häufig eine lange Evolution hinter sich: »Fehler sind keine Ursachen von Zwischenfällen, sondern Fehler sind die Folge aus mehreren Ursachen.«[104]

Deshalb muss die Fehlerkultur heute und in Zukunft vor allem auch die harmlosen Zwischenfälle analysieren, die zwar noch gut ausgegangen sind, die aber zu einem schweren Zwischenfall hätten führen können. Durch Analyse derartiger Ereignisse können bisher unentdeckt lauernde und latente Gefahren im System rechtzeitig erkannt werden, bevor sie sich zu einem schadensträchtigen Fehler ausgewachsen haben. Die Beschäftigung mit potenziellen Fehlerquellen erhöht zudem die Aufmerksamkeit der Beschäftigten und trägt dazu bei, niemals zu sorglos zu werden.

Derartige Überlegungen wurden zum Anlass für die Etablierung von Fehlermeldesystemen, sogenannten »Critical-Incident-Reporting-Systems« (CIRS), die sowohl den individuell-menschlichen Bereich als auch Organisationsfaktoren im Blickfeld haben.

Typische Koordinations- bzw. Organisationsfehler können z. B. auch darin bestehen, dass nach einer stationären Behandlung dem nachbehandelnden Arzt wichtige Informationen nicht übermittelt werden, so z. B. Hinweise auf postoperative Komplikationen, auf Thrombosen oder Infektionen. Eine zwingend gebotene ambulante Weiterbehandlung mit blutverdünnenden Medikamenten oder Antibiotika kann so fehlerhaft unterlassen werden – schwere Komplikationen können die Folge sein.

Etwa 60 Prozent der Vorkommnisse, die mit medizintechnischen Geräten im Zusammenhang stehen, beruhen auf Missverständnissen zwischen Mensch und Maschine. Da ist eine Infusionspumpe so eingestellt worden, dass sie beim Start die höchstmögliche Dosierung vorschlägt. Durch Druck auf einen Knopf wird dieser Vorschlag bestätigt, und schon läuft die Maximaldosis eines Medikamentes in die Ader des Patienten – unter Umständen mit tödlichem Ausgang. Eine andere Infusionspumpe kommt aus Asien und hat – für Europa völlig unüblich – einen roten Startknopf. Derartige Verständnisfehler können zu fatalen Folgen für die Patienten führen, insbesondere dann, wenn es sich um Notfallsituationen handelt, wo unter Umständen verschiedene Geräte gleichzeitig bedient werden müssen.

Beispiel 1: In der Broschüre »Aus Fehlern lernen« vom Aktionsbündnis Patientensicherheit berichteten Ärzte, aber auch Angehörige des Pflegepersonals freimütig über Fehler und Beinahe-Fehler, die ihnen unterlaufen waren. So wurde z. B. einer Patientin eine hochkonzentrierte Kaliumlösung über einen peripheren Zugang in einer dünnen Handrückenvene verabreicht, obwohl ein zentraler Zugang über die große, zum Herz führende Schlüsselbeinvene für solche Infusionen vorhanden gewesen war. Die Wahl des falschen Infusionsortes hatte eine schwere Schädigung der Venenwand mit einer Zerstörung von Haut und darunterliegendem Muskelgewebe zur Folge. Das abgestorbene Gewebe musste in mehrfachen Operationen abgetragen werden. Es handelte sich also um ein ursprünglich nur »kleines« Versäumnis, das gravierende Folgen nach sich zog.

Gerade bei schwerkranken Patienten steht der oft kritische Zustand ganz im Vordergrund, so dass derartigen »Kleinigkeiten« wie Verbänden und Venenzugängen manchmal nicht die nötige Beachtung geschenkt wird.

Beispiel 2: In einem anderen Fall war für eine Handoperation das Lösungsmittel für eine intravenöse Anästhesie verwechselt worden: Anstatt physiologischer Kochsalzlösung war dem Lokalanästhetikum destilliertes Wasser zugesetzt worden. Die Ähnlichkeit der Lösungsmittelflakons hatte zu dieser Verwechslung beigetragen. Nach der Injektion des Anästhetikums in die Armvene kam es zu schweren Venenthrombosen mit einem Muskelödem und einem Kompartmentsyndrom. Der Arm schwoll unförmig an, und in einer notfallmäßigen Operation musste die geschwollene Muskulatur in ihren Bindegewebshüllen breitflächig freigelegt werden, um so den Druck zu vermindern und die Durchblutung der Muskelzellen wiederherzustellen.

In der nachfolgenden Ursachenanalyse dieses schweren Schadens konnten gleich 20 potenziell fehlerhafte Vorgänge identifiziert werden, die zu einer derartigen Verwechslung geführt haben konnten, so beispielsweise

- die fehlerhafte Bereitstellung des Lösungsmittels in der Krankenhausapotheke;
- das Einräumen des Lösungsmittels auf einem falschen Platz im Regal;
- das fehlerhafte Ablesen der Etiketten;
- ein unterbliebener erneuter Check der Etiketten, nachdem das Lösungsmittel aus dem Regal genommen wurde;
- das Aufsetzen und Beschriften der Spritze;

- die Kontrolle der Spritze durch die injizierende Person;
- ein Check der vom Patienten beklagten Warnsymptome.

Auch in diesem Fall hatte es sich um eine ganze Kette, ein ganzes Netzwerk von potenziell fehlerverursachenden Situationen gehandelt, die schließlich zur Katastrophe dieser fehlerhaften Injektion geführt hatten.

Auf dem Deutschen Chirurgenkongress im Jahre 2004 wurden 425 Chirurgen und 190 Operationspflegekräfte zu den Arbeitsbedingungen im Operationssaal befragt.[105] 70 Prozent der Chirurgen und 50 Prozent der Pflegekräfte hatten über Schwierigkeiten in der korrekten Bedienung von Geräten berichtet. Über 40 Prozent der Befragten hatten mehrfach Situationen erlebt, die für alle sich im Operationssaal befindlichen Personen gefährdend gewesen waren.

Für die Intensivstationen in Deutschland werden die Kosten der Behandlung von Komplikationen, die einzig durch Bedienungsfehler verursacht werden, auf fast 400 Millionen Euro pro Jahr geschätzt.[106] Die aus dieser Umfrage gewonnenen Daten belegten außerdem, dass ergonomische Defizite besonders im Operationssaal mit fehlender Systemintegration und uneinheitlichen Bedienungskonzepten wesentliche Quellen für kostspielige Irrtümer, Fehler und Komplikationen darstellen.

Derartige komplikationsträchtige Situationen müssen durch kontinuierliche Unterrichtung des Personals und durch laufende ärztliche Fortbildungen verbessert werden. Dienstanweisungen und Leitlinien stellen in Zukunft wichtige Instrumentarien zur Steuerung von komplexen Arbeitsabläufen dar. Besonders im Operationssaal und in Notfallsituationen sind derartige Instrumente von größter Bedeutung, weil sie den wechselnden Teams klare Handlungsanweisungen vorgeben und so Organisationsmängeln vorbeugen. Sie helfen, dass alle Mitarbeiter eine gemeinsame Sprache sprechen.

Der Chirurg kann sich nicht wie ein Automechaniker auf technisches Versagen berufen. Für die zunehmend technisierte und automatisierte Chirurgie sind besondere Fehlertrainingsprogramme zu fordern, z. B. an virtuellen Operationstischen. Was heute mit der Roboterchirurgie noch zaghaft begonnen wurde, wird in Zukunft die Regel sein.

Die Chirurgie wird es in Zukunft mit völlig neuen und heute kaum absehbaren Fehlerrisiken zu tun haben! Denn die Automatisierung im Operationssaal wird nicht zuletzt auch dazu führen, dass dem Roboter in zunehmendem Maße die Ausführung des Routinefalles überlassen wird. Dies muss jedoch zwangsläufig ein Verkümmern der für die konventionelle Chirurgie so wichtigen sensomotorischen und kognitiven Fähigkeiten des Chirurgen mit sich bringen. Denn auf diffizile Ausnahmefälle sind die Kollegen Roboter (noch) nicht programmiert – also muss dann der Mensch einspringen, wenn die Maschine versagt.

In Zukunft werden sich dann ganz andere Fragen der Haftung stellen: Wer hat versagt? Der Roboter? Also wer muss haften? Der Chirurg? Nein! Der Hersteller des Roboters? Vielleicht! Wer weiß, vielleicht wird sich die Versicherungswirtschaft in Zukunft auf Behandlungsfehler durch Medizinroboter einstellen müssen. Schöne neue Zeit!

Fehlerkultur und Risikomanagement

Vielleicht war es zu allen Zeiten nur ein idealisiertes Wunschbild gewesen, das die Menschen von ihrem Arzt und der Arzt von sich selbst gezeichnet hatte: ein idealisiertes Bild des Arztes, der fest auf dem Fundament ethischer Imperative handelt, der redlich, zuverlässig und allwissend die Sache des Patienten zu einer eigenen macht und jeden Patienten ebenso behandelt, wie auch er behandelt werden möchte.

Ein derart verklärtes und überhöhtes Arztbild hält natürlich der Wirklichkeit nicht stand. Ärzte sind Menschen, und Menschen machen Fehler. Errare humanum est.

Nach Popper ist es unmöglich, alle Fehler oder auch nur alle an sich vermeidbaren Fehler zu vermeiden. Wir müssen deshalb unsere Einstellung zu Fehlern ändern und gerade von unseren Fehlern lernen. Popper zufolge ist die Fehlerkultur die wichtigste Methode der Technologie und des Lernens überhaupt. Dagegen war in der Medizin bis vor kurzem und mancherorts der Glaube an die eigene Unfehlbarkeit zum unumstößlichen Dogma erhoben worden. Das hippokratische Prinzip »primum nil nocere« (vor allem nicht schaden) ist selbst für den modernen Arzt in den Hightech-Kliniken immer noch sehr emotional besetzt.

Allzu oft noch wird, wenn ein Fehler passiert ist, zuerst nach dem »Sündenbock« gesucht. Es wird gefragt: »Wer war schuld?«, wo es besser wäre, zu fragen: »Was war schuld?« Gemeint ist damit, dass Fehler in derart komplexen Systemen wie der Medizin nicht länger isoliert gesehen werden dürfen, sondern vielmehr im Kontext einer Vielzahl von beteiligten Einflussfaktoren zu betrachten sind. Einige dieser Einflussfaktoren habe ich im vorherigen Kapitel schon skizziert.

Einem unbefriedigenden Behandlungsergebnis oder einem unerwünschten Ereignis während des Behandlungsablaufes muss nicht zwangsläufig ein Behandlungsfehler zugrunde liegen. So wird ein »unerwünschtes Ereignis« als ein solches Vorkommnis definiert, das möglicherweise, aber nicht zwangsläufig, zu einem Schaden für den Patienten führt. Dabei spielt es keine Rolle, ob der Zwischenfall hätte verhindert werden können oder nicht und ob das behandelnde Team einen Fehler begangen hat oder nicht.

Ein Bericht des American Institute of Medicine aus dem Jahre 1999 mit dem Titel »To err is human« (Irren ist menschlich) schreckte damals die Gesundheitssysteme der Welt auf. Nach diesem Bericht standen in den USA vermeidbare medizinische Fehler an achter Stelle aller Todesursachen. Damit war es wahrscheinlicher, an den Folgen einer ärztlichen Behandlung zu sterben als an einem Verkehrsunfall, an Brustkrebs, an Aids oder anderen Erkrankungen.[107] Nach Berichten über bis zu 98 000 Tote durch medizinische Fehler in den USA hatte Präsident Clinton zu einer nationalen Kampagne der Fehlervermeidung aufgerufen.[108]

In angelsächsischen Ländern wurden schon frühzeitig systematische Erfassungen von Beinahe-Zwischenfällen eingeführt. Aus Deutschland kommen dagegen nur ausgesprochen spärliche Publikationen zu diesem Thema, in deutschen Veröffentlichungen wird oft nur auf die einschlägigen Berichte aus Großbritannien und den USA verwiesen.

Auch an diesem Punkt ist zu sehen, dass in Deutschland bis vor kurzem eine völlig andersartige Kultur des Umgangs mit Behandlungsfehlern bestand: Im Gegensatz zu den angloamerikanischen Ländern ist bei uns auch heute noch das Bewusstsein für eine grundlegende Transparenz in der Medizin weitgehend rudimentär entwickelt.

Auf dem 122. Deutschen Chirurgenkongress in München im Jahre 2005 hielt der damalige Präsident, Prof. Dr. med. Matthias Rothmund, eine Eröffnungsrede mit dem Titel »Patientensicherheit – Primium nil nocere«. Darin stellte er erstmals fest, es müsse über Fehler gesprochen werden. Die Null-Fehler-Attitüde dürfe nicht mehr die Regel sein. Man müsse die Fehleranalyse als Chance sehen, um Verbesserungen zu erreichen. Benötigt würden nicht-strafende Meldesysteme, in denen man Fehler nach dem Prinzip »no shame, no blame, no name« (keine Schande, kein Tadel, kein Name) mitteilen könne. Noch wichtiger sei es sogar, Beinahe-Fehler zu melden, um so ihr zukünftiges Auftreten zu unterbinden. In Deutschland seien mehr Konferenzen über die Anzahl der mit Fehlern in Zusammenhang stehenden Erkrankungen und die damit verbundenen Sterblichkeitsraten erforderlich, wo offen und ohne persönliche Beschuldigung über alle unerwünschten Ereignisse gesprochen werden könnte. Bei uns würden nur in 20 Prozent der Weiterbildungsstätten für Chirurgie derartige Veranstaltungen angeboten. In angelsächsischen Ländern wäre dagegen das Fehlen eines solchen Angebots ein Grund, dieser Stelle die Befugnis zur Weiterbildung zu entziehen!

Diese Feststellung des Kongresspräsidenten wirft ein bezeichnendes Schlaglicht auf die bescheidene Rolle und den nachgeordneten Stellenwert Deutschlands in der internationalen medizinisch-wissenschaftlichen Rangfolge. Deutschland ist bei weitem nicht mehr das, was es einmal gewesen war, nämlich eine führende Nation in Sachen Wissenschaft und Kultur.

Professor Rothmund zufolge müssten in Sachen Fehlervermeidung die größten Anstrengungen unternommen werden. In der modernen Hightech-Medizin würden viele Berufsgruppen zusammenarbeiten, immer mehr Medikamente würden eingesetzt und immer schwierigere und komplizierte Eingriffe würden bei immer älteren und multimorbiden Patienten durchgeführt. Dies führe zwangsläufig auch zu einem Anwachsen des Risikos. Zudem müsse angesichts eines immer größeren Kostendrucks immer weniger Personal in der gleichen Zeit immer mehr leisten. Rothmund kündigte damals die Gründung des Aktionsbündnisses Patientensicherheit an.

Initiatoren dieses Bündnisses waren u. a. die Gesellschaft für Qualitätsmanagement in der Gesundheitsversorgung, die Ärztekammern,
die Spitzenverbände der Krankenkassen, der deutsche Pflegerat, Vertreter von Patientenverbänden und, neben anderen, auch die deutsche
Gesellschaft für Chirurgie.

Das Echo auf diese Rede von Prof. Rothmund war im Kollegenkreis
keineswegs einhellig positiv, und hinter vorgehaltenen Händen soll
auch das Wort vom »Nestbeschmutzer« die Runde gemacht haben.
Nicht das Presseecho, sondern Reaktionen von Teilen der Ärzteschaft
sorgten für Kopfschütteln, wie ein Privatdozent vom Institut für
Klinische Pharmakologie der Medizinischen Hochschule Hannover
in einem Leserbrief an das *Deutsche Ärzteblatt* schrieb:[109] »Die von
Prof. Rothmund in die Diskussion gebrachte erschreckende Zahl von
15 000 Toten durch fehlerhafte Behandlung in Krankenhäusern ist
sicher nicht zu hoch. Bereits vor zwei Jahren sorgte eine Publikation
unseres Instituts (in: *Der Internist*, Heft 44/2003, S. 889) für Aufsehen,
wonach eine Zahl dieser Größenordnung allein durch vermeidbare
Fehler bei der Arzneimitteltherapie auf internistischen Stationen verursacht wird. Größtes Problem ist das immer noch fehlende Problembewusstsein. (...)«

Der ethische Imperativ zu einer offenen und transparenten Fehlerkultur wird auf eine besonders eindringliche Weise aus dem Leserbrief einer Betroffenen an das *Deutsche Ärzteblatt* ersichtlich und auf
eine schmerzhafte Weise greifbar: »Ich habe mich gefreut, dass der
122. Chirurgenkongress in München unter dem Leitthema ›Patientensicherheit‹ stand, denn ich halte es für unerlässlich, dass Ärzte
aus tatsächlichen Behandlungsfehlern und ›Beinahe-Fehlern‹ lernen
dürfen. Dazu muss offen und wahrhaftig über Pannen und Missge-
schicke, wie Herr Prof. Rothmund es fordert, gesprochen werden.
Unsere kleine Tochter starb durch eine unerkannte Fehlintubation.
Der Behandlungsfehler wurde sogar noch nach einer strafrechtlich
rechtskräftigen Verurteilung wegen fahrlässiger Tötung weiterhin
geleugnet. Aus einem Fehler, der nicht angeschaut und analysiert
werden darf, aus welchen Gründen auch immer, kann niemand für
die Zukunft lernen – aber genau das wünschen wir uns, denn unser
Kind kann niemand mehr lebendig machen. Wir wollen, dass J. (...)
Tod nicht sinnlos bleibt. (...)«[110]

Im April 2005 wurde das Aktionsbündnis Patientensicherheit unter der Federführung von Prof. Dr. Mattias Schrappe, Ärztlicher Direktor an der Philipps-Universität Marburg, und Herrn Dr. med. Günter Jonitz, Präsident der Berliner Ärztekammer, gegründet. Professor Schrappe geht davon aus, dass es in zwei bis vier Prozent der Behandlungsfälle zu wirklichen »Kunstfehlern« käme, ein ungünstiges Ergebnis sei bei fünf bis zehn Prozent aller Operationen zu verzeichnen.

Ziel des Aktionsbündnisses ist es, Strategien zur Vermeidung von unerwünschten Ereignissen zu entwickeln.

In diesem Netzwerk, in dem sich Vertreter aller Gesundheitsberufe und Patientenorganisationen zusammengeschlossen haben, werden in Arbeitsgruppen und Gremien Sicherheitsstandards und Lösungen zu konkreten Projekten erarbeitet, wie z. B. Lösungen des Problems der Eingriffsverwechslungen. Auch die im letzten Kapitel angesprochene Aktion »Saubere Hände« geht auf eine Initiative dieses Bündnisses zurück. Der Schwerpunkt der Arbeit des Aktionsbündnisses beruht aber auf der Einführung und Erprobung von Critical-Incident-Reporting-Systemen (CIRS) in den Krankenhäusern.

Derartige Meldesysteme zur Vermeidung von Fehlern und Beinahe-Zwischenfällen waren ursprünglich für die Hochrisikobereiche der Atomtechnologie und der Luftfahrt entwickelt worden. Schon 1931 hatte H. W. Heinrich 550 000 Unfälle untersucht und war auf eine zwar triviale, aber grundlegende Erkenntnis gestoßen, die als »Heinrich's Law« bezeichnet wurde: Zwischen schweren Unfällen, leichten Unfällen und Beinahe-Unfällen besteht ein derartiger Zusammenhang, dass auf einen tödlichen Unfall 29 Unfälle mit Verletzungen sowie 300 potenzielle Unfälle mit einem hohen Risiko für Verletzungen kommen. Eine Vermeidungsstrategie von tödlichen bzw. schweren Unfällen müsste sich aufgrund dieser Korrelation in erster Linie auf die einfachen Störungen konzentrieren. Denn wenn es gelingt, die sehr häufigen Beinahe-Unfälle zu reduzieren, so muss daraus zwangsläufig eine Reduktion der schweren und tödlichen Unfälle folgen.

Diese Erkenntnisse liegen der Einführung von Fehlermeldesystemen in den Kliniken zugrunde. Solche Meldesysteme stammen ursprünglich aus den angelsächsischen Ländern und wurden in der Schweiz weiterentwickelt. Schon im Jahre 2001 war in der chirurgischen Abteilung des Kantonsspitals Chur ein Meldesystem etabliert worden, wo Mitarbeiter anonym oder offen Zwischenfälle auf einem standardisierten Dokumentationsformular an eine zentrale Stelle melden konnten. In monatlichen Abständen wurden die Resultate in einer internen Qualitätsveranstaltung präsentiert.[111]

Zu diesem Zeitpunkt wurden Fehler in Deutschland noch unter dem Aspekt von persönlicher Verantwortung und Schuld betrachtet. In einer derartigen sanktionsbedrohten Atmosphäre zieht der Einzelne aber zwangsläufig die Konsequenz, begangene Fehler möglichst zu vertuschen. Diese falsche Fehlerkultur muss gesetzmäßig zu einer hohen Dunkelziffer an Beinahe-Zwischenfällen führen. Es muss sich in Deutschland erst noch das Bewusstsein durchsetzen, dass Fehler überall und bei jedem Menschen geschehen.[112]

Durch das Erfassen von Zwischenfällen auf anonymer und freiwilliger Basis soll ermöglicht werden, Systemschwächen und Fehlerquellen zu identifizieren und zu beseitigen, bevor es zu gravierenden Komplikationen kommt. Durch sanktionsfreies Melden soll die bisherige »Kultur des Tadelns«, die sich auf Einzelpersonen konzentriert, durch eine »Kultur der Sicherheit« ersetzt werden.[113]

In Krankenhäusern führen, wie wir gesehen haben, oft triviale Anlässe zu einer Vielzahl von unerwünschten Ereignissen, die zum Glück für die Patienten zumeist folgenlos verlaufen. Die Reaktion auf derartige Zwischenfälle ist aber oft: »Schwein gehabt«, oder: »Noch mal gut gegangen.« Ziel einer offenen Fehlerkultur ist es dagegen, derartige Zwischenfälle in Zukunft möglichst vollständig zu unterbinden.

Wichtig ist auch, dass sich die Klinikleiter mit dem Gedanken von CIRS identifizieren und freimütig auch über eigene Fehler berichten. Dies verstärkt den Teamgedanken und nimmt die Angst vor Sanktionen.

Was die Medizin in Zukunft braucht, sind also eine neue Sicherheitskultur und ein effektives Risikomanagement, welche eine offene und angstfreie Auseinandersetzung mit Fehlern ermöglichen.

Während ich diese Zeilen schreibe, denke ich an die wöchentlichen Komplikationskonferenzen in meiner Zeit als Assistenzarzt, die für uns Assistenten manchmal blanke Horrorveranstaltungen waren:

»Das ist die zweite Rekurrensparese [Schädigung der Stimmband-nerven] in diesem Monat – das darf einfach nicht passieren. Das ist eine Katastrophe! Werden Sie doch besser Internist oder gleich Neu-rologe!«

Derartige angstbesetzte Konferenzen waren nicht unbedingt geeig-net, solche Ärzte auszubilden, die freimütig über ihre Fehler sprechen können. Denn freimütig sprechen kann nur der, der sich auch frei fühlt und frei weiß. Verantwortliches ärztliches Verhalten ist nur aus einem solchen Bewusstsein von Freiheit heraus möglich. Eine Kultur von Angst und Pression bringt dagegen Ärzte hervor, die sich ange-passt, stromlinienförmig und absolut reibungsfrei die Karriereleiter hochwinden und auf jeder Stufe dieser Leiter ein Stück mehr von dem verlieren, was seit Jahrtausenden an hippokratischer Tradition von Arzt zu Arzt weitergegeben wird.

Unsere heutige Medizin scheint mir recht voll zu sein von derartigen Opportunisten und ärztlichen Hedonisten, die auf der Karriereleiter weit oben stehen, aber nicht mehr wahrzunehmen vermögen, dass sie zu unpersönlichen Technikern einer medizinischen Wertschöpfungs-kette verkommen sind.

Mit der Etablierung einer neuen Fehlerkultur auf der Basis von Team-fähigkeit, Offenheit und Ehrlichkeit könnte eine Forderung verwirk-licht werden, die Prof. Dr. Rothmund in seinem Vortrag 2005 so for-muliert hatte: »Ein guter Chirurg lässt sich auf den Patienten ein, schließt einen Pakt mit ihm, der optimale Sorge beinhaltet, begleitet ihn durch alle diagnostischen und therapeutischen Prozeduren, macht sich zu seinem Anwalt und kümmert sich um ihn, vor allem, wenn es ihm schlecht geht. Dieser Zweierpakt zwischen zwei Individuen ist das Kernstück unseres Berufes.«

Was Prof. Dr. Rothmund da in Worte gefasst hatte, war nichts anderes als die Neuformulierung des alten hippokratischen Eides in moderner Sprache. Die Diskussion um eine neue Fehlerkultur drängt somit vor allem auch zu einer Rückbesinnung auf fundamentale Wertekanons, und ich meine damit nicht irgendwelche Neo-Werte, sondern die alten, aber immer noch aktuellen Werte, die von Anbeginn an, heute und hoffentlich auch in Zukunft dem Arzt-Patienten-Verhältnis zu-grunde liegen.

Die ethische Maxime fordert geradezu eine Beschäftigung der Ärzte mit ihren Fehlern, die sie tagtäglich begehen, diese ethische Maxime des »nil nocere« (vor allem nicht schaden) fordert das Eintreten für begangene Fehler und fördert gleichzeitig das Bemühungen um möglichst effektive Begrenzung und Verminderung der Fehler- und Beinahe-Zwischenfälle.

Fehler werden sich nie ganz vermeiden lassen, weil wir alle Menschen sind, und doch ist jeder Fehler einer zu viel.

Die künftige Entwicklung von Berichtssystemen, Schadensfallbewertungen, Fallbesprechungen und Ursachenanalysen wird für den Erfolg der Patientensicherheit in Deutschland von entscheidender Bedeutung sein.

So bietet z. B. das Aktionsbündnis Patientensicherheit Trainingskurse zum Thema »Patientensicherheit lernen« an. Im Dezember 2008 fand in Berlin ein Symposion unter dem Titel »CIRS, Risikomanagement, Patientensicherheit« statt.

Mittlerweile hat sich eine ganze Reihe derartiger Berichts- und Lernsysteme etabliert, so z. B. Cirsmedical (www.cirsmedical.de), das anonyme Berichts- und Lernsystem der deutschen Ärzteschaft für kritische Ereignisse und Fehler. Dieses System ist Teil der Qualitätssicherungsmaßnahmen der Bundesärztekammer und der Kassenärztlichen Bundesvereinigung. Für die Notfallmedizin und Intensivmedizin wurde ein anderes Berichtssystem etabliert (www.cirs-notfallmedizin. de). Die Reihe derartiger Berichtssysteme könnte fast beliebig weitergeführt werden. Die Deutsche Gesellschaft für Chirurgie hat z. B. ein sogenanntes chirurgisches Qualitätssiegel entwickelt. Dabei befragen Experten Patienten und Mitarbeiter zur Tätigkeit des – freiwillig – teilnehmenden Arztes. Untersucht werden u. a. Fachkompetenz und Teamfähigkeit. Der Arzt erhält anschließend eine Art Zeugnis mit einer persönlichen Stärken- und Schwächenanalyse.

Darüber hinaus setzt die Deutsche Gesellschaft für Chirurgie vor allem auf Weiterbildung: Es soll die Ausbildung verbessert und lebenslanges Lernen ermöglicht werden. Denn Erfahrungen aus Kanada haben z. B. gezeigt, dass durch Schulungsmaßnahmen bei der Hälfte der Ärzte Defizite gemindert bzw. völlig beseitigt werden können.

Von der Bundesärztekammer und der Kassenärztlichen Bundesvereinigung wurde ein Informationsportal (www.forum-patientensicherheit.de) initiiert, das über Fehlerprävention und Sicherheitskultur informiert.

Alle medizinischen Fachgesellschaften arbeiten an Qualitätsstandards und entwickeln Leitlinien für ihre Spezialgebiete, an denen sich die Ärzte in Zukunft orientieren sollen, und bieten Fortbildungen an, an denen die Mediziner Zertifikate erwerben können.

Nach Plänen des britischen Gesundheitsministeriums sollen die ungefähr 150 000 britischen Mediziner regelmäßig überprüft werden. Derart strenge Qualitätskontrollen wie in Großbritannien sind in Deutschland allerdings nicht vorgesehen. Instanzen für Qualitätsprüfungen gibt es in Deutschland dennoch viele. So überprüft das Institut für Qualität und Wirtschaftlichkeit im Gesundheitswesen, wie Arzneien wirken oder ob der Nutzen von Therapien auch durch Studien belegt ist – wie zu lesen ist, nicht zur ungeteilten Freude der deutschen Pharmaindustrie.

Für die Chirurgie der Zukunft könnte die zunehmende Spezialisierung ein Mehr an Sicherheit bedeuten. Deutschland gehört zu den Ländern, die bisher als wenig spezialisiert gelten. Mein Operationsspektrum umfasste z.B. neben den chirurgischen Eingriffen im Bauchraum auch die operative Versorgung von Knochenbrüchen, die Behandlung von arteriellen Embolien bis zu den operativen Eingriffen im Brustkorbbereich. Während der Viszeralchirurg in Deutschland alle Erkrankungen von der Speiseröhre bis zum Dickdarm operiert, sind die chirurgischen Kollegen in den USA, Schweden, England dagegen gezielt auf Eingriffe an Speiseröhre und Magen oder der Leber und des galleableitenden Systems oder auf Eingriffe im Dickdarm- und Mastdarmbereich etc. spezialisiert. Solche Subspezialisierungen werden sich auch bei uns durchsetzen.

Zudem müssen Mindestmengen an Operationen akzeptiert werden. Wer einen komplizierten Eingriff an der Leber, am Magen, an der Schilddrüse oder Nebenschilddrüse nur fünf- bis zehnmal im Jahr ausführt, wird mit einiger Wahrscheinlichkeit mehr Komplikationen und ungünstigere Ergebnisse aufweisen als ein Chirurg, der solche Eingriffe mehrfach in der Woche durchführt: Risikofaktor Chirurg – ein in der chirurgischen Fachliteratur gängiges Schlagwort.

Das lebenslange Lernen stellt einen weiteren wichtigen Schritt auf dem Weg der Qualitätssicherung dar. Es kann nicht sein, dass die

Facharztprüfung die letzte Prüfung im Leben eines Arztes ist. Wir brauchen Re-Zertifizierungen bis zum Ende des Berufslebens.

Auf dem 126. Deutschen Chirurgenkongress berichtete Prof. Büchler, Direktor der Chirurgischen Universitätsklinik Heidelberg, dass nur in 40 Prozent der deutschen Kliniken regelmäßige Komplikationskonferenzen und Fortbildungsveranstaltungen stattfinden würden.

Ich nenne das einen Skandal, der unmissverständlich aufzeigt, wie weit die Fehlerkultur in deutschen Kliniken immer noch internationalen Standards hinterherhechelt. Der alte Geist ist in Deutschland allem Anschein nach nur schwer auszumerzen: »Wir brauchen nicht über Fehler zu sprechen, weil wir keine Fehler machen.«

Während in Unikliniken regelmäßige Fortbildungen und Komplikationskonferenzen stattfinden, sieht es in vielen kleineren Krankenhäusern auf dem flachen Land mit der Etablierung einer Fehlerkultur noch düster aus. Möglicherweise spielt dabei aber auch die zum Teil unerträgliche administrative Überlastung der Ärzte an diesen Krankenhäusern eine Rolle.

Als ein weiterer kleiner Meilenstein auf dem langen und steinigen Weg der Qualitätsverbesserung könnte sich das am 1. Januar 2009 an der Rheinischen Friedrich-Wilhelms-Universität Bonn gegründete Institut für Patientensicherheit erweisen. Das Forschungsprogramm des Instituts umfasst Fragen der Häufigkeit von Fehlern sowie Projekte zur Sicherheitskultur in Krankenhäusern.

In diesem Kapitel wollte ich vor allem zeigen, dass viele Projekte auf den Weg gebracht wurden, die alle das Ziel verfolgen, eine verbesserte Sicherheitskultur in Deutschland zu schaffen und die Zahl der vermeidbaren Behandlungsfehler zu senken – Projekte, die das Ziel verfolgen, von einer Tadel-Kultur zu einer Kultur des Lernens aus Fehlern überzugehen.

An dieser Stelle gilt es jedoch, innezuhalten und zu bedenken, dass ärztliche Behandlungsfehler im schlimmsten Fall schwere Komplikationen für die Patienten verursachen können: Unter Umständen lebenslange Krankheiten mit großem Leiden können die Folge sein. Ganze Lebensentwürfe können durch Behandlungsfehler zerstört werden. Deshalb ist vor allem auch Offenheit und Wahrhaftigkeit dem geschädigten Patienten gegenüber zu fordern. Zudem fordert der Gesetzgeber auch das Strafen, wie es im § 294a SGV festgelegt ist. Behandlungsfehler können Körperverletzungen entsprechen, die ihren rechtlichen Ausgleich einfordern.

Komplikationen mit schweren Folgen für den Patienten müssen in den Komplikationskonferenzen der Kliniken offen diskutiert werden, sie dürfen auch dem Patienten gegenüber nicht verheimlicht werden. Wie Professor Büchler in einem Vortrag auf dem 126. Deutschen Chirurgenkongress ausführte, lohnt sich der offene und offensive Umgang mit Behandlungsfehlern dem Patienten und nicht zuletzt auch den Medien gegenüber. Ärzte dürfen sehr wohl dem Patienten gegenüber Fehler eingestehen.

Seit dem 1. Januar 2008 sind sogar nach § 105 Versicherungsvertragsgesetz (VVG) Vertragsklauseln in Haftpflichtverträgen unwirksam, nach denen bei einem Schuldanerkenntnis des Arztes die Versicherung von ihrer Leistungspflicht befreit wird. Dies ist für mich ein ganz wichtiger Schritt in die richtige Richtung.

Der mühsame Weg
durch die Instanzen

Die heimlichen Herren des Verfahrens

Gilt ein Behandlungsfehler als erwiesen und haben kompetente Gutachter oder Gutachterkommissionen einen Schaden für den Patienten bestätigt, so bedeutet dies oft noch lange nicht, dass die Haftpflichtversicherungen der Ärzte automatisch in die Schadensregulierung eintreten. Für viele geschädigte Patienten beginnt nun erst der eigentliche Kampf um ihr Recht. Obwohl die Haftpflichtversicherungen an der Finanzierung von Gutachterkommissionen beteiligt sind, akzeptieren sie deren Bewertungen nicht immer. Wer als Patient die Hürde der Gutachterkommission genommen hat und durch dieses Nadelöhr geschlüpft ist, hat es also keineswegs schon geschafft.

Oft weigern sich die Haftpflichtversicherungen trotz eines für den Patienten positiven Kommissionsbescheides, die Haftung anzuerkennen, oder sie bieten den Patienten geradezu unanständig geringe Entschädigungszahlungen an.

Viele Patienten sind infolge von Behandlungsfehlern auf Dauer arbeitsunfähig geworden. Nicht selten müssen sie von einer bescheidenen Rente leben, da sie durch die Fehlbehandlung Jahre, manchmal sogar Jahrzehnte vor dem geplanten Renteneintrittsalter arbeitsunfähig geworden sind – wie jener Mann, der sich in einer bekannten orthopädischen Spezialklinik einer Bandscheibenoperation an der Halswirbelsäule unterzogen hatte. Nach der Operation war es zu einer heftigen Nachblutung in das Operationsgebiet gekommen. Dieser Bluterguss (Hämatom) hatte auf das Rückenmark gedrückt und eine Querschnittslähmung verursacht. Obwohl der Patient immer wieder über alarmierende und zunehmende Lähmungserscheinungen geklagt hatte, wurden diese Symptome nicht mit der gebotenen Sorgfalt beachtet. Mit einer erheblichen zeitlichen Verzögerung von mehr als einem Tag wurde schließlich das Hämatom ausgeräumt und das Rückenmark entlastet. Diese operative Entlastung war jedoch viel zu spät erfolgt: Der Patient blieb auf Dauer querschnittsgelähmt. Er war abrupt aus seinem Arbeitsleben gerissen, eine Familie mit Kindern stand plötzlich ohne Versorger da. Aus gutachterlicher Sicht konnte nicht der geringste Zweifel daran bestehen, dass dem Patienten ein schwerer Schaden dadurch entstanden war, dass die dringend erforderliche Entlastungsoperation um mehr als einen Tag verspätet erfolgte.

Nach jahrelangen Kämpfen mit der Haftpflichtversicherung, nach ausgesprochen polemischen, maßlosen und nicht zitierfähigen Attacken gegen einen Gutachter, der es gewagt hatte, eindeutige Behandlungsfehler festzustellen, gelangte das Verfahren schließlich vor Gericht. Auch der vom Gericht beauftragte Gutachter bestätigte schließlich ganz eindeutige schwere Behandlungsfehler. Die Jahre dieser vorgerichtlichen Auseinandersetzungen und die Kämpfe mit der zuständigen Haftpflichtversicherung hatten die Familie schon weit vorher an den Rand des finanziellen Ruins getrieben.

Noch schwerer als die finanziellen Auswirkungen solcher Behandlungsfehler wiegen aber die verheerenden psychischen Folgen – für den Ehepartner und für die Kinder, die neben dem Schock über die Lähmung des Partners und Vaters in den Abnutzungskämpfen mit den Versicherungen an den Rand der Verzweiflung gedrängt werden und aus Depression und Hoffnungslosigkeit oft nicht mehr herausfinden.

Nein, es genügt offensichtlich nicht, dass diese Menschen völlig unverschuldet die Wucht eines blinden Schicksals getroffen hatte – es muss meist über viele Jahre hinweg noch ein bitterer und ausgesprochen ungleicher Kampf gegen finanzmächtige Kartelle geführt werden, in deren Getriebe ab und an Wesen zu wirken scheinen, die hinter ihren Zahlenkolonnen das Gefühl dafür verloren haben, wie schlecht es Menschen überhaupt ergehen kann. Sie bürden diesen vom Schicksal geschlagenen Menschen neben ihrer Schicksalsfron eine weitere, vom Apparat der Kartelle diktierte Fron auf. Eine Fron, die in langen Jahren voller Hoffnungslosigkeit und Angst um die nackte Existenz abgeleistet werden muss. Diese Fron wird von anonymen Schreibtischen hinter den glänzenden Glasfassaden der modernen Versicherungstürme aus jenen geschlagenen Menschen auferlegt, die schon die Last ihrer Krankheit und die Folgen der Fehlbehandlung kaum mehr zu tragen vermögen. Und jene Sachbearbeiter hinter ihren Schreibtischen, die nur Sachen bearbeiten, sehen in ihre Zahlen – für sie zählen nur die Säulendiagramme von Gewinn und Verlust. Und wenn sie den Blick aus ihrem Büro aus dem achten oder zehnten Stockwerk nach draußen richten, dann sehen sie nur die Glas- und Betonfassaden der anderen Bürotürme. Der Blick nach unten ist ihnen verwehrt, dorthin, wo die Menschen in den Straßen hasten – jeder von ihnen ein Einzelner, ein einzelnes Schicksal mit seiner nicht anerkannten Querschnittslähmung, einer nicht anerkannten Bauchfellentzündung, einer falsch implantierten Knie- oder Hüftendoprothese.

Diese Menschen, die dort unten scheinbar ziellos durcheinanderwimmeln, wissen nicht, wie hoch und mächtig die in den Türmen aus Beton und Glas eigentlich sind, zu denen sie manchmal unversehens und wie von ungefähr hochschauen. Und es ist gut, dass sie das nicht wissen. Sie sind zu klein, um zu begreifen, dass diese Türme das darstellen, was in anderem Zusammenhang Albert Camus in seinem Buch »Die Pest« als die »Abstraktion« bezeichnet hatte: Es ist das in seinem innersten Wesen bis auf das kalte Mineral entäußerte und auf bloße Zahl- und Gewinnsucht abstrahierte Leben, das zu Glas- und Betontürmen geronnen ist. Und es ist die Abstraktion, die das Gewissen der Menschen hinter den Schreibtischen beruhigt und morphinisiert, wenn sie Serien von Ablehnungsbescheiden produzieren: »(...) können wir nach wie vor keinen Grund zur Haftung erkennen (...)« Und so geht es Jahr und Tag, und es wird immer schlimmer. Das darf so nicht weitergehen!

Aber fürs Erste dreht sich das Rad abgelehnter Ansprüche weiter. Immer öfter müssen Patienten Leistungen einklagen – das ist den meisten von ihnen zu teuer. Vielen Patienten geht der Atem aus, weil sie die trotz Rechtsschutzversicherung anfallenden Kosten für Anwälte und Gutachter nicht aufzubringen vermögen.

Selbst bei eindeutigen Sachverhalten wie einer Seitenverwechslung haben sich Versicherungen schon geweigert, den Schaden anzuerkennen und in die Haftung einzutreten, wie Dr. Holger Thomsen vom AOK-Institut Medizinschaden, Schleswig-Holstein, in einer Pressemitteilung im Jahre 2008 nachdrücklich kritisiert hatte.[114]

Selbst wenn der Klageweg für Versicherungen im Einzelfall wenig

Aussicht auf Erfolg birgt, so bedeutet dennoch jeder zeitliche Aufschub bares Geld. Denn Schadensersatzforderungen können als Verluste steuerlich geltend gemacht und als finanzielle Rückstellungen zinsbringend angelegt werden. Jeder gewonnene Tag bedeutet also bares Geld. So funktioniert das System. So sieht es aus!

Allerdings schreiben einige Haftpflichtversicherungen mittlerweile rote Zahlen, weil die Zahl der Behandlungsfehlervorwürfe im Zunehmen begriffen ist und weil auch die Krankenkassen auf die Idee gekommen sind, die Behandlungsfehlervorwürfe ihrer Versicherten kostenlos zu klären und die eventuell entstandenen, zusätzlichen Behandlungskosten auf die Versicherungen abzuwälzen.

Haftpflichtversicherungen trennen sich nach einem Schadensfall immer öfter von ihrem Versicherungsnehmer, d. h. dem beschuldigten Arzt. Der steht dann unversehens ohne Versicherungsschutz da. Es kann ihm sogar passieren, dass er anschließend von anderen Haftpflichtversicherungen abgelehnt wird. Es wird also von den Versicherungen gegen alle Beteiligten mit harten Bandagen gekämpft.

Angesichts steigender Behandlungsfehlerverfahren stellen die Prämien für die Haftpflichtversicherungen mittlerweile ins Gewicht fallende Kostenfaktoren für den Betrieb der Krankenhäuser dar und werden derzeit mit etwa einem Prozent des Gesamtbudgets eines Krankenhauses veranschlagt.

Der Fall Lisa

Wie kräftezehrend und nervenaufreibend sich Auseinandersetzungen mit Versicherungen gestalten können, wurde am 4. Februar 2009 in einer Sendung von *Stern-TV* auf eindrucksvolle Weise geschildert. Es handelte sich dabei um einen Fall, an dem ich als Gutachter beteiligt war und der breites öffentliches Interesse hervorgerufen hatte. Weil er mehrfach in den Medien behandelt worden war, erlaube ich mir, den Vorhang der Anonymität mit Bedacht einen Spalt breit zurückzuziehen und die Sachlage etwas eingehender darzustellen: Das im Jahre 2005 zehnjährige Kind Lisa war morgens von einem Internisten mit der Diagnose eines hochfieberhaften Infektes und diffusen Einblutungen in die Haut in eine Kinderklinik eingewiesen worden.

Bei Aufnahme befand sich das Mädchen in schlechtem Allgemeinzustand. Es hatte über 40 °C Fieber, der Blutdruck war massiv erniedrigt, und der Puls als Zeichen eines sich anbahnenden Kreislaufversagens war stark beschleunigt. Die Hautfarbe war fahl-blass, Finger und Zehen waren weiß und Arme und Beine ödematös angeschwollen. Auffällig waren multiple punktförmige Einblutungen in die Haut und in die einsehbaren Schleimhäute im Mund- und Rachenbereich.

Es wurde in der Kinderklinik der Verdacht auf eine akute Leukämie (Blutkrebs) gestellt. In der laborchemischen Untersuchung war die Anzahl der weißen Blutkörperchen deutlich erhöht, die Zahl der Blutplättchen (Thrombozyten) dagegen viel zu niedrig. Die globalen Blutgerinnungsparameter waren zudem stark pathologisch verändert. Als Zeichen eines sich anbahnenden Nierenversagens waren auch die Nierenwerte pathologisch erhöht.

Ohne eine angemessene Therapie wurde das Kind etwa drei Stunden später in die nächste Universitätskinderklinik weiterverlegt, jetzt unter der Diagnose »Meningokokkensepsis/Waterhouse-Friderichsen-Syndrom«. Bei der Verlegung war das Kind nur mit einer Kochsalzlösung und einer Sauerstoffbrille versorgt.

Bei Aufnahme in der Universitätsklinik wurde das Bild eines septischen Schocks (Kreislaufversagen im Rahmen einer Infektion) dokumentiert. Auffällig waren zudem multiple flächenhafte Einblutungen an Armen und Beinen. Die Fingerkuppen und Zehen waren als Zeichen von Durchblutungsstörungen bläulich-dunkel verfärbt, es bestand neben einem Nierenversagen auch ein Lungenversagen mit einem Lungenödem, d. h., es war zum Austritt von Flüssigkeit aus dem Blutkreislauf in das Lungengewebe gekommen.

In der Ultraschalluntersuchung der Blutgefäße von Armen und Beinen zeigten sich multiple Verschlüsse der Arm- und Beinschlagadern. Der Kreislauf musste massiv mit Medikamenten gestützt werden.

In der bakteriologischen Untersuchung einer Blutprobe konnten die für das Krankheitsbild typischen Bakterien nachgewiesen werden, nämlich sogenannte Meningokokken. Trotz sofort einsetzender maximaler Intensivtherapie und hochdosierter Antibiotikagabe sowie unter dem Einsatz von durchblutungsverbessernden Medikamenten war ein schrittweises Absterben von Fingern und Zehen sowie ausgedehnter Gewebepartien an Armen und Beinen nicht aufzuhalten. Schlussendlich musste das linke Bein im Unterschenkelbereich amputiert werden, ebenso der rechte Vorfuß sowie mehrere Finger im Bereich beider Hände. Auch später noch mussten weitere abgestorbene Gewebeanteile operativ entfernt und mit Hauttransplantationen versorgt werden. Zahlreiche Nachoperationen sowie plastisch-chirurgische Korrekturen waren erforderlich.

Was war passiert?

Das Kind hatte eine vielfach beschriebene und rasch voranschreitende Infektion durch typische Bakterien erlitten, nämlich durch Meningokokken. Diese Bakterien besiedeln normalerweise Haut- und Schleimhäute, ohne irgendwelche Krankheitssymptome hervorzurufen. Sie können in seltenen Fällen aber lebensbedrohliche Infektionen hervorrufen, so z. B. schwere Infektionen des Rachenraumes oder Hirnhautentzündungen. Im schlimmsten Fall verursachen sie ein typisches, akut lebensbedrohliches Krankheitsbild, das als sogenanntes »Waterhouse-Friderichsen-Syndrom« in jedem Lehrbuch der Kinderheilkunde, der Infektionslehre, der Allgemeinmedizin, der Inneren Medizin und nicht zuletzt auch in den chirurgischen Lehrbüchern ausführlich beschrieben wird. Typisch für das Infektionsgeschehen ist die Schädigung der inneren Zellschicht der Blutgefäße durch die im Blut zirkulierenden Bakterien und deren giftige Stoffwechselprodukte. Im weiteren Verlauf werden die Wände der Blutgefäße immer brüchiger. An diese Entzündungsstellen in der Gefäßwand lagern sich Blutgerinnsel (Thromben) an, denn der Körper versucht, die Lecks im Bereich der Gefäßwände durch die Bildung von Gerinnungspfropfen abzudichten. Im Gefolge der fortschreitenden Zerstörung der Gefäßinnenwände kommt es zum Austritt von Blut in das Gewebe. So entstehen auf der Haut und auf den sichtbaren Schleimhäuten die typischen stippchenförmigen Blutstigmata.

Die massenhafte Bildung dieser Blutgerinnsel zur Abdichtung der Gefäßwände hat auf der anderen Seite die fatale Folge, dass die im Blut zirkulierenden Gerinnungsfaktoren rasch aufgebraucht werden. Der Körper ist dann nicht mehr in der Lage, genügend Gerinnungsfaktoren nachzuproduzieren, dies verstärkt die Neigung zu spontanen Blutungen immer weiter. Ein anderer unheilvoller Mechanismus besteht darin, dass zur Gerinnselbildung auch die Blutplättchen benötigt werden. Diese Plättchen, die Thrombozyten, verklumpen und bilden so einen Gerinnungspfropf, der die Lecks im Bereich der Gefäßwände abdichten soll. Da mit fortschreitendem Krankheitsgeschehen immer mehr solcher Lecks abgedichtet werden müssen, kommt es im weiteren Verlauf auch zu einer Verarmung an Blutplättchen: Die Zahl der Thrombozyten im fließenden Blut fällt immer weiter ab, immer weniger Lecks können abgedichtet werden, und immer mehr Blut tritt deshalb aus den Gefäßen in die Umgebung aus. Die Gefahr von spontanen Blutungen in die inneren Organe, in die Nebennieren, in die Leber, aber auch in das Gehirn steigt rapide an.

Ein weiterer für das Kind unheilvoller Mechanismus dieser auf Hochtouren laufenden Infektionsmaschinerie bestand darin, dass zahlreiche Blutgerinnsel in die Peripherie der Blutgefäße abgeschwemmt wurden und dort zu Gefäßverschlüssen führten. Typisch für diese Verschlüsse waren die bläulich-dunkel verfärbten und kalten Finger und Zehen sowie die nicht mehr tastbaren peripheren Pulse.

Gerinnungsanalytisch besteht bei dieser Erkrankung das Bild einer schweren Gerinnungsstörung durch den massiven Verbrauch von Gerinnungsfaktoren und Blutplättchen.

Geradezu typisch für dieses Krankheitsbild sind deshalb die spontanen Einblutungen in die Haut und in die inneren Organe, vor allem in die Nebenniere. Todesursache ist oft ein sich daraus entwickelndes akutes Nebennierenversagen mit dem Ausfall lebenswichtiger Hormonsysteme.

Die Therapie der Wahl dieses manchmal innerhalb von Stunden zum Tode führenden Krankheitsbildes besteht in der sofortigen Antibiotikatherapie zur Vernichtung der Krankheitserreger, d. h. der Meningokokken. Dies bedeutet, dass schon bei bloßem Verdacht auf dieses Krankheitsbild mit hochdosierten und kalkulierten Antibiotikagaben begonnen werden muss.

Bei dem Mädchen Lisa hatte es sich um eine geradezu klassische Meningokokkensepsis gehandelt, wie sie in vielen Lehrbüchern beschrieben ist. Es war deshalb aus fachlicher Sicht nicht verständlich, dass nach Eintreffen in die erstbehandelnde Klinik nicht sofort mit der zwingend gebotenen Antibiotikatherapie begonnen worden war. Erst etwa drei Stunden später und nach Eintreffen in die Universitätskinderklinik wurde mit der aus vitaler Sicht dringend gebotenen Antibiotikatherapie begonnen. Zu diesem Zeitpunkt war aber die Gefäßperipherie im Bereich der Arme und Beine schon durch zahlreiche Blutgerinnsel verlegt, und die durch den Sauerstoffmangel induzierte Zerstörung des Gewebes war in vollem Gange.

Bei einer rechtzeitigen Behandlung mit Antibiotika hätte dieser furchtbare Verlauf vielleicht nicht vollständig verhindert, möglicherweise jedoch in seinem Umfang erheblich abgemildert werden können.

Eigentlich war dieser Fall aus gutachterlicher Sicht klar. Mitnichten aber aus Sicht der Versicherung!

Die Gegenseite versuchte sich in den folgenden Jahren der Haftung mit immer neuen Argumenten zu entziehen, die alle wenig plausibel waren, um es vorsichtig auszudrücken. So wurde von Seiten der Versicherung versucht, die Schuld an dem dramatischen Krankheitsverlauf der nachbehandelnden Universitätsklinik anzulasten, indem man argumentierte, dass ein Telefonat zwischen den Ärzten beider Kliniken stattgefunden hätte mit dem Inhalt, dass von Seiten der Universitätsklinik eine sofortige Antibiotikatherapie nicht für erforderlich gehalten worden sei – eine Argumentation, die absolut erstaunen muss. Noch mehr erstaunte ein anderes Argument, dass die Rettungsleitstelle nicht in der Lage gewesen sei, unverzüglich einen Transportwagen zur Verfügung zu stellen.

Den Kollegen auf der Intensivstation einer Universitätskinderklinik war mit Sicherheit bekannt, dass eine Meningokokkensepsis unbehandelt innerhalb weniger Stunden zum Tode führen kann. Es ist deshalb völlig undenkbar, dass von dieser Seite aus keine Indikation zu einer sofortigen antibiotischen Behandlung gesehen worden wäre. Zum anderen wäre es schlechterdings in einer mittleren Großstadt nicht vorstellbar, dass die Rettungsleitstelle nicht in der Lage gewesen sein sollte, umgehend einen lebensrettenden Transport in eine Universitätsklinik zu organisieren.

Obwohl selbst der beratende Arzt der Haftpflichtversicherung schwere Behandlungsfehler attestiert hatte, weigerte sich diese Versicherung dennoch, in die Haftung einzutreten und sah sich erst viel später veranlasst, den Eltern des schwer und lebenslang behinderten Kindes gerade einmal 20 000 Euro als Abfindung anzubieten. Der Anwalt des Kindes hatte dagegen einen Schadensersatz von 1,7 Millionen Euro als angemessen erachtet, eine nur auf den ersten Blick überzogen erscheinende Summe, wenn man auf der anderen Seite die lebenslangen Behinderungen des Kindes bedenkt, den notwendigen behindertengerechten Umbau des Hauses und nicht zuletzt die Kosten für weitere operative Eingriffe, die mittel- und langfristig noch erforderlich sein werden.

Nach jahrelangem Tauziehen wandten sich die entnervten und inzwischen maßlos erbitterten Eltern an den Moderator Günter Jauch von *Stern-TV*. In seiner Sendung wurde das Schicksal des Mädchens einer breiten Öffentlichkeit bekannt gemacht. Plötzlich fand sich – oh Wunder – die Versicherung bereit, in Regressverhandlungen einzutreten. Man einigte sich schließlich auf einen, aus Sicht des Kindes, befriedigenden Vergleich.

Dieser Fall ist für eine geschädigte Patientin günstig ausgegangen, weil die Eltern dieser mittlerweile jungen Dame den Mut hatten, ihren Fall einem breiten Medienpublikum vorzutragen. Viele andere geschädigte Patienten bringen dazu aber weder den Mut noch die Kraft auf. Sie werden in den jahrelangen Verfahren ausgelaugt und von den Hinhaltemanövern der Versicherungen so lange gequält und niedergerungen, bis der letzte Wille zur Gegenwehr erlischt.

Auf diese Chance setzen die Kartelle. Sie halten die Kugel im Lebensroulett immer im Rollen, sie sind die Bank, die fast immer gewinnt. Denn ihr mächtigster Verbündeter ist die Zeit, die Zeit, die in den meisten Fällen am Schluss das Schweigen gebietet. Denn was nützt es dem Patienten, bei dem ein bösartiger Tumor fahrlässig übersehen worden war, wenn er nach Gerechtigkeit und Genugtuung ruft – die Zeit spielt allemal gegen ihn und für die Türme aus Glas und Beton. Jeder Tag ist ein Minus in seiner Bilanz, und seine Tage sind unwiederbringlich gezählt, bis irgendwann einmal das letzte Körnchen an Hoffnung im Stundenglas seines Lebens verronnen ist. Nein, die Zeit ist nicht bei diesen Patienten, sie hält es mit den Mächtigen und diese wissen, was sie an ihr haben.

Es heißt: Jeder Fehler zählt. Das heißt aber nicht, dass für jeden Fehler auch bezahlt und eingestanden wird. Fehler, die nicht gewogen, gezählt und mit klingender Münze beglichen werden, zählen dann eigentlich doch nicht.

Die Verzögerungstaktiken der Versicherungen erscheinen dann besonders inhuman und menschenverachtend, wenn ganz offensichtlich auf den mächtigen Ruhigmacher, auf die Zeit gesetzt wird: »Sollen sie doch ruhig noch einen weiteren Gutachter beauftragen, ein, zwei Ablehnungsschreiben noch, und die Natur wird für die Lösung des Problems sorgen.«

Ich glaube, dass es wahnsinnig ist, auf die Natur zu setzen, die mitleidlos die Karte der Zeit ausspielt. Denn die, die vorzeitig sterben, bevor ihnen Gerechtigkeit oder Genugtuung zuteilwurde, sie sprechen weiter zu uns in einer zwar lautlosen, aber umso eindringlicheren Sprache. Und es sind ihre Angehörigen, ihre Eltern und ihre Kinder, in denen das Misstrauen gegen Ärzte und Versicherungen wächst. Sie wissen, was sie zukünftig zu tun haben, sollte ihrem Arzt auch nur das kleinste Missgeschick unterkommen.

Die heute unbillig abgeschmetterten und nicht regulierten Behandlungsfehler vervielfältigen sich und können morgen schon als existenzbedrohliche Woge an die Portale der Versicherungskonzerne brausen.

Märchenstunde – Gutachter vor Gericht

Nur etwa geschätzte vier Prozent der Arzthaftungsverfahren enden mit einem für die Patienten positiven Urteil vor Gericht. Diese Zahl muss zu der Erkenntnis führen, dass Behandlungsfehlerverfahren möglichst im vorgerichtlichen Bereich abgeschlossen werden sollten und dass der Gang zu den Zivilgerichten wohl überlegt sein will. In wie viel Prozent der Fälle es vor den Gerichten zu einem Vergleich kommt, ist nicht bekannt.

In Strafgerichtsprozessen sind, wie schon geschildert, die Erfolgsaussichten sehr gering, weil die Hürden für eine Verurteilung des verklagten Arztes hier noch höher liegen als in einem Zivilgerichtsverfahren. Dies stellt für die Patienten ein desillusionierendes Indiz dafür dar, wie bescheiden eigentlich ihre Erfolgsaussichten vor Gericht sind. Einen nicht unbedeutenden Beitrag zu diesem Problemkreis bilden nach meiner Auffassung einige der von den Gerichten beauftragten Sachverständigen.

Die Aufgabe des gerichtlichen Sachverständigen ist es, zu untersuchen, ob in einer ärztlichen Behandlung Verstöße gegen geltende Standards vorliegen und ob diese Verstöße zu einem Schaden des Patienten geführt haben. Es ist jedoch nicht seine Aufgabe, Rechtsfehler zu suchen oder festzustellen, ob ein Behandlungsfehler so gewichtig ist, dass er als grober Pflichtverstoß qualifiziert werden muss. Dies ist eine Frage der rechtlichen Bewertung, die allein die Richter vornehmen dürfen.

Der Sachverständige ist also einerseits eine Art Gehilfe des Gerichtes, andererseits entscheidet er aber de facto indirekt darüber, ob überhaupt ein Behandlungsfehler vorliegt, der zu einer Verurteilung führt. Denn nur er ist ja in der Lage zu beurteilen, ob gegen anerkannte Standards und geltende Sorgfaltspflichten verstoßen wurde und ob der Verstoß so gravierend gewesen war, dass er aus objektiver ärztlicher Sicht schlechterdings nicht mehr verständlich ist.

Der Richter ist zwar verpflichtet, das Gutachten des Sachverständigen kritisch auf seine Überzeugungskraft zu prüfen, doch in der Praxis läuft dies auf eine bloße Plausibilitätskontrolle hinaus. Das Gericht übernimmt also de facto die Verantwortung für Entscheidungen, die vorher ein anderer, nämlich der Sachverständige, getroffen hat.

Vor jedem Verfahren gilt es auch zu bedenken, dass Gesundheit und Heilerfolg wegen der Komplexität des menschlichen Organismus nicht einfach »machbar« sind, dass unser Wissen über medizinisch-biologische Zusammenhänge immer noch ausgesprochen begrenzt ist und dass auch der geschickteste Arzt »nicht mit der Sicherheit einer Maschine« zu arbeiten vermag, wie es schon das Reichsgericht festgestellt hat.[115]

Wie schon oben beschrieben, besteht in Behandlungsfehlerverfahren die Schwierigkeit vor allem darin, einen Zusammenhang zwischen einem Behandlungsfehler auf der einen Seite und einem Gesundheitsschaden auf der anderen Seite möglichst zweifelsfrei herzuleiten. Im Zivilrecht gilt diese Ursächlichkeit dann als gegeben, wenn die ärztliche Maßnahme den Schaden mit einem »für das praktische Leben brauchbaren Grad an Gewissheit« herbeigeführt hat – eine überaus kluge und weise juristische Formulierung, wie es mir als Mediziner festzustellen bleibt.

Aber auch diese feinsinnige Formulierung lässt Freiräume für bisweilen recht merkwürdige Interpretationen des zu klärenden Sachverhaltes durch ärztliche Sachverständige offen, die dem sprachlosen Beobachter bisweilen geradezu märchenhaft erscheinen und bei denen Dichtung und Wahrheit zu einem giftigen und unappetitlichen Gemisch verwoben scheinen.

Gerade in Behandlungsfehlerverfahren gilt, dass Wahrheit ein großes Wort ist. Schon das Weglassen eines kleinen Details oder die Betonung eines anderen, eher unwichtigen Details durch den Sachverständigen kann eine gänzlich andere Bewertung der ärztlichen Maßnahmen zur Folge haben und unter Umständen die Wahrheit auf den Kopf stellen. Denn mit der Wahrheit vor Gericht verhält es sich wie mit der ärztlichen Behandlung eines Kranken: Schon die geringfügige Dosiserhöhung eines ansonsten lebensnotwendigen Medikamentes kann den Patienten in eine lebensbedrohliche Situation bringen. Umgekehrt kann das Vergessen oder die Dosisreduktion eines Medikamentes, so z.B. eines Antibiotikums, zu einem schweren Krankheitsrückfall führen. Kleinste und auf den ersten Blick unbedeutende Veränderungen der Ausgangsbedingungen können also den gesamten Heilverlauf auf den Kopf stellen.

In analoger Weise kann ich aus eigener Erfahrung sagen, dass der eine oder andere Sachverständige es vielleicht an der richtigen und wohlabgestimmten Dosierung hat fehlen lassen, wie ich an den nachfolgenden Beispielen zeigen möchte.

Routineoperation mit Folgen

Bei einem knapp 60-jährigen Patienten mit chronischen Oberbauchschmerzen war ein Divertikel im Bereich des Zwölffingerdarms nachgewiesen worden. Der Zwölffingerdarm schließt sich unmittelbar an den Magenausgang an. In diesen Zwölffingerdarm münden der Hauptgallengang (Ductus Hepatocholedochus) sowie der Ausführungsgang der Bauchspeicheldrüse (Ductus Pankreaticus) meist in einer gemeinsamen Mündung, welche Papille genannt wird und die als eine Art Ventil in den Zwölffingerdarm hineinragt.

Als Divertikel bezeichnet man Ausbuchtungen der Wand des Magen-Darm-Traktes. In solchen Divertikeln können sich Verdauungssäfte, Nahrungsbrei und Stuhl ansammeln und so immer größere und teilweise ballonartige Divertikel-Blasen bilden, die aufgrund ihrer Größe die Nachbarorgane bedrängen, sich aber auch entzünden und zu heftigen Bauchschmerzen führen können.

Wie wir weiter oben bei der Besprechung von Komplikationen im Bereich der Chirurgie der Gallenblase gelernt haben, tritt der Hauptgallengang, der die Gallensekrete aus beiden Leberlappen transportiert, schräg durch die Wand des Zwölffingerdarms hindurch. In diesem Durchtrittsbereich besteht oft eine angeborene Schwachstelle der Darmwand. Hier kann es somit leicht zur Divertikelbildung kommen, das den dort verlaufenden Hauptgallengang und/oder den Bauchspeicheldrüsengang einzuengen vermag. In manchen Fällen münden beide Gänge sogar direkt in ein derartiges Divertikel, was dann als »Papillendivertikel« bezeichnet wird. Bei Beschwerden muss dieses Divertikel operativ entfernt werden.

Bei dem Patienten, dessen Schicksal ich in anonymisierter Form darstellen möchte, war ein solches Divertikel in einer recht komplizierten Operation abgetragen und beide Gänge, d. h. der Gallen- und Pankreasgang, waren neu in die Wand des Zwölffingerdarms eingepflanzt worden. In den Hauptgallengang wurde eine Sonde eingelegt, um den lebensnotwendigen Abfluss der Gallensekrete in den Zwölffingerdarm zu sichern. Sollte nämlich der Einmündungsbereich dieses Ganges durch die operativen Manipulationen zuschwellen, würde dies einen Rückstau der Gallensekrete und auch der Sekrete aus der Bauchspeicheldrüse zur Folge haben. Die in die Bauchspeicheldrüse zurückgestauten aggressiven Verdauungssäfte könnten dann das Gewebe der Bauchspeicheldrüse selbst andauen und zerstören und so zu einer lebensbedrohlichen Bauchspeicheldrüsenentzündung (Pankreatitis) führen. Die Sicherung eines freien Abflusses der Gallen- bzw. Bauchspeicheldrüsensekrete stellt somit eine unverzichtbare Maßnahme dar.

Manche Operateure legen während der Operation sogar vorsorglich eine dünne Drainage in den Gallengang ein und leiten die Gallensekrete vorübergehend durch die Bauchdecken nach außen in einen Beutel, um so eine Art Überdruckventil für den Fall zu schaffen, dass es postoperativ zu einem gefürchteten Rückstau dieser Sekrete in das Gangsystem kommen sollte. Fünf bis zehn Tage später wird üblicherweise das Gangsystem über eine solche im Hauptgallengang liegende

Drainage geröntgt. Wenn das Röntgenbild dann einen freien Abfluss des Kontrastmittels in den Zwölffingerdarm dokumentiert, kann die Drainage gezogen werden. Man kann auch endoskopisch vom Magen und vom Zwölffingerdarm aus eine Drainage in die Mündung des Hauptgallenganges einlegen.

Zu seinem Unglück hatte sich dieser Patient die in den Hauptgallengang eingelegte Drainage kurz nach der Operation selbst gezogen. Eine neue Drainage wurde nicht mehr eingelegt. Schon am zweiten postoperativen Tag bekam er hohes Fieber von nahezu 39 °C. Dazu gesellte sich ein rascher Anstieg der Nierenwerte als Zeichen eines sich anbahnenden Nierenversagens. Auffällig war zudem schon ab dem zweiten Tag nach der Operation eine Schwellung im Bereich der unteren Bauchwand, im Bereich der rechten Flankenregion und der rechten Leiste.

Es wurde eine Ultraschalluntersuchung des Bauchraumes und dieser auffälligen Schwellung durchgeführt. Im Ultraschallbild kam eine unklare Raumforderung im rechten Flanken- und Leistenbereich zur Darstellung, die durchaus einer Eiteransammlung (Abszess) entsprechen konnten. Diese Ultraschalluntersuchung wurde am sechsten postoperativen Tag wiederholt. Jetzt konnte man auch im Bauchraum selbst zwischen den Darmschlingen auffällige Flüssigkeitsansammlungen sehen. Die Flüssigkeitsansammlung im Bereich der rechten Leiste hatte zudem an Größe zugenommen. Deshalb wurde am gleichen Tag eine operative Revision im Bereich der rechten Leiste durchgeführt, und ein großer Abszess wurde eröffnet. Laut Operationsbericht soll keine Verbindung nach oben in das ehemalige Operationsgebiet bestanden haben.

Nach diesem Eingriff erholte sich der Patient zunächst etwas, so dass er am zehnten postoperativen Tag auf die Normalstation verlegt werden konnte. Allerdings musste er schon am nächsten Tage unter dem Bild einer dramatischen Verschlechterung seines Zustandes auf die Intensivstation zurückverlegt werden: Es bestanden die Zeichen einer allgemeinen Vergiftung des Organismus mit hohem Fieber (Sepsis). Die weißen Blutkörperchen, die Abwehrzellen des Blutes, waren massiv erhöht. Die Nierenwerte waren als Zeichen eines Nierenversagens stark pathologisch erhöht, und auch die Lungenfunktion verschlechterte sich rapide – im Sinne eines Mehrorganversagens.

Am sechzehnten Tag nach der Operation wurde erneut die Wunde im Bereich der rechten Leiste bzw. im Bereich der rechten Flanke revidiert, wobei sich erneut große Mengen von eitrigem Material entleerten. Man gelangte in eine riesige Abszesstasche mit grün-schwärzlich angedautem Fettgewebe »wie bei einem pankreatitischen Senkungsabszess«, wie es wörtlich im Operationsbericht hieß. Dieser Abszess, der von der rechten Leiste bis unter den rechten Rippenbogen reichte, wurde ausgeräumt und gespült, und es wurde eine Spül-Saug-Drainage in diese große Höhle eingelegt. Das entnommene Material wurde feingeweblich untersucht. Hierbei bestätigte sich das Bild einer schweren Bauchspeicheldrüsenentzündung.

Zwei Tage später wurde eine weitere Operation durchgeführt. Wiederum wurde die Wundhöhle gesäubert und wegen einer zu diesem Zeitpunkt bestehenden diffusen Blutungsneigung austamponiert.

Drei Wochen nach der Erstoperation wurde erstmals eine Computertomographie des Bauchraums durchgeführt. Dabei waren große Teile der Bauchspeicheldrüse unter dem Bild einer schweren Entzündung nicht mehr abgrenzbar. Es zeigten sich ausgedehnte Abszessformationen in jedem Raum, der hinter dem Eingeweidesack liegt, in dem sich u.a. Nieren, Harnleiter, Harnblase und die großen Blutgefäße befinden. Diese Abszessformationen waren riesig und reichten vom Zwerchfell bis hinab ins Becken. Außerdem waren weitere ausgedehnte Abszesse im Umfeld der Bauchspeicheldrüse sichtbar.

Bei der am Folgetag durchgeführten Operation musste man feststellen, dass das schwere Entzündungsgeschehen mittlerweile sogar auf die Organe innerhalb des Bauchraumes übergegriffen hatte, vor allem auf den Darm. Die Reste des weitgehend zerstörten und verflüssigten Bauchspeicheldrüsengewebes wurden herausgeschält und alles zerfallene und bakteriell infizierte Gewebe ausgeräumt, soweit dies überhaupt möglich war. Anschließend wurde in diesen riesigen Entzündungsbereich eine Spül-Saug-Drainage eingelegt, um noch verbliebenes abgestorbenes Material herausspülen zu können.

Der Patient musste künstlich beatmet und der Kreislauf massiv medikamentös gestützt werden. Außerdem war angesichts des kompletten Nierenversagens eine Dialysebehandlung erforderlich. Das ganze Arsenal der modernen Intensivmedizin wurde aufgefahren, und es fanden in kurzer Aufeinanderfolge zahlreiche operative Revisionen mit

Säuberungen und Spülungen der riesigen eitrigen Wundfläche statt. Nach mehr als zehn derartiger Operationen starb der Patient.

Fasst man diesen katastrophalen Krankheitsverlauf zusammen, so muss man feststellen, dass der am sechsten postoperativen Tag im Bereich der rechten Leiste geöffnete Abszess als dringendes Indiz einer besonders schweren Verlaufsform einer Bauchspeicheldrüsenentzündung gelten musste: Die Bauchspeicheldrüse liegt, wie bereits geschildert, hinter dem Eingeweidesack, in einem Raum, in welchem Nieren, Harnleiter und die großen Gefäße lokalisiert sind. Entzündungsprozesse, die von der Bauchspeicheldrüse ausgehen, können sich in diesem Raum nach unten bis in die Flanken- und Beckenregion entwickeln und über den inneren Leistenring, den Leistenkanal sogar bis in den Hodensack eines Mannes durchbrechen. Diese anatomischen Verhältnisse lernt jeder Medizinstudent im Laufe seines Studiums. Entzündungen der Bauchspeicheldrüse können aber auch nach vorne in den Eingeweideraum durchbrechen, wo z. B. Leber, Magen und Darm liegen, und dort zusätzlich noch eine Bauchfellentzündung hervorrufen.

Bei unserem Patienten hatte es sich um einen sogenannten Senkungsabszess gehandelt, der von der Bauchspeicheldrüse seinen Ausgang genommen hatte und sich bis in die Flanken- und Leistenregion nach unten entwickelt hatte. Schon am zweiten postoperativen Tag hatte dieser Abszess durch eine Vorwölbung im Flanken- und Leistenbereich auf sich aufmerksam gemacht – eine typische und keineswegs seltene Komplikation einer schweren Bauchspeicheldrüsenentzündung. Deshalb wäre es aus fachlicher Sicht geboten gewesen, nach Öffnung dieses Flanken- und Leistenabszesses die Verbindung nach oben zur Bauchspeicheldrüse zu suchen. Durch eine kontrastmittelverstärkte Computertomographie wäre es möglich gewesen, schon zu diesem Zeitpunkt die Entzündung der Bauchspeicheldrüse nachzuweisen und vor allem orientierend ihren Schweregrad zu bestimmen. Es entspricht geltenden Standards, dass bei einer schweren (nekrotisierenden) Verlaufsform einer Pankreatitis wiederholte computertomographische Untersuchungen durchgeführt werden, um den Verlauf der Entzündung richtig abschätzen zu können. Vor allem hängt bei derart schweren Verläufen die Wahl des richtigen Operationszeitpunktes ganz entscheidend von den bildgebenden Befunden ab. Da bei der ersten operativen Eröffnung des Leistenabszesses schon eine riesige Abszesshöhle bestand, hätte spätestens dann eine computertomographische Untersuchung durchgeführt werden müssen. Stattdessen wurde viel zu spät, d. h. erst drei Wochen nach der Erstoperation, eine kontrastmittelverstärkte computertomographische Untersuchung durchgeführt, die das katastrophale Ausmaß der weit fortgeschrittenen Entzündung dokumentierte, und erst viel zu spät wurden die Reste der in Gewebetrümmer zerfallenen und bakteriell infizierten Bauchspeicheldrüse ausgeräumt, von der die Zerstörungsprozesse ihren Ausgang genommen hatten.

Nach meiner eigenen Auffassung entsprach das Behandlungsmanagement nicht geltenden Standards, weil unverständlicherweise auf frühzeitige und wiederholte computertomographische Untersuchungen verzichtet worden war. Es waren keine zielführenden Untersuchungen zur Klärung des Schweregrades und des Ausmaßes dieser akut lebensbedrohlichen Bauchspeicheldrüsenentzündung erfolgt. Man hatte diese schwere Verlaufsform einfach unterschätzt.

Derart schwere Verlaufsformen einer Pankreatitis sind auch bei fachgerechter Behandlung mit einer hohen Sterblichkeitsrate von 20 bis 30 Prozent verbunden, bei einem Übergreifen der Entzündung auf den Bauchraum liegt die Letalitätsrate sogar noch deutlich höher! Als sehr sensitiver Marker für den Nachweis von abgestorbenem Gewebe (Nekrose) und deren Ausmaß hat sich als Standard das intravenöse kontrastmittelverstärkte Computertomogramm etabliert und ist unbedingt zur Verlaufsdokumentation einzusetzen.[116]

Der Zeitpunkt, ab wann die Pflicht zu einem operativen Eingreifen besteht, wurde in den letzten Jahrzehnten mehrfach neu definiert. Heute wird in der Regel die konservative, d. h. die nicht-operative Vorgehensweise auch bei schweren Formen einer solchen akuten Pankreatitis favorisiert. Dabei gilt: Nicht operativ und wenn operativ, dann möglichst spät. Ob und wann der Chirurg in dieses überwältigende Entzündungsgeschehen eingreift, hängt nämlich von der Dynamik des Krankheitsgeschehens auf der einen sowie dem Auftreten von Sekundärkomplikationen auf der anderen Seite ab.

Man weiß heute, dass es in ungefähr 40 bis 70 Prozent solcher gewebezerstörender Formen einer Bauchspeicheldrüsenentzündung zu Infektionen im Bereich der abgestorbenen Gewebereste und Organtrümmer kommt. In aller Regel ist die Indikation zu einem operativen Eingreifen spätestens zu diesem Zeitpunkt gegeben. Es ist also von ganz entscheidender Bedeutung, zu wissen, ob diese abgestorbenen Gewebetrümmer noch steril sind oder ob und ab wann sie bakteriell infiziert sind. Denn man weiß aus Erfahrung, dass nicht infizierte Nekrosen relativ gut auf die Weiterführung der konservativen Therapie ansprechen. Infizierte Nekrosen müssen dagegen ausgeräumt werden.

Wie differenziert man aber zwischen sterilen und infizierten Nekrosen? Zur Differenzierung am besten geeignet sind z. B. ultraschalloder computertomographisch gesteuerte Entnahmen von repräsentativen Gewebeproben aus den Entzündungsbereichen und die anschließende bakteriologische Untersuchung dieser Gewebeproben. Viele Bakterien bilden im Rahmen ihrer Stoffwechselprozesse Gas. Der Nachweis von Gasbläschen in der computertomographischen Bildgebung gilt somit auch als Beleg für eine Infektion. Der Nachweis von infizierten Nekrosen gilt andererseits aber als klassische Operationsindikation.[117] Das zeigt, wie wichtig die computertomographischen Verlaufskontrollen sind. Auch bei diesem Patient waren in der computertomographischen Bildgebung Gasbläschen als Zeichen einer Infektion der Nekrosen zur Darstellung gekommen.

Bei diesem Patient war die erste computertomographische Untersuchung aber erst drei Wochen nach der die Pankreatitis auslösenden Erstoperation durchgeführt worden. Zu diesem Zeitpunkt bestand klinisch schon der Zustand einer fortgeschrittenen Vergiftung des Organismus unter dem Bild eines Mehrorganversagens. Zum Zeitpunkt dieser verspätet durchgeführten computertomographischen Untersuchung war eigentlich schon alles zu spät, und die Prognose des Patienten war als sehr schlecht zu bezeichnen. Bei einer frühzeitigeren Diagnostik und Behandlung hätte zumindest die Wahrscheinlichkeit einer besseren Prognose bestanden.

Die Führung und Behandlung derartig kritischer und lebensbedrohlich erkrankter Patienten ist extrem diffizil und heikel und benötigt hohe klinische Erfahrung. Dass das Behandlungsregime der Schwere dieses Krankheitsbildes zu keinem Zeitpunkt angemessen gewesen war, dass dieses Regime geltendem Wissensstand in eklatanter Weise widersprochen hatte, weil eine sich im Anschluss an einen operativen Eingriff am Gallengangsystem entwickelnde nekrotisierende Pankreatitis nicht der zwingend gebotenen bildgebenden Diagnostik zugeführt wurde, erschließt sich schon aus der Schilderung des Krankheitsablaufes. In jedem Lehrbuch, in jeder wissenschaftlichen Publikation der letzten 20 Jahre wird das Gegenteil dessen propagiert, wie in diesem konkreten Fall verfahren worden war.

Weil sich die Haftpflichtversicherung des beklagten Krankenhauses weigerte, in die Haftung einzutreten, wurde das Verfahren vor dem zuständigen Landgericht verhandelt. Im Rahmen dieses Verfahrens lieferte ein chirurgischer Lehrstuhlinhaber ein Sachverständigengutachten, in welchem er vorwerfbare Behandlungsfehler verneinte: Die Vorgehensweise sei zwar etwas untypisch gewesen, jedoch nicht als fehlerhaft zu bewerten.

In der anschließenden mündlichen Verhandlung vor dem Landgericht widersprach ich dieser Bewertung des Sachverständigen und musste im anschließenden Urteil wenig Bekömmliches über mich nachlesen: »(…) Die Kammer sieht keinen Anlass, dem Sachverständigen nicht zu folgen oder das vom Kläger beantragte Obergutachten einzuholen (…) Den Ausführungen des Dr. I. [damit war ich gemeint] kann die Kammer nicht das gleiche Gewicht beimessen, weil seine Stellung im Rechtsstreit eine ganz andere ist (…) Dr. I. ist der Beistand der Klägerin, nicht von dem Gericht, sondern von ihr beauftragt. Er ist einseitig Vertreter ihrer Interessen. Nicht Unparteilichkeit ist seine Aufgabe, sondern im Gegenteil das Aufspüren von Schwächen in dem gegnerischen Parteivortrag. (…)«

In diesem Urteil ist somit von richterlicher Seite festgestellt worden, dass ein von Patientenseite beauftragter Sachverständiger vor Gericht sozusagen von vornherein am Katzentisch zu sitzen hat, weil er vom Kläger bezahlt wird und schon deshalb keine objektiven Gutachten erstellen kann, die sich am geltenden Wissens- und Erfahrensstand orientieren. Starker Tobak, will ich meinen!

Der gerichtliche Sachverständige ist dagegen immer unparteiisch. In der Theorie ja, aber in der Praxis?

Meine eigenen Erfahrungen in dieser Frage sind durchaus nicht als einheitlich zu bezeichnen. Wie unparteiisch können denn gerichtliche Sachverständige generell angesichts der Tatsache sein, dass nur in vier Fällen von hundert ein für die Patientenseite positives Urteil ergeht?

Die Feststellung, dass Privatgutachter prinzipiell parteilich sein müssen, ist aus meiner persönlichen Sicht mit Nachdruck zurückzuweisen. Auch Privatgutachter können unparteilich sein und ihre Gutachten nach geltendem Wissensstand und bestem Wissen und Gewissen erstellen.

Unabhängige Privatgutachter nehmen Gutachtenaufträge von verschiedenen Institutionen an und überprüfen im ersten Schritt, ob überhaupt Behandlungsfehler vorliegen oder ob es sich um einen schicksalhaften Verlauf gehandelt hatte. Warum also Privatgutachter schon aus prinzipiellen Gründen parteilich sein müssen, will sich mir nicht so recht erschließen.

Dass dagegen gerichtlich bestellte Sachverständige prinzipiell immer unparteilich seien, mag in formaler juristischer Sichtweise zutreffend sein, wird jedoch der Praxis der täglich erlebten Lebenswirklichkeit nicht gerecht: Da klagen Angehörige beispielsweise gegen den bekannten Chefarzt eines Krankenhauses, weil dieser eine Magenblutung verspätet erkannt und erst dann operiert hatte, als aufgrund des massiven Blutverlust der Kreislauf des Patienten zusammengebrochen war.

Die Anzahl der leitenden Krankenhauschirurgen in Deutschland ist auf wenige Tausend Mitglieder zu beziffern und somit zahlenmäßig durchaus als übersichtlich zu bezeichnen. Viele Chefärzte kennen sich persönlich, von ihrer Universitätsausbildung her oder von Kongressen und Tagungen. Entspricht es nicht natürlicher menschlicher Verfassung, wenn bei einem als Gerichtssachverständigen beauftragten Chefarzt unausgesprochen große Widerstände bestehen, dem beklagten Chefarzt einer anderen Klinik den Vorwurf eines schweren Behandlungsfehlers zu machen? Stellt es nicht eine verständliche Hürde dar, als sachverständiger Gutachter vor Gericht einem anderen Kollegen den Vorwurf eines vermeidbaren Behandlungsfehlers zu machen, – im Bewusstsein, dass er selbst der Nächste sein könnte, der sich dem gleichen oder ähnlichen Behandlungsfehlervorwurf ausgesetzt sehen könnte? Sind wir nicht alle Menschen und somit fehlerhaft? Wie viele vom Gericht ausgewählte sachverständige Gutachter sind selbst schon mit dem Vorwurf von Behandlungsfehlern konfrontiert worden? Werden diese selbst schon einmal verklagten Sachverständigen in der Folgezeit immer unparteilich sein?

Angesichts des heute weitverbreiteten stromlinienförmigen Hedonistentums dürfte es immer schwerer fallen, auf den Splitter im Auge des Kollegen zu zeigen und sich eine zusätzliche Auseinandersetzung mit beinhart agierenden Anwaltskanzleien und Haftpflichtversicherungen einzulassen.

Der Passus in diesem Urteil, dass Privatgutachter quasi kraft ihres Amtes parteiisch und Interessenvertreter einer Partei sein müssten, erscheint mir als unangemessen und abwertend.

Die ärztliche Verpflichtung zur Wahrheit spielt vielleicht noch auf einer ganz anderen Ebene als auf der juristischen Ebene – sie ist nämlich weitaus umgreifender, weil sie sich aus grundlegenden ärztlichen ethischen Prinzipien heraus versteht. Dass ein frei praktizierender ärztlicher Gutachter den Vorwurf eines Behandlungsfehlers überprüft und nach Sichtung und Bewertung der Unterlagen zu der Überzeugung kommt, dass tatsächlich ein Behandlungsfehler vorliegt, dass also ein solcher Gutachter aus prinzipiellen Gründen parteiisch und nicht objektiv sein könne, widerspricht in einer schwer erträglichen Weise grundlegendem ärztlichen Selbstverständnis.

Zudem gehört es zu den grundlegenden Rechten eines Patienten, bei einem vermuteten Behandlungsfehler sachverständigen Rat einzuholen, indem er eine Patientenorganisation, eine Verbraucherberatungsstelle, einen erfahrenen Anwalt oder den zuständigen Medizinischen Dienst aufsucht. Dem gutachterlichen Votum eines solchen Privatsachverständigen soll somit nur am Rande Gehör zu schenken sein? Das, was ein privater Sachverständiger schreibt, scheint für den Fortgang des Verfahrens de facto ganz unwesentlich zu sein. So viel zum Thema Waffengleichheit vor Gericht.

Ist die Argumentation vieler Patientenverbände und Patientenanwälte also völlig abwegig, wenn sie von einem Gang zum Richter abraten? Wenn sie ebenso von dem Gang zu den ärztlichen Schlichtungsstellen abraten, weil diese ja auch von den Haftpflichtversicherungen der Ärzte mitfinanziert werden?

Zurück zu diesem Urteil: Derartige Passagen in einem Urteil scheinen unangemessen zu sein, weil sie in abträglicher Weise die Arbeit von Privatsachverständigen diskreditieren. Insbesondere dann, wenn in den nächsten Passagen ausgeführt wird, dass »der ständig mit Arzthaftungsprozessen befassten Kammer bekannt« sei, »dass Dr. I. häufig mit der Rechtsanwaltskanzlei M. zusammenarbeitet, die die Klägerin außergerichtlich beraten und vertreten hat. (…)«[118]

Dieses Urteil machte seinerzeit in den Büros der Haftpflichtversicherungen die Runde. In fast jedem gegnerischen Schriftsatz wurde darauf verwiesen – ein willkommenes Instrument, um Gutachter in Misskredit zu bringen, die den Mut und die Zivilcourage aufbringen, geschädigten Patienten zur Seite zu stehen.

Viele im Sozialrecht tätige Anwälte (aber auch unabhängige medizinische Gutachter) beklagen beispielsweise seit Jahren die Vergabepraxis durch Sozialgerichte an solche Gutachter, die nach ihrer Auffassung nicht neutral sein können, weil sie in vertraglicher und beratender Beziehung z. B. mit Berufsgenossenschaften stehen. Oft geht es in diesen Verfahren um die Anerkennung von Unfallschäden, um die Beurteilung der Minderung der Erwerbsfähigkeit bzw. um die Anerkennung von Berufskrankheiten. Solche Gutachter sind erfahrungsgemäß ausgesprochen zurückhaltend in einer angemessenen Bewertung der Folgen von Arbeitsunfällen oder Berufskrankheiten, was natürlich nichts mit ihren vertraglichen Beziehungen zu Berufsgenossenschaften zu tun hat!

Seit Jahren laufen Anwälte Sturm gegen diese Vergabepraxis von Gutachtenaufträgen mit dem Argument, dass diese versicherungsnahen Gutachter prinzipiell nicht objektiv und unparteiisch urteilen könnten. Immer ohne jeden Erfolg.

Übertragen auf unseren Fall stellt sich für mich die Frage: Sind solche versicherungsnahen Gutachter, die seit vielen Jahren trotz ihrer Beziehungen als Sachverständige vor Gericht tätig sind, anders zu bewerten als Privatgutachter? Warum werden derartige Gutachter, deren Neutralität nach meinem Dafürhalten durchaus nicht über allen Zweifeln steht, als gerichtliche Sachverständige bestellt? Und warum ist ein Privatgutachter in Arzthaftungsverfahren als prinzipiell parteilich und somit als nicht neutral zu bewerten, wenn er im Auftrag von Patienten und Anwälten Gutachten erstellt? Wenn er nach sorgfältiger Durchsicht der Krankenunterlagen zu der Überzeugung gekommen ist, dass ein Behandlungsfehler vorliegt? Wie neutral und objektiv sind die Gutachterkommissionen und Schlichtungsstellen bei den entsprechenden Landesärztekammern einzustufen, die zum Teil von den Haftpflichtversicherungen mitfinanziert werden?

Ich will diesen Faden nicht weiterspinnen. Als Arzt liegt es mir fern, Richterschelte betreiben zu wollen. Zu groß ist der Respekt vor der Jurisdiktion, einer tragenden Säule unseres demokratischen Gemeinwesens.

Es bleibt jedoch die Feststellung, dass im geschilderten Fall die Aussagen des gerichtlichen Sachverständigen aus medizinischer Sicht unverständlich, ja ausgesprochen merkwürdig waren.

Die klagegegenständliche Operation fand im Jahre 1993 statt. Auch im Jahre 1993 hatten die weiter oben zitierten Standards Geltung und wurden in deutschen Kliniken routinemäßig beachtet. Noch heute, viele Jahre später, bin ich intellektuell nicht in der Lage, die Schlussfolgerungen des gerichtlichen Sachverständigen nachzuvollziehen, dass das Behandlungsmanagement bei diesem Patienten zwar nicht der ganz üblichen Vorgehensweise entsprochen hätte, aber prinzipiell nicht entgegen geltender Standards gewesen sei. Die überwältigende Mehrheit der deutschen Ärzteschaft wird bestätigen, dass die Behandlung dieses Patienten in eklatanter Weise nicht geltenden Standards entsprochen hatte.

Deutschland steht weltweit an der Spitze der Diagnostik durch Röntgengeräte, Computertomographen, Kernspintomographen und PET (Positronen-Emissions-Tomographie). Fast jeder harmlose im Bauch vagabundierende Wind wird einer sonographischen, computertomographischen und kernspintomographischen Bildgebung zugeführt. Da stelle ich mir schon die Frage, warum ein Richter keinen Anlass sieht nachzuhaken, wenn ein Sachverständiger nichts Besonderes daran zu erkennen vermag, wenn bei einer in einem hohen Prozentsatz zum Tode führenden Erkrankung im Bauchraum drei Wochen lang keine zielführende bildgebende Untersuchung erfolgte.

Ich habe diesen Fall mit nicht wenigen chirurgischen Kollegen besprochen, die allesamt verständnislos den Kopf schüttelten und die mich ohne Ausnahme in meiner Bewertung bestätigten. Ist es nicht auch Sache des Gerichtes, die Ausführungen in einem Privatgutachten auf inhaltliche Plausibilität hin zu überprüfen und den Aussagen des gerichtlichen Sachverständigen gegenüberzustellen? Welche Schlussfolgerung könnte plausibler sein, dass angesichts einer akuten Bauchspeicheldrüsenentzündung, an der statistisch fast jeder dritte Patient sterben kann, umso eher die Durchführung zielführender bildgebender Untersuchungen geboten ist, wenn vom Ergebnis dieser Untersuchungen möglicherweise das gesamte weitere Procedere abhängt?

Ich habe versucht, an diesem Krankheitsbild die Komplexität medizinischer Abläufe, aber auch die Schwierigkeiten in der gutachterlichen Bewertung so verständlich darzulegen, wie es mir möglich war. Es ist richtig, dass es in der gutachterlichen Bewertung ärztlicher Maßnahmen kein einfaches Ja und kein einfaches Nein geben kann. Umso wichtiger ist es aber gerade dann, sich an das zu halten, was als allgemein gültiger Standard akzeptiert ist.

Suche an der falschen Stelle

Ein etwa 50-jähriger Patient mit einem seit Jahren bekannten Leistenbruch wird in herkömmlicher Weise, d. h. über einen Leistenschnitt, operiert. Ein großer Bruchsack wird dargestellt und abgetragen, der sich vom Bauchraum aus durch den Leistenkanal in Richtung Hodensack entwickelt hatte.

In typischer Weise wird ein solcher Bruchsack an seiner Basis abgetragen, und die Bruchsackränder werden mit Nähten verschlossen und in den Bauchraum zurückverlagert. Anschließend werden die hinteren stabilen Bindegewebsverstrebungen der Bauchwand gedoppelt und miteinander vernäht.

Nach diesem Eingriff hatte der Patient heftige Schmerzen und Schwellungen im Leisten-, aber auch im Genital- und Dammbereich. Wegen dieser heftigen Schmerzen wurde er etwa zwei Wochen nach der Erstoperation von seiner Ärztin untersucht, ohne dass die Untersuchung neue Erkenntnisse erbrachte. Da die behandelte Hausärztin nicht mehr weiterwusste, veranlasste sie eine computertomographische Darstellung des Bauchraumes. Im operierten Leistenbereich kamen dabei erwartungsgemäß narbige Veränderungen zur Darstellung, also nichts Aufregendes. Im Gebiet des Aufhängebandes von Mastdarm und Krummdarm waren jedoch massenhaft Luftbläschen zu erkennen, die als Indiz dafür gelten mussten, dass Luft aus dem Darminneren in die Umgebung ausgetreten war.

Nach dieser computertomographischen Untersuchung, bei der auch

Kontrastmittel in den Dickdarm verabreicht worden sein soll, wurde der Patient mit starken Bauchschmerzen erneut stationär in der Klinik aufgenommen. In der laborchemischen Untersuchung fielen sofort die starke Erhöhung der weißen Blutkörperchen und anderer Entzündungsmarker auf.

Noch am Aufnahmetag wurde der Bauchraum über einen konventionellen Bauchschnitt geöffnet. Hierbei fand sich, dass ein Zipfel des großen Netzes, das dem Darm aufliegt, in die Nahtreihe eingeklemmt war. Der Operateur war der Meinung, dass die Schmerzen des Patienten von dieser Netzeinklemmung verursacht waren. Das Vorliegen eines Loches in der Darmwand wurde dagegen nicht bestätigt, wobei man allerdings auf eine »extensive Präparation« verzichtete, wie es im Operationsbericht heißt. Aus »Sicherheitsgründen« habe man sich jedoch entschlossen, einen künstlichen Darmausgang anzulegen. Nach der Operation wurde eine weitere Kontrastdarstellung des Dickdarms durchgeführt – wiederum ohne Hinweise auf eine Leckage.

Also wurde der künstliche Darmausgang wenige Tage nach der Erstoperation zurückverlagert und die Darmpassage wiederhergestellt.

In der Folgezeit bestanden die Schmerzen im Unterbauch und im Leistenbereich weiter. Der Patient war deswegen in laufender gastroenterologischer Behandlung. Knapp ein Jahr nach der Erstoperation wurde der Patient in einem anderen Krankenhaus stationär behandelt, ohne dass man auch dort eine Schmerzursache eruieren konnte. Wiederum zehn Monate später erfolgte eine nochmalige eingehende Untersuchung in einem weiteren Krankenhaus.

Anlässlich einer erneut durchgeführten Darmspiegelung fanden sich am Übergang vom Mastdarm zum Krummdarm »narbige Veränderungen nach Perforation«, wie es explizit im Untersuchungsbefund hieß. Nun lautete plötzlich die Diagnose: »Zustand nach iatrogener Rektumperforation«, d.h. Zustand nach einer ärztlicherseits verursachten Verletzung der Mastdarmwand.

Nach meiner eigenen Auffassung musste es bei der Erstoperation zu dieser Darmverletzung gekommen sein. Derartige Darmverletzungen treten in 0,06 bis 0,1 Prozent auf und stellen zwar seltene, jedoch bekannte und vielfach publizierte Komplikationen der Leistenbruchchirurgie dar.

Nach der Operation waren bei unserem Patienten vermehrt Schmerzen im Leistenbereich vorhanden, die durchaus durch den in die Nahtreihen der Hinterwand eingeklemmten Netzzipfel zu erklären gewesen waren. Aber vor allem waren die auch im Damm- und Mastdarmbereich lokalisierten Schmerzen auffällig gewesen. Nach eigener Auffassung konnten diese Schmerzen nur durch eine intraoperative Verletzung der Wand des Mastdarms bzw. des Krummdarms erklärt werden. Die wahrscheinlichste Ursache dieser Schmerzen war zudem bildgebend durch die zeitnah nach der ersten Operation durchgeführte Computertomographie mit dem Nachweis eines Luftaustritts in der Umgebung von Sigma (Krummdarm) und Rektum (Mastdarm) hinreichend erklärt worden.

Für die Anlage eines künstlichen Darmausganges bestand zudem keine fachlich zwingende Begründung, da ja bei der Nachoperation keine Perforationsstelle gefunden wurde und weil insbesondere keine Bauchfellentzündung vorgelegen hatte. Allerdings war auf eine extensive Suche nach einem Loch im Darm verzichtet worden. Zudem war ja der künstliche Darmausgang schon knapp zehn Tage nach der ersten Operation zurückverlegt worden. Welchen Sinn sollte die Anlage dieses Kunstafters also gehabt haben? Anstelle dieser Maßnahme hätte es sich vielmehr angeboten, während der Operation eine Darmspiegelung durchzuführen und gezielt nach der vermuteten Leckagestelle zu fahnden. Erst fast zwei Jahre später war es im Rahmen einer Koloskopie gelungen, diese ursprüngliche Verletzungsstelle zu sichten und zu lokalisieren.

Wie üblich wies die Haftpflichtversicherung kategorisch alle Vorwürfe zurück. So wurde von Seiten der Versicherung behauptet, dass es bei der Erstoperation nicht zur Einklemmung des Netzzipfels gekommen sei, sondern erst viel später im Rahmen von normalen Verwachsungsprozessen. Der Operationsbericht der ersten Nachoperation beschrieb aber explizit eine »Einklemmung« dieses Netzzipfels in den ehemaligen Nahtbereich. Und selbst der Operateur war in seinem Bericht zu der Auffassung gelangt, dass diese Einklemmung die Ursache für die seit der Erstoperation bestehenden Schmerzen sein könnte. Es konnte sich also nicht um einen verwachsungsbedingten Einklemmungsmechanismus handeln.

Außerdem behauptete die Haftpflichtversicherung, dass es zu der

Darmverletzung anlässlich der ungefähr sechs Wochen nach der Erstoperation durchgeführten computertomographischen Untersuchung gekommen sei. Bei dieser Untersuchung sei ein Schlauch in den After eingeführt worden, und über diesen Schlauch sei Kontrastmittel in den Mastdarm appliziert worden. Dabei hätte der Patient über starke Schmerzen geklagt. Auch diese Argumente vermögen schon deshalb nicht zu überzeugen, weil diese Untersuchung ja gerade wegen der zu diesem Zeitpunkt bestehenden Schmerzen durchgeführt worden war, die nicht nur im Leistenbereich, sondern auch im Dammbereich und im Analbereich lokalisiert gewesen waren. Diese Schmerzen hatten somit unzweifelhaft schon vor dieser computertomographischen Untersuchung bestanden und waren nicht erst nachher aufgetreten.

Vom Gericht wurde ein Sachverständiger benannt, der im Wesentlichen die Argumente der Versicherung bestätigte. Zu der Mastdarmperforation sei es bei der computertomographischen Untersuchung gekommen, als Kontrastmittel in den Mastdarm appliziert worden sei. Zudem sei nicht vorstellbar, dass der auf der linken Bauchseite gelegene Darmabschnitt des Krummdarmes bei der Operation einer rechtsseitigen Leistenhernie verletzt werden könnte. Außerdem habe der Nachoperateur keine Verletzungen im Sigma und Rektumbereich beschrieben, somit seien meine gutachterlichen Ausführungen zu diesem Thema als »absurd« zu bezeichnen.

Obwohl die Klage vom Gericht abgewiesen wurde, bleibe ich bei meiner Darstellung. Denn der Patient hatte nach der Erstoperation Schmerzen, die er in den Leisten-, Damm- und Analbereich projizierte, somit solche Symptome, die für Erkrankungen des terminalen Dickdarms geradezu typisch sind. Wegen dieser Brückensymptome war ja erst die computertomographische Untersuchung erfolgt!

Wieder einmal, diesen Schluss legt das Urteil nahe, war alles ordnungsgemäß verlaufen, kein Hinweis auf Fehler weit und breit! Eigentlich unverständlich, dass dieser »unbelehrbare« Patient überhaupt den Klageweg beschreiten konnte.

Darmnaht versus Chemotherapie

Der Fall, den ich nun schildere, scheint mir ein besonders drastisches Beispiel für die nach wie vor ungleichen Kräfteverhältnisse vor Gericht zu sein. Zwar ist er mit einem Urteil zu Ungunsten der Kläger längst abgeschlossen – beendet für die Angehörigen, und ganz am Rande auch für mich, ist dieser Fall jedoch nicht. Er bleibt virulent, und es verhält sich mit ihm wie mit einer Infektion durch ein Virus: Die akuten Infektionszeichen können zwar zum Verschwinden gebracht werden, sekundär kann es jedoch zu andauernden Reaktionen des Immunsystems und zur Ausbildung eines immunologischen Gedächtnisses kommen.

Es geht bei den folgenden Erläuterungen vor allem um die Prinzipien von Heilungsvorgängen von Wunden, ungeachtet dessen, an welcher Stelle im Organismus sie ablaufen – an der Haut, an der Muskulatur oder an den inneren Organen. Seit Jahrtausenden bemüht sich die Medizin, diese Heilungsvorgänge genauer zu verstehen und therapeutisch zu beeinflussen. Erkenntnisgewinne über die zugrunde liegenden biochemischen und physiologischen Wirkmechanismen stellen wichtige Forschungsschwerpunkte in der modernen chirurgischen Forschungslandschaft dar. Von der Bevölkerung werden an die Chirurgie immer nachdrücklichere Forderungen hinsichtlich einer störungsfreien Wundheilung und möglichst unsichtbarer Operationsnarben formuliert. Das Wissen um Wundheilungsvorgänge und Narbenbildungen nimmt im chirurgischen Stoffgebiet seit alters einen großen Stellenwert ein.

Im folgenden Fall gibt es keine unumstößlichen Wahrheiten. Dennoch zeigt er, dass nicht alle möglichen Antworten gleichermaßen gewichtig sein können und dass bei gleicher Sachlage die Bewertung dessen, was wahr und was falsch sein mag, höchst unterschiedlich ausfallen kann. Die Klärung medizinischer Sachverhalte ist schon aufgrund der Komplexität ihres Gegenstandes nie völlig eindeutig, und jede gutachterliche Bewertung ist somit zwangsläufig mit einem gewissen, jedoch unterschiedlich großen Maß an Unschärfe und »Unwahrheit« verknüpft. Aus diesen Gründen muss deshalb das, was als »wahr« oder »nicht wahr« gelten soll, ständig gegeneinander abgewogen werden.

Es bleibt bei Gutachten immer ein gewisser Spielraum für unterschiedliche Bewertungen und Interpretationen aus der individuellen Sicht der Gutachter heraus, wobei die Grenzen dieser individuell eingefärbten Sichtweisen dort enden müssen, wo das Gebiet beginnt, das als allgemein akzeptierter Standard definiert und abgegrenzt ist.

Der vorliegende, sehr komplizierte Fall wurde von einem chirurgischen und internistischen Lehrstuhlinhaber nach meinem Dafürhalten in einer Weise begutachtet und bewertet, die in der medizinischen Fachwelt einiges Staunen, wahrscheinlich auch ungläubiges Unverständnis hervorrufen dürfte.

Da ist also ein Patient, sagen wir einmal, etwa 60 Jahre alt, der innerhalb von drei bis vier Monaten massiv an Gewicht verloren hatte und bei dem es zu einem raschen körperlichen Verfall gekommen war. Bei Einlieferung des Patienten in das Krankenhaus war der Bauchraum prall mit Wasser gefüllt, und die Beine waren durch Ödeme angeschwollen, verursacht durch einen massiven Eiweißmangel. Der Patient war blass, er bekam schwer Luft, Lippen und Fingerkuppen waren bläulich verfärbt, typische Zeichen eines Sauerstoffmangels also.

Es wurden eine Ultraschalluntersuchung und eine Computertomographie des Bauchraumes und des Brustkorbes durchgeführt. Hierbei kamen eine große Krebsgeschwulst im rechtsseitigen Dickdarmbereich, aber auch weitere Tumorherde im gesamten Bauchraum zur Darstellung. Auch die Lymphknoten im Brustkorbbereich waren zu großen Lymphknotenpaketen verbacken, und zwischen Lunge und Brustkorb hatten sich große Wasseransammlungen gebildet, die die Atemnot des Patienten erklärten. Angesichts dieser computertomographischen Befunde bestand der dringende Verdacht auf ein generalisiertes und aggressives Tumorgeschehen, das sich sowohl im Bauchraum als auch im Brustkorb abspielte.

Aus den Unterlagen ist des Weiteren zu entnehmen, dass eine Punktion der Flüssigkeit im Bauchraum durchgeführt worden war. Hierbei handelte es sich um eine zell- und eiweißreiche Flüssigkeit, in der undifferenzierte und somit extrem bösartige Tumorzellen nachgewiesen worden waren.

Etwa sechs Tage nach der stationären Aufnahme sollte eine Darmspiegelung durchgeführt werden, da man u.a. auch an einen Dickdarmtumor mit Metastasenbildung dachte. In den Unterlagen heißt es dazu, dass der Patient schon bei den Vorbereitungen zu dieser Darmspiegelung über starke Bauchschmerzen geklagt hatte. Unter der klinischen Diagnose eines »akuten Bauches« wurde dann eine Eröffnung des Bauchraumes über einen konventionellen Schnitt (Laparotomie) durchgeführt. Dabei entleerten sich in einem Schwall vier Liter bernsteinfarbene Flüssigkeit. Im Bauchraum fand sich eine Vielzahl an tumorösen Veränderungen. So war neben dem großen Netz u. a. auch der Dünndarm an zwei Stellen durch derbe, knollige Tumoren durchsetzt. Am Übergang des Dünndarms zum Dickdarm fand sich als Hauptbefund eine faustgroße Geschwulst, die die Darmpassage an dieser Stelle vollständig zu verlegen drohte. Der übrige Dickdarm war nicht tumorbefallen. Es wurden mehrere Gewebeproben aus den Tumoren entnommen und sofort zu einer intraoperativen feingeweblichen Untersuchung weitergeleitet. Diese sogenannte Schnellschnittuntersuchung bestätigte noch während der Operation das Vorliegen eines sehr bösartigen Tumors, der mit sehr großer Wahrscheinlichkeit dem lymphatischen System zuzuordnen war.

Angesichts der Gefahr, dass die Tumormassen die Darmpassage vollständig verlegen könnten, entschloss sich der Operateur, an drei Stellen die hauptsächlichen Tumorpakete mit den zugehörigen Darmanteilen zu entfernen. So wurde der Dünndarm-Dickdarm-Übergang unter Mitnahme eines größeren Teiles des rechtsseitigen Dickdarms entfernt, ebenso wurden im mittleren Dünndarmbereich zwei Tumorresektionen durchgeführt. Zur Wiederherstellung der Passage waren anschließend also drei Darmnähte (Anastomosen) erforderlich, wobei zwei davon im Dünndarmbereich angelegt wurden und eine zwischen Dünndarm und Dickdarm. Abschließend wurde auch das völlig tumordurchsetzte große Netz entfernt. Dennoch mussten große Tumormassen im Bauchraum zurückbleiben.

Die definitive Gewebeuntersuchung des entnommenen Materials ergab, dass es sich um einen ausgesprochen bösartigen Tumor des lymphatischen Systems (Non-Hodgkin-Lymphom der T-Zell-Reihe) handelte, der zu einem geschwürigen Verfall der gesamten Darmschleimhaut geführt hatte. An einigen Stellen war die gesamte Darmwand von Tumoren durchsetzt und abgestorben. Der die Darmwand außen überkleidende Bauchfellüberzug war an diesen Stellen lokal entzündlich verändert (Bauchfellentzündung). Teile des entnommenen Gewebes wurden zusätzlich in einem spezialisierten pathologischen Institut untersucht, wobei auch hier das Vorliegen eines seltenen und extrem bösartigen Lymphomtyps der sogenannten T-Zell-Reihe bestätigt wurde. Die Prognose des Patienten wurde aufgrund dieses Tumortyps als sehr schlecht bewertet.

Am zweiten postoperativen Tag wurde »aufgrund der verzweifelten Situation« eine einmalige zytostatische, d. h. zellabtötende Therapie (Chemotherapie) durchgeführt. Außerdem wurde drei Tage lang ein hochwirksames Kortisonpräparat verabreicht, also ein Medikament, welches das Immunsystem unterdrückt und u. a. auch stark entzündungshemmend wirkt.

Nachdem sich der Patient zunächst etwas erholt hatte, kam es ungefähr eine Woche nach der Operation zu einer rapiden Verschlechterung seines Zustandes. Am zehnten postoperativen Tag entleerte sich kotähnliches Sekret über die noch im Bauchraum liegende Drainage. Deswegen wurde noch am gleichen Tag der Bauchraum wieder geöffnet. Man fand jetzt eine diffuse kotige Bauchfellentzündung vor: Alle drei Nahtstellen der Darmwände waren undicht geworden bzw. zeigten keinerlei Heilungstendenz, und so war Darminhalt in großen Mengen in die Bauchhöhle geflossen und hatte dort zu der diffusen Bauchfellentzündung geführt.

Die Anastomosen wurden aufgelöst. In diesem Zustand war nicht mehr daran zu denken, neue Darmverbindungen anzulegen. Vielmehr wurde das oberste Dünndarmteil durch die Bauchwand als Kunstafter nach außen geleitet. In ähnlicher Weise wurde auch die ehemalige Dünndarm-Dickdarm-Anastomose aufgelöst. Die abführende Seite dieser Anastomose wurde blind verschlossen und somit aus der Passage ausgeschaltet. Das zuführende Darmende wurde als zweiter künstlicher Darmausgang nach außen ausgeleitet.

Die feingewebliche Untersuchung der entfernten Darmanteile beschrieb Infiltrate des bekannten Lymphoms mit ausgedehnten Tumornekrosen (Nekrose = abgestorbenes Gewebe) sowie die Zeichen einer schweren Bauchfellentzündung.

Nach einer weiteren Operation konnte der zwischenzeitlich offen gelassene Bauch definitiv verschlossen werden. Während dieser Zeit wurde der Patient mit dem gesamten Arsenal der zur Verfügung stehenden intensivmedizinischen Möglichkeiten behandelt. Er hatte hohes Fieber, blieb aber nach dem ersten Eingriff dauerhaft kreislaufinstabil und starb schlussendlich an einem Mehrorganversagen.

Die eigene Bewertung lautete dahingehend, dass der Patient schon bei Aufnahme in die Klinik in einem desolaten Zustand gewesen war. Schon vor der ersten Operation konnte es als gesichert gelten, dass der Patient an einem generalisierten, extrem aggresiven Tumorgeschehen erkrankt war und dass aus dieser Sicht die Prognose schon eingangs als schlecht einzustufen war. Die vor der Erstoperation durchgeführte Punktion der Flüssigkeitsansammlung im Bauchraum hatte massenhaft undifferenzierte und somit ausgesprochen bösartige Tumorzellen enthalten. Und nicht zuletzt bestätigte die beim ersten Eingriff durchgeführte Schnellschnittuntersuchung von entnommenem Gewebe die schon zu diesem Zeitpunkt als sicher geltende Diagnose einer Lymphomerkrankung, eine Diagnose, die durch spätere Spezialuntersuchungen endgültig bestätigt worden ist.

Der Patient befand sich aus der praktischen Erfahrung heraus bereits bei der Erstoperation in einem nicht mehr heilbaren Zustand. Das Ziel der ärztlichen Bemühungen konnte also nur noch darauf ausgerichtet sein, die verbleibende Lebensspanne bei akzeptabler Lebensqualität so weit als möglich zu verlängern und das Wachstum des sehr bösartigen Tumors für eine mehr oder weniger kurze Zeit möglichst zu verzögern.

Maligne Lymphome sind, wie der Name schon besagt, bösartige Erkrankungen des lymphatischen Systems, sie sind somit per definitionem Systemerkrankungen und deshalb prinzipiell nicht chirurgisch, sondern vielmehr internistisch-onkologisch zu therapieren. Zudem hatte sich das Lymphom schon bei stationärer Aufnahme in einem fortgeschrittenen, generalisierten und somit ausgesprochen ungünstigen Stadium befunden. Dennoch waren in einem großen chirurgischen Eingriff, der für den Patienten in seinem prekären Zustand keinerlei Aussicht auf Heilung mehr bieten konnte, drei zusätzlich belastende Darmresektionen mit gefährdeten Darmnähten durchgeführt worden. Vom Heilungsverlauf dieser drei Darmverbindungen hing in der Folgezeit also das unmittelbare Schicksal des Patienten ab.

Den behandelnden Ärzten war bewusst, dass angesichts des sehr schlechten Zustandes des Patienten das Risiko für Heilungsstörungen dieser Nahtverbindungen von vorneherein stark erhöht war. Aufgrund seines schlechten Allgemeinzustandes würde der Patient auf der anderen Seite mit großer Wahrscheinlichkeit postoperative Komplikationen nicht überleben. Heilungsstörungen, d. h. Undichtigkeiten von Darmnähten, können auch bei jungen Patienten in einem weitaus besseren Allgemeinzustand in einem beträchtlichen Prozentsatz zum Tod führen.

Darmnähte können aber nur dann komplikationsfrei ausheilen, wenn grundlegende physiologische Voraussetzungen für die elementaren Heilungsvorgänge bestehen. Für die Heilung von Darmnähten ist in erster Linie eine ausreichende Blutversorgung wichtig. Vor allem werden zur Heilung hochwertige Eiweißstoffe benötigt, um die Nahtstelle abzudichten und mit Kollagenfasern durchbauen zu können. Diese elementaren Heilungsvorgänge sind in den ersten postoperativen Tagen besonders störungsanfällig. Bei unserem Patienten war aber schon vor diesem großen Eingriff die Tankstelle für den Nachschub für solche Energiepakte trocken gelegt, denn alle Energietanks seines Körpers waren ja leer.

Wir kennen eine ganze Reihe von Risikofaktoren für gestörte Heilungsprozesse von Wunden und Anastomosen.

Die Produktion sowie das Einsprossen der Kollagenfasern in eine Wunde oder Anastomose können z. B. durch Kortisonpräparate blockiert werden. Die positiven Effekte der Kortisonpräparate bestehen in ihrer zuverlässigen entzündungshemmenden Wirkung, auf der anderen Seite dämpfen sie aber die Aktivität des Immunsystems. Zudem verlangsamen sie die Zellteilungsprozesse und können so für die Anastomosenheilung elementare Heilungsvorgänge bremsen.

Der Patient hatte nach der ersten Operation an drei Tagen Kortisonpräparate erhalten, die einerseits die Heilungsvorgänge an der frischen Anastomose verzögern und außerdem durch Suppressionseffekte auf das Immunsystem die Gefahr für Infektionen vergrößern konnten. Diese negativen Effekte wurden potenziert durch das einmalig verabreichte Zytostatikum Mitoxantron, das ja als Zellgift die Zellteilungsprozesse blockiert und somit die für die erste Phase der Anastomosenheilung elementaren Prozesse der Zellteilung stoppt.

Diese negativ aufeinander einwirkenden Prinzipien mussten in ihrer

Kumulation zwangsläufig einen besonders negativen Effekt auf die frühen Heilungsvorgänge im Bereich der drei Darmnähte ausüben. Zudem hatte bei dem Patienten ja schon primär aufgrund seines schlechten Allgemeinzustandes und aufgrund des bestehenden Eiweißmangels ein erhöhtes Risiko für Heilungsstörungen bestanden. Das Zusammenwirken all dieser Faktoren musste deshalb das Risiko für Fehlheilungen der Darmnähte in einem nicht mehr kalkulierbaren Ausmaß erhöhen, was sich bei der Nachoperation ja auf eine eindrucksvolle Weise bestätigte, weil alle drei Darmnähte keinerlei Heilungstendenzen aufgezeigt hatten und undicht geblieben waren. Ganz davon abgesehen, war eine der Dünndarmanastomosen zudem noch mitten in einem tumorbefallenen Bereich angelegt worden.

Nach der eigenen gutachterlichen Auffassung war ein derartiger katastrophaler Verlauf fast mit praktischer Gewissheit vorhersehbar gewesen. Chirurgische Kollegen, mit denen ich diesen Fall besprach, waren zum Teil entsetzt und zeigten völliges Unverständnis über ein derartiges Behandlungsregime, das quasi gesetzmäßig einen ungünstigen Ausgang nehmen musste.

Der Gerichtsgutachter, ein emeritierter Direktor einer chirurgischen Universitätsklinik, kam jedoch erstaunlicherweise zu der Bewertung, dass die Vorgehensweise der Ärzte korrekt gewesen sei: Der intraoperative Befund bei der Erstoperation und die unmittelbar bestehende Gefahr eines Darmdurchbruchs hätten aus fachlicher Sicht zwingend die Darmresektionen erfordert. Auch die Gewebeuntersuchung hätte eindeutig die »absolute Operationsindikation« bestätigt.

Das zuständige Landgericht beauftragte zusätzlich einen internistisch-onkologischen Gutachter, einen emeritierten Direktor des gleichen Universitätsklinikums. Auch dieser Gutachter betonte, dass eine internistisch-zytostatische Therapie zwingend angezeigt gewesen sei, ohne allerdings näher darauf einzugehen, dass das Zytostatikum ja nur ein einziges Mal verabreicht worden war – viel zu selten, um überhaupt einen messbaren therapeutischen Effekt zu erzielen! Dieser internistische Gutachter sah sich zudem veranlasst, mir mangelnde Kompetenz in der Beurteilung der Wirkung einer immunsuppressiven bzw. zytostatischen Behandlung auf die Wundheilungsprozesse vorzuwerfen. Ein Vorwurf, der schon deshalb als völlig überzogene Polemik zu bewerten ist, weil eines der Hauptgebiete der Chirurgie die Beschäftigung mit der Wunde, die Wundbehandlung und vor allem auch die wissenschaftliche Beschäftigung mit Störungen der Wundheilung darstellt. So enthält jedes chirurgische – nicht aber jedes internistische! – Lehrbuch Abhandlungen über die Physiologie und Pathophysiologie der Wundheilung, und dementsprechend entstammt auch die überwältigende Mehrzahl aller wissenschaftlichen Publikationen über gestörte Wundheilungen aus den Labors von operativen Einrichtungen. Nicht der Internist, sondern gerade der Chirurg ist in der Frage von Heilungsstörungen an Darmnähten unter den verschiedensten Bedingungen kompetent!

Der internistische Gutachter führte zudem aus, dass die Lebenserwartung bei dem Patienten bei der Aufnahme in die Klinik »mit Tagen bis wenigen Wochen« anzusetzen gewesen sei. Wenn also die Lebenserwartung bei diesem Patienten »ohne therapeutische Maßnahmen« nur noch Tage betragen hat, so stellt sich sofort die nächste Frage, warum bis zur Diagnosestellung und zum Beginn der »therapeutischen Maßnahmen« eine ganze Woche verstrichen war, in denen gerade nichts Therapeutisches passiert war.

Schon vor der Operation stand unzweifelhaft fest, dass es sich um das Endstadium einer generalisierten und sehr aggressiven Tumorerkrankung handelte, die keine realistische Chance auf Heilung mehr bot. Zudem konnte es schon zum Zeitpunkt der Erstoperation als gesichert gelten, dass es sich um ein bösartiges, internistisch-onkologisch zu behandelndes Lymphom handelte. Dies bedeutete in praktischer Konsequenz, dass allergrößte Vorsicht bei allen chirurgischen Maßnahmen geboten war. Ausweislich des Operationsberichtes hatte noch kein Darmverschluss aufgrund einer vollständigen Verlegung der Darmpassage durch die Tumormassen bestanden. Der größte der im Bauchraum vorgefundenen Darmtumoren befand sich im Übergangsbereich vom Dünndarm zum Dickdarm. Der Operateur ging davon aus, dass es in Kürze zu einer kompletten Verlegung der Darmpassage kommen würde. In dieser Situation hätte eine Handlungsoption z. B. darin bestehen können, nur dieses befallene Segment zu entfernen. Der zu diesem Segment hinführende Dünndarmschenkel hätte als künstlicher Darmausgang nach außen ausgeleitet und der abführende Dickdarmabschnitt hätte blind verschlossen werden können. So hätte man die Gefahr einer lebensbedrohlichen Anastomoseninsuffizienz vermeiden können. Ausgehend von der Überlegung, dass, wenn überhaupt, nur eine sofortige aggressive zytostatische Therapie dieses Tumorgeschehen wirksam hätte bekämpfen können und nicht der chirurgische Eingriff, so hätte sich generell die Anlage von Darmnähten verboten. Denn unter einer nach der Operation sofort beginnenden Chemotherapie konnten realistischerweise kaum Heilungsaussichten für diese Darmnähte bestehen. Mit der oben beschriebenen sogenannten »Diskontinuitätsresektion« mit Blindverschluss eines Darmschenkels und der Ausleitung des anderen Darmschenkels über die Bauchdecke nach außen wäre zumindest das extrem erhöhte Risiko einer Anastomoseninsuffizienz vermieden worden, und man hätte zügig postoperativ eine wirksame, d. h. nicht nur einmalige zytostatische Behandlung durchführen können.

Dort, wo der Dünndarm weiter oben an zwei weiteren Stellen durch die Tumormassen infiltriert war, bestand dagegen nicht das Risiko einer kompletten Passageverlegung. Es hätte sich deshalb angeboten, diese Bezirke in situ zu belassen und auf die möglichen positiven Effekte einer zytostatischen Therapie im Sinne einer Tumorverkleinerung zu hoffen.

Nach dem Prinzip des »Nur-nicht-Schadens« galt es also, den chirurgischen Part möglichst klein zu halten, das durch den operativen Eingriff selbst ausgelöste Risiko möglichst zu minimieren und die Möglichkeiten einer aggressiven Chemotherapie nicht zu verbauen. In einer nicht-öffentlichen Sitzung eines Landgerichtes führte der chirurgische Gutachter aus, dass das präoperative Punktionsergebnis keinen Tumorbefund aufgezeigt hätte. Richtig ist dagegen, dass knapp eine Woche vor der Operation eine Punktion des Bauchwassers durchgeführt wurde mit dem Nachweis von undifferenzierten und somit besonders bösartigen Tumorzellen. Richtig ist ferner auch, dass der die computertomographischen Bilder beurteilende Radiologe schon seinerzeit den dringenden Verdacht auf ein Lymphom formuliert hatte. Und richtig ist zudem, dass die intraoperative Schnellschnittuntersuchung praktisch den Beleg für ein aggressives Lymphom erbracht hatte. Der Gerichtssachverständige äußerte sich jedoch so: »Im Schnellschnitt wurde zunächst an ein Lymphom gedacht. Eine sichere Diagnose wurde zu diesem Zeitpunkt noch nicht gestellt.« Dass diese Diagnose zum Zeitpunkt der Operation aber als sicher gelten konnte, wurde sogar von dem mitbehandelnden internistischen Chefarzt in einem späteren Schriftsatz bestätigt. Der Gerichtssachverständige wusste nur zu gut, dass aufgrund des intraoperativen Schnellschnittes am Vorliegen eines bösartigen Lymphoms kein begründeter Zweifel mehr bestehen konnte. Aus diesen Gründen ist die Aussage des Gerichtssachverständigen, dass eine »sichere Diagnose« zu diesem Zeitpunkt noch nicht bestanden hätte, nicht zutreffend gewesen.

Es ist zwar richtig, dass zu diesem Zeitpunkt keine hundertprozentig sichere Diagnose bezüglich der genauen Typisierung des Lymphoms vorgelegen hatte. Denn die hundertprozentige Sicherheit erbrachte ja erst das Ergebnis der feingeweblichen Untersuchung im spezialisierten Pathologischen Institut einer Universitätsklinik. Dies ändert jedoch nichts an der Tatsache, dass aufgrund der bei der Erstoperation vorliegenden Ergebnisse mit an Sicherheit grenzender Wahrscheinlichkeit klar war, dass es sich um ein noch näher zu klassifizierendes, jedoch erwiesenermaßen sehr bösartiges Lymphom handelte, d.h., um eine internistisch-onkologische Systemerkrankung, die allen umfangreicheren chirurgischen Maßnahmen prinzipiellen Einhalt gebieten musste.

Es wurde somit nicht »zunächst an ein Lymphom gedacht«, wie der Sachverständige ganz bewusst formulierte, sondern es konnte vielmehr als gesichert gelten, dass es sich tatsächlich um ein Lymphom handelte, und von diesem Punkt aus galt es nach vorne zu denken und nach vorne zu handeln. Wenn der Sachverständige also aussagte, dass das Ergebnis der Gewebeuntersuchung schriftlich erst am Folgetag vorlag, so ist dies nur formal zutreffend. Denn gleichermaßen zutreffend war die Aussage, dass zum Operationszeitpunkt die Diagnose eines Lymphoms feststand.

Dies sei ein Beispiel für die Feinheiten und nuancierten Abstufungen in der Aussage eines Gerichtssachverständigen, die dezente Betonung eines nur in kleinen Teilen zutreffenden Aspektes unter Weglassen von anderen, mindestens gleichwertigen Aspekten.

Zudem führte der chirurgische Sachverständige aus, dass alle drei Krebsherde palliativ (d.h. nicht unter heilender Zielsetzung) entfernt worden seien. Im Bereich des Dünndarm-Dickdarm-Überganges habe eine hochgradige Einengung bestanden. Die Indikation zur Entfernung dieser drei Tumorherde hätte in einer bestehenden

Durchwanderungsperitonitis bestanden, d. h., an allen drei Stellen sei die Darmwand brüchig gewesen, weil dort die Zellen der Darmwand abgestorben gewesen seien und »damit war es nur eine Frage von Stunden oder Tagen, bis an diesen Stellen ein Darmdurchbruch eintreten würde«.

Der Sachverständige rechtfertigte also die ausgedehnte Entfernung von Darmabschnitten mit der nach seiner Ansicht unmittelbar im Raum stehenden Perforationsgefahr, d. h. eines Darmdurchbruches. Es ist wahr, dass die Lymphompakete die Darmwand komplett durchsetzt und zu einer Zerstörung der Architektur der Darmwand geführt hatten. Aus dieser Sicht ist die Argumentation des Gerichtssachverständigen zunächst richtig. Wahr ist aber auch, dass die Gefahr einer solchen Darmperforation mit der noch weitaus größeren Gewissheit eines nachfolgenden tödlichen Ausgangs abzuwägen war, wenn es zu einer Undichtigkeit mit tödlichem Ausgang an einer der drei Darmnahtstellen kommen sollte.

In diesem Punkt, in der Bewertung und Abwägung dieser beiden sich widersprechenden Gesichtspunkte lag der Kern des gutachterlich zu klärenden Sachverhaltes. Das Argument der lebensbedrohlichen Tumordurchsetzung der Darmwand mit einer Durchwanderungsperitonitis könnte vielleicht auf den ersten Blick überzeugen – auf den zweiten Blick sind jedoch fachlich begründete Zweifel an der Aussage des Sachverständigen anzumelden: Zum Ersten sind maligne Lymphome des Magen-Darm-Traktes Raritäten im Vergleich zu den anderen bösartigen Erkrankungen des lymphatischen Systems. Zurückhaltung vor jeder chirurgischen Manipulation war aus vorbezeichneten Gründen geboten.

Zum Zweiten hatte noch keine Darmperforation zum Zeitpunkt des ersten operativen Eingriffs bestanden. Ebenso hatte noch keine echte, d. h. diffuse Bauchfellentzündung (Peritonitis), sondern nur ein lokaler Reizzustand des Bauchfells im Bereich des Bauchfellüberzugs der tumorbefallenen Darmsegmente vorgelegen. Peritonitis ist eben nicht Peritonitis!

Wie ist also die Aussage des Gerichtssachverständigen zu bewerten, dass innerhalb von Stunden bzw. weniger Tage mit einer Perforation zu rechnen gewesen wäre? Die Antwort darauf lautet, dass unter Zugrundelegung des geltenden Wissensstandes eine solche Perforationsgefahr weitaus geringer einzuschätzen war, als es den Angaben des Sachverständigen entsprach. Zu diesem Zusammenhang gibt z. B. eine Publikation aus der chirurgischen Universitätsklinik Düsseldorf exemplarisch Auskunft über die chirurgischen Strategien bei derartigen hochmalignen Lymphomen des Magen-Darm-Traktes: »(...) Bei hochmalignen Lymphomen darf die Kuration der Erkrankung angesichts der Effekte der Chemotherapie nicht durch die Erweiterung des Eingriffes erzwungen werden. (...) Die Erweiterung (...) ist (...) nur in begründeten Ausnahmefällen gerechtfertigt. (...)«[119] Warum ist der chirurgische Sachverständige nicht auf diese von mir im eigenen Gutachten zitierte Arbeit eingegangen?

In einer weiteren Übersichtsarbeit aus dem Jahre 1997, somit aus dem Jahr der klagegegenständlichen Operation, wird explizit betont, dass die Argumente für die Entfernung von Magen-Darm-Anteilen und Verweise von chirurgischer Seite auf Komplikationen wie Blutungen oder Perforationen erheblich überschätzt würden: »(...) Komplikationen wie Perforationen oder Blutung als Folge konservativer Therapie, die in der Literatur immer wieder als Argument für die Operation zitiert werden, wurden nach neuerer Literatur erheblich überschätzt und sind keinesfalls höher als peri- oder postoperative Morbidität und Mortalität. (...)«[120] Das heißt nichts anderes, als dass das Risiko, an einer Perforation zu sterben bei weitem nicht höher, vielmehr geringer ist als das Risiko, an den Folgen des operativen Eingriffes selbst zu sterben!

Die Schlussfolgerungen in diesen Publikationen sind eindeutig. Beide Gerichtssachverständige konnten auf keine einzige Publikation verweisen, die zu anderen Schlussfolgerungen gekommen wäre.

Dass die von mir zitierten Publikationen dem entsprechen, was man in grober Näherung als medizinische »Wahrheit« bezeichnen könnte, ist anhand von *Cancer* zu belegen, der weltweit renommiertesten onkologischen Zeitschrift überhaupt. Eine Publikation in dieser Zeitschrift beschäftigte sich z. B. mit der Rolle der Chirurgie in der Behandlung von malignen Lymphomen des Magens anhand einer ausführlichen Literaturrecherche. Die Autoren der Studie berichteten, dass 76 Patienten mit einem bösartigen Lymphom des Magens in die Studie übernommen worden waren. Bei 45 Patienten wurde der Magen ganz oder teilweise entfernt, bei sieben Patienten stellte es sich intraoperativ heraus, dass der Tumor technisch nicht mehr operabel gewesen war, und 23 Patienten konnten von vornherein nicht operiert werden wegen vorbestehender Risiken, d. h. vor allem wegen ihres schlechten Allgemeinzustandes. Ein Patient starb nach Klinikaufnahme an einem Herzinfarkt. Bei den 30 nicht mehr operativ behandelbaren Patienten war es in keinem einzigen Fall zu einer Perforation, d. h. zu einem Wanddurchbruch gekommen! Die Autoren dieser Studie kamen deshalb zu der Bewertung: »(...) These findings, together with data form the literature, suggest, that some of the advantages claimed for surgery (...) have been overestimated of the risk of perforation. (...)«[121]

In einer weiteren Publikation aus eben dieser renommierten Zeitschrift über Lymphome des Magen-Darm-Traktes wurde ein Patientenkollektiv von 117 Patienten nachuntersucht: Davon war bei 48 Patienten der Tumor im Magen lokalisiert gewesen, bei 37 Patienten im Dünndarm, bei 13 Patienten im Übergangsbereich Dünndarm/ Dickdarm, bei zwei Patienten in der Appendix (Blinddarm) und bei elf Patienten im Dickdarm. Bei sechs Patienten bestand ein diffuser Befall in Dünn- und Dickdarm. Beschrieben wurden in dieser Arbeit vor allem die klinischen Symptome und der Verlauf. Nur bei vier Patienten war es zu einem Wanddurchbruch gekommen, nämlich bei einem Patienten mit einem Magenlymphom und bei drei Patienten mit einem Darmlymphom. In den feingeweblichen Untersuchungen dominierte bei allen Patienten die vollständige tumoröse Durchsetzung der Magen- und Darmwand durch die Tumormassen, und in der Hälfte der Fälle waren die Tumorzellen umgeben von massenhaften nicht tumorösen Entzündungszellen. Alle Lymphome waren bei Diagnosestellung sehr groß mit einem mittleren Durchmesser von etwa sieben Zentimetern. Sie dürften somit den Lymphominfiltrationen im mittleren oberen Dünndarmbereich unseres Patienten entsprochen haben. Dass der intraoperative Aspekt anlässlich der Erstoperation bei unserem Patienten für ein Magen-Darm-Lymphom nicht ungewöhnlich gewesen war, geht u. a. auch aus nachfolgendem Passus dieser wissenschaftlichen Arbeit hervor: »(...) Since lymphomas of the gastrointestinal tract are at times associated with destruction of the full thickness of the bowel wall without an associated desmoplastic reaction, it is not surprising that a number of these neoplasms perforate. (...)«[122]

Dieser Publikation ist also eindeutig zu entnehmen, dass es nur bei 3,7 Prozent dieser Patienten zu einer Perforation gekommen war.

Im Lichte dieser Publikation werden die weiter oben zitierten Schlussfolgerungen aus einer deutschsprachigen Arbeit eindrucksvoll bestätigt, dass das Risiko einer Perforation keinesfalls größer, sondern kleiner ist als das Risiko, an dem operativen Eingriff selbst zu sterben! Was in *Cancer* steht, hat Gewicht und gilt weltweit.

Betrachtet man die Schlussfolgerungen aus dieser renommiertesten Krebs-Zeitschrift der Welt auf der einen Seite und die Ausführungen der Gerichtssachverständigen auf der anderen Seite, so mutet es ausgesprochen merkwürdig an, wenn ein chirurgischer Sachverständiger feststellt, ohne dies zu belegen, dass es bei dem Patienten ohne Behandlung innerhalb weniger Stunden bis Tage zu einer Perforation gekommen wäre. Der publizierte Wissensstand spricht doch ganz augenfällig für das Gegenteil! Es mutet zudem merkwürdig an, dass der chirurgische Gerichtssachverständige sich noch nicht einmal veranlasst gesehen hatte, die Schlussfolgerungen aus diesen hochrangigen Publikationen zur Kenntnis zu nehmen.

Freilich vermögen Begriffe wie »Darmwandnekrose« und »Durchwanderungsperitonitis« die Dramatik des Falles zu unterstreichen. Aber diese Dramatik darf nicht dazu verleiten, aus Überreaktionen heraus einen »point of no return« zu schaffen, der den weiteren Weg zu weitaus wirksameren therapeutischen Optionen versperren könnte.

Warum wurden diese Publikationen aus dem internationalen und aus dem deutschsprachigen Schrifttum nicht im Gutachten des Gerichtssachverständigen zitiert? Die Verwendung von Begriffen wie »Bauchfellentzündung« und »Absterben der Darmwand« muss einen medizinisch ungeschulten Richter zwangsläufig zu der Erkenntnis führen, dass nur ein sofortiger chirurgischer Eingriff mit der Entfernung dieser ja ganz offensichtlich unmittelbar vor der Durchbruch stehenden Darmanteile dem Patienten zumindest eine geringe Überlebenschance eingeräumt und ein konservatives Vorgehen unweigerlich und unmittelbar den Tod des Patienten bedeutet hätte. Der publizierte Erkenntnisstand kommt jedoch zu ganz anderen Schlussfolgerungen.

In Wahrheit hätten gleich mehrere alternative und zum Teil weitaus bessere therapeutische Optionen zur Verfügung gestanden:

- nur eine Bauchspiegelung (Laparoskopie) mit Entnahme von einigen repräsentativen Gewebeproben zur sicheren feingeweblichen Artdiagnostik und sofortigen aggressiven zytostatischen Therapie des zu diesem Zeitpunkt schon nicht mehr heilbaren Tumorgeschehens und keine weiteren chirurgischen Maßnahmen
- Laparotomie (konventionelle Eröffnung des Bauchraumes) und die Beendigung des Eingriffes als Probelaparotomie nach Entnahme von repräsentativen Gewebeproben, die eine auf den Tumortyp maßgeschneiderte Chemotherapie ermöglichen sollten.
- Laparotomie (konventionelle Eröffnung des Bauchraumes) und operative Entfernung des Hauptbefundes am Übergang Dünndarm/Dickdarm, anschließend Anlage eines künstlichen Darmausgangs unter Verzicht auf eine Darmnaht. Dies unter der Vorstellung, dass dem Patienten nur eine sofort nach der Operation einsetzende aggressive Chemotherapie helfen könnte. Nach Durchführung der Zytostatikatherapie hätte im Intervall und unter einem geringeren operativen Risiko dieser Dünndarmkunstafter aufgelöst und die Darmpassage durch eine Naht wiederhergestellt werden können. Die im mittleren und oberen Dünndarmbereich gelegenen Lymphompakete hätten belassen werden können, weil unter einer wirksamen zytostatischen Therapie ja eine Rückbildung und Verkleinerung, ja möglicherweise sogar ein komplettes Verschwinden dieser Tumorpakete erwartet werden konnte.
- Laparotomie (konventionelle Eröffnung des Bauchraumes) und Belassen aller Tumoren in situ, Anlage eines zeitweiligen Dünndarm-Kunstafters vor dem Hauptbefund in der Dünndarm/Dickdarm-Übergangszone als Vorsorgemaßnahme für den Fall, dass dieser Haupttumor vielleicht doch zu einer kompletten Verlegung der Darmpassage führen könnte.

Die überwältigende Mehrheit der Chirurgen in Deutschland hätte in gleicher Situation nur eine Biopsie durchgeführt und den Bauchraum schnellstmöglich wieder verschlossen, oder aber sie hätten sich für die letztgenannte Möglichkeit entschieden, nämlich die alleinige Anlage eines Kunstafters. Angesichts der sofort nach der Operation aus vitaler Sicht dringlich erforderlichen zytostatischen Behandlung galt es, das durch den operativen Eingriff verursachte Risiko möglichst klein zu halten, was auf der anderen Seite den Verzicht auf Darmnähte bedeuten musste. Stattdessen wurde ein chirurgischer Maximaleingriff durchgeführt. Das durch diesen großen operativen Eingriff verursachte große Risiko wurde postoperativ durch die zytostatische und immunsuppressive Therapie zusätzlich noch gesteigert.

Es wäre allemal besser gewesen, bewusst das weitaus kleinere Risiko einer Darmperforation gegen dieses vielfach höhere Risiko nach einem solchen Maximaleingriff einzugehen. Hätte man diese Risiken sorgfältig und unter dem Rückgriff auf den zitierten publizierten Wissens- und Erfahrungsstand gegeneinander abgewogen, so wäre man zwangsläufig zu der Erkenntnis gekommen, dass das Behandlungsregime bei diesem Patienten aus objektiver Sicht unverständlich gewesen war.

Ich habe diesen Fall so ausführlich dargestellt, um die Schwierigkeiten in der gutachterlichen Bewertung derart komplexer medizinischer Sachverhalte deutlich zu machen. Ich wollte zeigen, wie ein Richter damit völlig überfordert sein kann, zu einer aus juristischer Sicht richtigen Bewertung derart komplexer Sachverhalte zu kommen. Richter sind auf die korrekte, d. h. auf die fachlich korrekte Sachverhaltsdarstellung unter Zugrundelegung der wissenschaftlichen Erkenntnis durch den gerichtlichen Sachverständigen angewiesen. Und ich wollte an diesem Fall auch zeigen, wie durch einfaches Betonen kleinerer Details sowie das Weglassen anderer, nur scheinbar unwichtiger Details die gutachterliche Bewertung eines medizinischen Sachverhaltes eine vollkommen andere Richtung nehmen kann.

Dieses Beispiel mag auch ein Paradebeispiel dafür sein, wie schwer es für die Patienten vor Gericht oft ist, zu Recht und Gerechtigkeit zu kommen.

Als abschließendes Bonmot möchte ich hinzufügen, dass mir der internistische Sachverständige vorgeworfen hatte, mir sei der Unterschied zwischen einem T- und einem B-Zell-Lymphom nicht bekannt, und dass als Dreingabe der chirurgische Sachverständige noch einwarf, ich sei nicht kompetent für die Beurteilung derartiger viszeralchirurgischer Sachverhalte. Dies verleiht diesem merkwürdigen Fall noch eine besonders pikante Note, weil ich auf zahlreiche eigene Publikationen auf viszeral-chirurgischem Gebiet zurückblicke, ich mich über viszeral-chirurgische Operationstechniken habilitiert habe und das Thema meiner Antrittsvorlesung zudem ein viszeral-chirurgisches Thema gewesen war.

Selbst einen medizinischen Laien muss beim Lesen dieser Zeilen das Gefühl beschleichen, dass bei diesem Fall wohl einiges im Argen lag. Was sehr bedenklich stimmt, ist die Tatsache, dass dies keine Einzelfälle waren. Und es zeigt, woran es liegen könnte, dass nur etwa vier Prozent der vor Gericht verhandelten Behandlungsfehlerverfahren durch ein positives Urteil für die Patientenseite abgeschlossen werden. Wie verständlich sind da die Verzweiflung und die Wut von Patienten, die vor Gericht auf derart merkwürdige Weise abgeschmettert wurden.

So kann es nicht bleiben.

So darf es nicht bleiben.

Jeder Mensch kann irren, auch der fähigste Arzt und der sorgfältigste Gutachter. Es kann aber nicht sein, dass Gerichtsgutachter, nach außen honorige Vertreter ihres Faches, sich in einer unreflektierten Selbstherrlichkeit gebärden, die der Medizin und ihrem ethischen Selbstverständnis einen irreversiblen Schaden zufügen kann. Wie man es auch drehen und wenden mag: Das Behandlungsmanagement im geschilderten Fall war aus fachlicher Sicht nicht nachvollziehbar und hat das Ableben eines schwerkranken Patienten noch zusätzlich beschleunigt.

Was bleibt, sind fassungslose Angehörige. Was bleibt, sind Fragen nach dem, was man unter Gerechtigkeit verstehen könnte. Dieses Verfahren ist juristisch längst abgeschlossen, aber wesentliche menschliche Fragen blieben unbeantwortet.

Privatgutachter sind prinzipiell parteiisch und nicht objektiv, wie wir weiter oben lernen mussten. Man will mit ihnen nicht so recht etwas zu tun haben. Sie passen nicht in das Kalkül. Für die Sachbearbeiter in den Büros der Haftpflichtversicherungen sind sie ein dauerndes Ärgernis, für nicht wenige Kollegen der Ärzteschaft Nestbeschmutzer und für die Justiz Ruhestörer, die den ordnungs- und gewohnheitsmäßigen Ablauf von Behandlungsfehlerverfahren behindern. Nur die gerichtlich bestellten Sachverständigen sind Garanten der medizinischen und gutachterlichen Erkenntnis und dementsprechend auch eines gerechten Urteils.

Über die merkwürdige Rolle mancher Sachverständiger vor Gericht ist aus dem berufenen Munde eines ehemaligen Direktors einer der renommiertesten deutschen Universitätskliniken durchaus Bedenkenswertes zu lesen: »Die Durchsicht vieler Vorgutachten zeigt, dass Sachverständige durchaus nicht immer um ihre Pflichten wissen und sich nicht immer um eine ganz objektive Beurteilung des Sachverhaltes bemühen. Hier spielen verschiedene Ursachen eine Rolle. Einmal kann ein ›Schulenstreit‹ im Gutachten ausgetragen werden (…) oder aber er vertritt berufspolitische Interessen. (…)«[123]

Arroganz kommt vor dem Fall

Ein Landwirt im Fränkischen hatte eines Tages hellrotes Blut beim Stuhlgang bemerkt. Zunächst wollte er diese Symptome nicht wahrhaben. Als die Blutungen über Monate immer wieder auftraten, ging er schließlich zu einem Internisten, der eine Spiegelung des Dickdarms durchführte. Bei dieser Untersuchung wurde ein großer Tumor im oberen Mastdarmbereich festgestellt. Eine große Operation war erforderlich.

Während dieses Eingriffs stellte sich ein großer Tumor dar, der zum Glück für den Patienten noch keine Metastasen gestreut hatte. Große Teile des Mastdarms und des linksseitigen Dickdarms mussten entfernt werden. Mit einem Nähapparat wurden die Darmenden knapp oberhalb des Analkanals wieder vereinigt. Diese Darmnaht (Anastomose) war gut durchblutet und lag spannungsfrei und locker in der Tiefe des kleinen Beckens, so dass aus chirurgischer Sicht günstige Voraussetzungen für einen ungestörten Heilungsverlauf bestanden. Es wurden zwei Drainagen in den Bauchraum eingelegt, anschließend wurde die Wunde verschlossen. Nach der Operation kam der Patient auf die Intensivstation.

Der Patient hatte in seinem Leben möglicherweise dem Alkohol des Öfteren und allzu reichlich zugesprochen. In den ersten drei postoperativen Tagen war der Patient auf der Intensivstation aufgrund einer Entzugssymptomatik sehr unruhig und verwirrt, so dass er sogar fixiert werden musste. Diese Verwirrungszustände waren für die behandelnden Ärzte angesichts seiner Alkoholvorgeschichte zunächst nicht besorgniserregend und wurden als Folge des Alkoholentzugs bewertet.

Ansonsten war aus chirurgischer Sicht alles in Ordnung: Es bestand kein Fieber, bei den klinischen Kontrollen des Bauchraumes fanden sich keine Hinweise auf verdächtige Reizzustände oder gar Hinweise auf eine Bauchfellentzündung (Peritonitis) und auch die Laborwerte wiesen keine Auffälligkeiten auf. Die Drainagen, die unauffälliges Sekret förderten, wurden am vierten postoperativen Tag gezogen, und der Patient konnte am fünften postoperativen Tag auf die Normalstation zurückverlegt werden. Allerdings trat ab dem sechsten/siebten Tag nach der Operation auf einmal Fieber auf. Er erbrach mehrmals und klagte über zunehmende Schmerzen im Bereich der Bauchwunde. Auffällig war auch ein hartnäckiger Schluckauf.

Eine Ultraschalluntersuchung des Bauchraumes zeigte stark gestaute und geblähte Dünndarmschlingen. Es wurde am achten postoperativen Tag ein Einlauf mit einem wässrigen Kontrastmittel durchgeführt. Dabei fanden sich keine Hinweise, dass die Darmnaht undicht sein könnte.

Wegen der prall gestauten Dünndarmschlingen entschloss sich aber der Chefarzt, den Bauchraum doch zu öffnen. Intraoperativ stellte sich heraus, dass eine Dünndarmschlinge durch Verwachsungen abgeknickt war und so einen Passagestopp hervorgerufen hatte. Dieses abgeknickte Dünndarmstück wurde entfernt, die Darmenden wurden mit einer Handnaht vereinigt. Postoperativ wurde der Patient wieder auf die Intensivstation übernommen.

Am nächsten Tag, somit dem neunten Tag nach der ersten Operation, hatte er sehr hohes Fieber. Der Sauerstoffgehalt im Blut sank als Zeichen der sich verschlechternden Lungenfunktion rapide ab. Aus der Operationswunde entleerten sich größere Mengen an trübem Sekret. Der Unterbauch mitsamt der Leisten- und Hodenregion war stark angeschwollen.

Einen Tag später trat eine weitere Verschlechterung des Zustandes ein: Die Lungenfunktion brach drastisch ein, die Urinausscheidung war rückläufig, und die Laborparameter belegten ein sich anbahnendes Nierenversagen.

Am elften postoperativen Tag musste der Patient wegen des Lungenversagens intubiert und beatmet werden, gleichzeitig stellten die Nieren gänzlich ihre Ausscheidungsfunktion ein. Da sich aus der Bauchwunde nun auffälliges Sekret entleerte, wurden einige Nähte entfernt, worauf sich sofort übel riechendes, infiziertes Sekret ergoss. Im Ultraschall sowie in der computertomographischen Untersuchung des Bauchraumes waren große Mengen von freier Flüssigkeit im Bauchraum zu erkennen. Nachdem der Kreislauf des Patienten immer schwächer wurde, öffnete man in einer Notfalloperation schnell noch einmal die Bauchhöhle. Hierbei trafen die Operateure auf eine diffuse Bauchfellentzündung. Die Suche nach der Ursache ergab, dass die bei der zweiten Operation angelegte Dünndarmnaht undicht geworden war, dass sich aus dieser Leckage Darminhalt in die freie Bauchhöhle entleert und so zu der Bauchfellentzündung geführt hatte. Der Dünndarm im Bereich der undichten Nahtstelle wurde entfernt. Aufgrund der Bauchfellentzündung wurde jetzt aber keine Darmnaht mehr durchgeführt. Vielmehr wurde der zuführende Dünndarmanteil durch die Bauchdecken als Kunstafter nach außen abgeleitet und das nach unten führende Darmende blind verschlossen – eine bewährte Verfahrensweise, die die Anlage von gefährdeten Darmnähten vermeidet. Angesichts der diffusen Bauchfellentzündung wurde der Bauchraum nur provisorisch verschlossen, weil man weitere Spülungen und Säuberungen plante.

Während des gesamten Eingriffes befand sich der Patient im Zustand eines septischen Schocks und der Kreislauf musste massiv mit Medikamenten gestützt werden. Nachdem der Patient auf die Intensivstation rückübernommen worden war, blieb sein Kreislauf weiter instabil. Der Patient starb wenige Stunden später.

Die Ehefrau des Verstorbenen wandte sich an den chirurgischen Chefarzt, einen in Fachkreisen nicht unbekannten Professor. Sie wollte von ihm wissen, wie es zu diesem furchtbaren Verlauf kommen konnte. Der Professor wies sie jedoch barsch und kurzerhand ab und sah sich nur zu der Bemerkung veranlasst, dass er sich nichts vorzuwerfen habe und dass sie ruhig vor Gericht gehen könnte, eine Chance hätte sie sowieso nicht. Sprach's, drehte sich um und ging seiner Wege.

Diese Frau hatte mit ihrem Ehemann den eigenen landwirtschaftlichen Betrieb geführt. Sie hatte es, wie sie mir später einmal erzählte, weiß Gott nicht immer leicht mit ihrem Mann gehabt. Dennoch hatten sie über die Jahre in harter Arbeit zusammengehalten, und weil sie Aufklärung darüber wollte, was ihrem Mann zugestoßen war, wandte sie sich an die zuständige Gutachter- und Schlichtungsstelle. Diese beauftragte den Direktor einer chirurgischen Universitätsklinik mit dem Fall, der in seinem Gutachten zu der Bewertung kam, dass keine Behandlungsfehler zu erkennen seien. Der Verlauf sei schicksalhaft gewesen.

Nach meiner gutachterlichen Auffassung konnte jedoch ab dem neunten, spätestens ab dem zehnten postoperativen Tag eine richtungweisende Verschlechterung des klinischen Zustandsbildes als erwiesen gelten: hohes Fieber, Austritt von infiziertem Sekret aus der Wunde, starker Anstieg der weißen Blutkörperchen, drastische Verschlechterung der Sauerstoffsättigung im Blut. Spätestens zu diesem Zeitpunkt lag nach meiner Auffassung der Zustand einer Blutvergiftung (Sepsis) vor. Der Ausgangsherd dieser Vergiftung war zwingend im Bauchraum zu vermuten.

Aber genau über diesen kritischen Zeitraum war in den Behandlungsunterlagen kein einziger klinisch-ärztlicher Untersuchungsbefund zu finden, wie z. B. der einer eingehenden Untersuchung des Bauchs mit Abtastung der Bauchdecken und Abhören der Darmgeräusche. Derartige Untersuchungen wären zur klinischen Verlaufskontrolle mehrfach erforderlich gewesen, sowohl tagsüber als auch nachts.

Zudem musste der Austritt von größeren Mengen an trübem Sekret aus den Bauchdecken als hochverdächtiger Hinweis für eine Bauchfellentzündung gelten. Somit hatten spätestens ab dem zehnten postoperativen Tag dringende Anzeichen für eine sich im Bauchraum anbahnende Komplikation bestanden, und der Patient hätte mindestens vierundzwanzig Stunden früher zum zweiten Mal operiert werden müssen.

Eine zeitliche Verzögerung von einem ganzen Tag bei einer sich entwickelnden Bauchfellentzündung bedeutet aber einen langen und für den weiteren Verlauf wesentlichen Zeitraum, in dem ein solches Infektionsgeschehen von seinem Ausgangsherd auf den gesamten Bauchraum übergreifen und damit die Überlebensprognose drastisch verschlechtern kann.

Als die Re-Operation mit einer erheblichen Verspätung durchgeführt wurde, hatte sich der Patient schon im Zustand eines fortgeschrittenen Herz-Kreislauf-, Lungen- und Nierenversagens befunden und war nur wenige Stunden danach auf der Intensivstation gestorben.

Aus diesen Gründen waren nach meiner gutachterlichen Auffassung erhebliche Fehler im Behandlungsmanagement anzumahnen.

Seit Beginn des 20. Jahrhunderts stellt die Behandlung der diffusen Bauchfellentzündung eine bis heute immer noch nicht befriedigend gelöste Herausforderung für die Chirurgie dar. Auch heute noch haben die im Jahre 1926 von Martin Kirschner formulierten Behandlungsprinzipien Gültigkeit, nämlich das Prinzip der frühestmöglichen und konsequenten Sanierung des Ausgangsherdes der Bauchfellentzündung sowie die sich daran anschließenden Nachoperationen, Spülungen und nicht zuletzt das Offenlassen des Infektionsherdes. Es entspricht als gesichert geltendem Wissensstand, dass die Prognose dieser schweren und immer noch lebensbedrohlichen Erkrankung umso günstiger ausfällt, je frühzeitiger und konsequenter die Herdsanierung erfolgt.

Nach eigener Auffassung war in diesem Fall diesen gültigen Grundprinzipien zuwidergehandelt worden. Denn der Patient hatte sich über vierundzwanzig Stunden unbehandelt im Zustand eines Mehrorganversagens befunden und war erst mit großer zeitlicher Verzögerung im Zustand eines nicht mehr beherrschbaren Kreislaufversagens nachoperiert worden.

Das war es eigentlich, was diese Bauersfrau vom Professor hatte wissen wollen, und deshalb sagte sie zu dem Chefarzt: »Mein Mann kann es nicht mehr, deshalb werde ich es klären«, und erntete dabei nur ein überlegenes Achselzucken.

Hätte es in dieser Situation den Versuch einer Entschuldigung oder eine Äußerung des Mitgefühls gegeben, wäre der Verlauf der Angelegenheit wahrscheinlich ein ganz anderer gewesen.

Die Wahrheit war dieser einfachen Frau, die sehr klare Vorstellungen davon hatte, was richtig und anständig ist, nicht geschuldet worden, und so machte sie sich auf den Weg, diese zu suchen. Beherzt nahm sie den ungleichen Kampf auf.

Von heute auf morgen stand sie mit ihrer Landwirtschaft allein da. Alle Existenzgrundlagen waren ihr schlagartig entzogen worden. Zu dem Schmerz um den Verlust des Mannes kamen drückende existenzielle Sorgen und schlaflose Nächte hinzu. Phasen der Verzweiflung und Hoffnungslosigkeit mussten durchlebt werden. Nur mit Hilfe eines Psychiaters konnte sie die jahrelange Tortur ertragen.

Um Antworten zu erhalten, hatte sie sich zunächst an die zuständige Schlichtungsstelle bei der Landesärztekammer gewandt. Nach dem Schiedsspruch der Gutachterkommission, dass kein Behandlungsfehler vorläge, fiel sie erneut in ein tiefes Loch. Sie lebte jedoch in der tiefen Überzeugung, dass sie den Gang vor Gericht ihrem Mann schuldig sei, wie sie mir erzählte. Nach jahrelangen Auseinandersetzungen beauftragte das zuständige Gericht als Sachverständigen den ärztlichen Direktor einer großen Klinik im Ruhrgebiet, der in seinem Gutachten zu der gleichen Bewertung wie ich kam, nämlich dass vorwerfbare Behandlungsfehler ganz offenkundig seien: Der Patient sei um mindestens einen Tag verspätet nachoperiert worden, schon am Vortag dieser Operation habe eine Situation vorgelegen, die die Diagnose einer Sepsis gerechtfertigt habe. Schon am Vortag hätte sich ein Nierenversagen als Folge dieser Sepsis eingestellt. In den Unterlagen hätten sich zudem keine Hinweise auf eine ausführliche klinische Untersuchung des Patienten befunden. Die Überlebenschancen des Patienten seien durch die verspätete Re-Laparotomie auf ein Minimum verringert worden.

Dieser – wie ich meine – mutige Gerichtsgutachter sah sich nach seinem gutachterlichen Statement vehementen Angriffen durch die den Chefarzt vertretende Rechtsanwaltskanzlei ausgesetzt: Der geringste Vorwurf lautete noch, dass er einseitig geurteilt hätte, dass sein Gutachten in »sachunangemessener Weise nicht unter Zugrundelegung der maßgeblichen Ex-ante-Beurteilung« erstellt worden sei. Außerdem seien wichtige Verlaufsdaten unterschlagen worden.

Trotz der mit großer Wucht und Polemik vorgetragenen Angriffe, die dem Autor aus seiner jahrzehntelangen gutachterlichen Tätigkeit bestens bekannt sind, blieb dieser Gutachter bei seiner Bewertung, dass in der Behandlung dieses Falles gegen elementare medizinische Behandlungsstandards verstoßen worden und die Vorgehensweise aus objektiver medizinischer Sicht nicht verständlich sei. Mit diesem medizinischen Passus bestätigte der Gutachter einen im juristischen

Sprachgebrauch groben Behandlungsfehler, der in der Regel zur Beweislastumkehr führt.

Nach acht Jahren eines zähen und zeitweilig mit brutaler Härte geführten Kampfes erging im Jahre 2009 dann endlich ein Gerichtsurteil, nach erneuten heftigen und fast turbulenten Auseinandersetzungen, wie man mir berichtete. In diesem Urteil wurden die Vorwürfe der Klägerseite in allen Punkten bestätigt.

Diesen anfangs völlig ungleichen Kampf hatte die einfache Frau gegen einen überheblichen Chefarzt und trotz der polemischen Attacken einer auf die Vertretung von Ärzten spezialisierten Anwaltskanzlei gewonnen, die landauf, landab ihre Dienste in vielen medizinischen Zeitschriften und auf Hochglanzbroschüren anpreist. Diesmal hatte die kleine und unbedeutende Landfrau der Wucht der Angriffe Stand gehalten, diesmal war es ein Sachverständiger des Gerichtes gewesen, der sich unerschrocken dem Pfeilregen ihrer Vorwürfe aussetzte, diesmal hatte das Kleine und Schwache gesiegt – ein einziger solcher Sieg wiegt zehn Niederlagen auf.

Ich habe oft und lange mit dieser einfachen fränkischen Landfrau gesprochen, und ihr wäre es sogar sehr recht gewesen, wenn ich den Mantel der Anonymität von diesem Verfahren genommen und auch Namen genannt hätte.

Diese Frau wollte eigentlich nur wissen, was ihrem Mann widerfahren war, und es war die Arroganz der Macht gewesen und das Gefühl eines ohnmächtigen Ausgeliefertseins an diese Macht, die ihr die Kraft gegeben hatten, all die Jahre durchzuhalten.

Der Arzt als Opfer

Die zunehmende Ökonomisierung und Verrechtlichung der Medizin, finanzielle Zwänge, hohe Verantwortung, Leistungsstress und lange Arbeitszeiten führen den Arzt immer wieder an den Rand einer fehlerträchtigen Zerreißprobe.

Jedes Jahr nehmen sich bis zu 200 Ärzte das Leben, wie die *Bild-Zeitung* im Jahre 2008 schrieb. Im Spagat zwischen technischer Rationalität und berufsspezifischer Emotionalität drohen viele Ärzte zu zerbrechen. Psychische Probleme, Burn-out und Suchtprobleme sind bei Ärzten überdurchschnittlich häufig zu beobachten.

»Kostendruck und unmenschliche Arbeitsverdichtung machen immer mehr Ärzte krank«, stellte auch Professor Dietrich Hoppe, der Präsident der Bundesärztekammer, auf dem Deutschen Kongress für Orthopädie und Unfallchirurgie im Jahre 2008 in Berlin fest.

Oft sieht sich der Arzt durch die hohen Erwartungen von Patienten und Medienöffentlichkeit in eine Rolle gedrängt, die er menschlich schlechterdings nicht bewältigen kann. Gerade der moderne Arzt ist nicht nur Helfer, sondern oft auch selbst Hilfsbedürftiger. Er ist nicht das Ideal, das viele Patienten immer noch in ihm sehen wollen, ein Ideal, das alle menschlichen, beruflichen und charakterlichen Qualitäten in sich vereinigt, die sie selbst nicht haben und die sie deshalb in ihrem Arzt suchen. Umso größer ist dann die Enttäuschung über eine fehlgeschlagene Therapie, einen ausbleibenden Heilerfolg oder gar einen Zwischenfall im Rahmen der Behandlung.

Diese enttäuschten hohen Erwartungshaltungen auf Seiten der Patienten mischen sich oft mit einer mangelnden Kooperation bei der Behandlung und Unkenntnis über die medizinischen Zusammenhänge. Die Enttäuschung, die Wut über einen therapeutischen Fehlschlag ist deshalb so groß, weil sich der Patient bei einem chirurgischen Eingriff dem Arzt in seiner ganzen kreatürlichen Existenz ausliefert. Kommt es nach einer Operation zu einer schweren Infektion oder vielleicht gar zu einer Lähmung von Armen und Beinen mit der Folge lebenslanger Hilfsbedürftigkeit, so ist das Maß der Enttäuschung und Verbitterung ob dieses vermeintlich missbrauchten Vertrauensvorschusses umso größer. In dieser Situation genügt nur ein einziges unüberlegtes Wort des Arztes, eine ungeschickte Geste, und der Patient wendet sich abrupt an einen Anwalt.

In ihrer Verantwortlichkeit sind die operativen Disziplinen besonders exponiert, da dort »Tatzeit«, »Tatort« und »Täter« relativ einfach auszumachen sind. Klageauslösende Verhaltensweisen sind auch Bagatellisierungen des Schadens oder unbedachte Äußerungen des Arztes (oft aber auch der nicht-ärztlichen Mitarbeiter). Gar nicht so selten sind es auch die ärztlichen Berufskollegen, die sich angesichts eines gesteigerten Konkurrenzdruckes zu abfälligen Bemerkungen über die Vorbehandler hinreißen lassen: »Wer diesen Mist gebaut hat, soll ihn gefälligst auch selbst in Ordnung bringen.« Sehr schnell kann sich ein solchermaßen – ob zu Recht oder zu Unrecht – angeschuldigter Arzt in der Öffentlichkeit diskreditiert sehen. Oft finden auch in der Medienöffentlichkeit unkritische Vorverurteilungen statt, die sich z. B. für ein städtisches oder kommunales Krankenhaus existenzgefährdend auswirken können. Da wird beispielsweise die Ehefrau eines bekannten Lokalpolitikers im Städtischen Krankenhaus an einer akuten Blinddarm- oder Gallenblasenentzündung operiert. Während der Operation stellen sich vorher nicht absehbare Komplikationen ein. Der Chirurg meistert zwar den Eingriff nach allen Regeln der Kunst, aber es kommt zu Heilungsstörungen der Wunde. Ein oder zwei Nachfolgeeingriffe werden erforderlich – und schon fragt eine besorgte Medienöffentlichkeit nach, wie dem Herrn Professor dieses Malheur unterlaufen konnte, wo sich doch die Patientin nur einer harmlosen Operation des Blinddarm oder der Gallenblase unterzogen hatte. Und die Frau des Lokalpolitikers, die weiß, wie wichtig sie ist, beklagt sich bei ihren Tennis- oder Golfpartnerinnen, dass sie den geplanten Sommerurlaub auf Sylt abblasen musste: »Mit diesem Bauch kann man sich ja nicht mehr am Strand zeigen.«

Wer fragt da schon nach den Gefühlen des verklagten Arztes, des Chirurgen, der sich mit dem Vorwurf eines schweren Behandlungsfehlers konfrontiert sieht und der doch weiß, dass es sich nur um die Verkettung unglückseliger Zufälle gehandelt hatte, an denen er keine oder allenfalls eine geringe Mitschuld trug. Ein kleines Versäumnis, das jedem anderen normalen Menschen in gleicher Weise hätte unterlaufen können, kann sich im ärztlichen Bereich zu einem schweren Schaden für den Patienten auswachsen, wenn z. B. im Rahmen einer scheinbar harmlosen Routineoperation eine bis dato unbekannte Blutgerinnungsstörung oder Störung des Immunsystems zu schweren postoperativen Komplikationen führt. Zu diesem Versäumnis hatte es vielleicht nur deshalb kommen können, weil der abnorme Gerinnungsbefund durch das Labor den behandelnden Ärzten nicht rechtzeitig übermittelt worden war und weil sich deshalb der Chirurg in der trügerischen Sicherheit gewogen hatte, dass mit seinem Patienten alles in Ordnung sei. Für alle Abläufe in der Klinik trägt der Chefarzt die Verantwortung, auch für Unachtsamkeiten des Personals.

Da werden, wie ich weiter oben geschildert habe, bei einer Hüft- oder Knieoperation die falschen Prothesen implantiert und dies einzig aus dem banalen Grund, weil das Personal diese Prothesentypen im falschen Fach deponiert hat – der Chefarzt aber muss dafür geradestehen und trägt dafür die Verantwortung. Wie soll er einen solchen Fehler einer aufgebrachten Medienöffentlichkeit erklären? Als organisatorischen oder technischen Fehler? Welcher Laie kann verstehen, wie schnell man ein Bauchtuch oder einen Tupfer im Operationsgebiet vergessen kann, selbst heute noch und trotz Beachtung aller Sicherheitsmaßnahmen. Ein derartiges Malheur wird auch in Zukunft immer wieder vorkommen. Aber wehe dem, dem ein solches Versäumnis widerfahren ist! Allen seinen Zukunftsperspektiven kann ein derartiger Zwischenfall das jähe Ende bescheren.

Für viele verklagte Ärzte ist es schwer, nach einem derartigen Fehler wieder Mut zu fassen. Möglicherweise tuscheln die Kollegen über ihn, weil er mit dem Stigma eines schweren Behandlungsfehlervorwurfes behaftet ist. Sein Selbstbewusstsein befindet sich auf dem absoluten Nullpunkt. Selbstvorwürfe, Versagensängste peinigen ihn umso mehr, je größer die ethischen Ansprüche an die eigene Person und seine Arbeit vorher gewesen waren.

Viele Behandlungsfehlervorwürfe von Patienten sind zudem unbegründet, und unversehens sieht sich ein Arzt schuldlos an den Pranger gestellt. An derartige Vorwürfe schließen sich nicht selten zermürbende Behandlungsfehlerverfahren an, die ein zu Unrecht verklagter Arzt ohnmächtig über sich ergehen lassen muss: Der Arzt wird zum Opfer.

Ärzte, die sich mit Behandlungsfehlervorwürfen konfrontiert sehen, müssen sich oft insgeheim eingestehen, dass ihr vormaliges Vertrauen in die Patientenschaft erschüttert und einem grundlegenden Misstrauen gewichen ist. Die Arbeit in der Praxis oder der Klinik wird zur Last, da die ursprüngliche freundliche und vertrauensvolle Zuneigung zu den Patienten einem belastenden und durch Misstrauen geprägten Verhalten gewichen ist.

Immer häufiger ist zu beobachten, dass leitende Ärzte schon bei Einleitung von Ermittlungsverfahren suspendiert werden, wenn ihre »Schuld« noch gar nicht erwiesen ist. Klauseln in Chefarztverträgen besagen, dass das Dienstverhältnis gekündigt oder beendigt werden kann, sobald ein Behandlungsfehlerverfahren gegen den Chefarzt läuft. Wie will ein leitender Arzt seinen Beruf mit Hingabe ausüben, wenn in seinem Vertrag eine Klausel steht, die die sofortige Auflösung der Dienstverhältnisse im Falle eines Behandlungsfehlerverfahrens vorsieht? Wie handelt jemand, der Tag für Tag eine solche unsichtbare Zeitbombe mit sich herumträgt? Wird nicht im Zentrum seiner Überlegungen und seines Handelns – ob bewusst oder unbewusst – an erster Stelle das Prinzip der Absicherung gegen juristische Auseinandersetzungen stehen und nicht das Ziel des auf lange Sicht für den Patienten besten Heilverfahrens? Wird nicht eine Art Defensivmedizin die zwangsläufige Folge sein?

Dass solche Entwicklungen, wie wir eindrucksvoll an den USA beobachten können, unsere medizinische Versorgung nicht besser und unser Gesundheitswesen nicht kosteneffektiver gestalten wird, liegt auf der Hand.

Am schlimmsten aber ist die zunehmende Erosion der Vertrauensbasis des herkömmlichen Arzt-Patienten-Verhältnisses, das sich in absehbarer Zeit als Desaster für unser gesamtes Heilwesen auswirken könnte! Viele Ärzte sehen sich hilflos mit Behandlungsfehlervorwürfen konfrontiert, ohne eine Chance eingeräumt zu bekommen, mit den betroffenen Patienten ein klärendes Gespräch zu führen. Oft handelt es sich ja um Patienten, die sie jahrelang mit großem Engagement und Einsatz behandelt haben, die auf einmal brüsk das Angebot eines Gespräches von sich weisen.

Eine derartige Situation wurde in einem Leserbrief an das deutsche Ärzteblatt geschildert, der unbedingt lesenswert ist und den ich deshalb in anonymisierter Form zitieren möchte:

»(…) Genau dies [gemeint ist eine Entschuldigung bei dem Patienten, Anmerkung des Autors] blieb mir verwehrt, als mir vor einigen Jahren (…) ein Fehler unterlief. Als ich von dem Fehler drei Tage später erfuhr, weil der Ehemann der Patientin mich bei der (…) Ärztekammer verklagte und mir den Brief nachrichtlich zukommen ließ, war ich sehr betroffen. Daher versuchte ich sofort, mit der Patientin, die im Krankenhaus lag, Kontakt aufzunehmen und bat um die Erlaubnis, sie sprechen zu dürfen. Sowohl sie als auch die Angehörigen verweigerten mir dies ausdrücklich. Nach mehreren Monaten des Wartens wurde durch die (…) Ärztekammer, da ich ja alles zugab, ein

Behandlungsfehler festgestellt. (…) Nach mehreren Monaten erhielt ich einen Brief vom Rechtsanwalt dieser Patientin. (…) Nach weiteren drei Jahren wurde ein finanzieller Vergleich ausgehandelt. Das Schlimmste war nicht die Höhe dieser Summe, sondern die jahrelange, zermürbende Warterei. Leider muss ich aus meiner Erfahrung fast den Schluss ziehen, dass es besser ist, einen Behandlungsfehler nicht gleich zuzugeben, um sich nicht schutzlos dem Patienten und dessen Angehörigen auszuliefern.(…)«[124]

In diesem Brief zeigt sich die andere Seite der Behandlungsfehlerproblematik jenseits der schreierischen Attribute »Ärztepfusch« und »Ärztelobby«. Dort wird nämlich in gleichermaßen erschreckender Weise dokumentiert, was Patienten in zunehmendem Maße ihren Ärzten anzutun bereit sind. Es ist die Gier, aus einem erlittenen Fehler das maximal Mögliche herauszuholen, und es ist das gnadenlose Setzen auf die Stärke der eigenen Position.

Das Arzt-Patienten-Verhältnis ist keine Einbahnstraße. Der Patient ist auf die menschliche Zuneigung und Hingabebereitschaft des Arztes angewiesen. Und auf der anderen Seite ist der Arzt auf den Großmut, die Generosität und die Bereitschaft zum Vergeben des Patienten angewiesen. Einer trage des anderen Last.

Anspruchsdenken und Machbarkeitswahn

Die technologische Revolution hat den Arztberuf eines Jahrtausende alten Mythos beraubt. Der traditionelle Arzt war immer auch mit einem Teil seiner Person und seines Könnens in einer magisch-spirituellen Sphäre verortet. Selbst heute noch vermögen die Kraft und Magie einer ärztlichen Handlung, die einfache Zuwendung des Arztes zu seinem Patienten, eine heilende Wirkung zu entfalten, wie wir aus den Placebowirkungen von Scheinmedikamenten auf eine eindrucksvolle Weise lernen durften.

Diese Dimension des Heilens unter den Bedingungen der modernen, auf empirischer Erkenntnis beruhenden wissenschaftlichen Medizin, scheint unter dem Diktat zunehmender ökonomischer Zwänge zu verkümmern. Die moderne Medizin beraubt sich damit aber selbst der Macht ihrer uralten und wirkmächtigen Symbole. Hier scheint mir einer der Gründe dafür zu liegen, dass sich viele Zeitgenossen von dieser Art der Medizin abwenden und Hilfe suchen in archaischen Heilpraktiken, die sich nicht selten bedenkenlos der Macht dieser Symbole bedienen. Ein Blick auf die Berge sogenannter Gesundheitsbücher auf den Wühltischen von Großbuchhandlungen zeigt, wie groß das Interesse der Bevölkerung an Heilung für Leib und Seele aus natürlichen Quellen ist und wie groß der Durst nach einem Heilwesen ist, das von sich behauptet, den ganzen Menschen im Blickfeld zu haben, und das auf die Gesamtheit der individuellen Biographie eines Menschen abzielt.

Die Umsetzung von gesicherter wissenschaftlicher Erkenntnis und technischem Know-how in ein Heilwesen, in dem sich die Menschen mit ihren Ängsten, Sorgen sowie den Brüchen ihrer Biographie gehalten und geschützt fühlen können, gelingt der modernen Medizin in umso geringerem Maße, je größer die auf sie einwirkenden ökonomischen und wirtschaftlichen Zwänge sind.

Durch diese Zwänge sieht sich der moderne Arzt zunehmend auch in seiner Therapiefreiheit eingeengt. Leitlinien und Regularien einer Medizin, die sich ausschließlich an Behandlungsmethoden mit einer nachgewiesenen Wirksamkeit orientiert, schränken die Handlungsspielräume immer weiter ein. Wer von diesen Regularien abweicht, muss mit Sanktionen rechnen.

Die Massenausbildung von Studenten ohne wirksame Auslesekriterien zu Heiltechnikern und Gesundheitsunternehmern hat ein Zusätzliches zum grassierenden Prestigeverlust des Arztberufes beigetragen. So wurden Ärzte herangebildet, die zwar großes Wissen über die Medizin gesammelt haben, deshalb aber Mediziner geblieben sind, ohne je Ärzte geworden zu sein.

Im modernen, ökonomisch durchgestylten Medizinbetrieb ist der Patient zu einem Marktobjekt geworden. Der Patient ist zu einem wichtigen Glied in der multimilliardenschweren Wertschöpfungskette Gesundheit aufgestiegen und weiß auch um seinen Wert. Ohne ihn würde das ganze System zusammenbrechen, an dem sie alle teilhaben und verdienen: Ärzte, Schwestern, Krankengymnasten, Masseure, die auf privater Basis am Markt operierenden Krankenhäuser mit ihren

Verwaltungen, Controllern, Businessmanagern, die Pharmaindustrie und nicht zuletzt die großen Konzerne der technischen Gesundheitsindustrie mit ihren teuren bildgebenden Geräten sowie den unablässig auf den Markt geworfenen technischen Neuerungen des chirurgischen Equipments.

Ohne den Patienten würde dieses gewaltige System zusammenbrechen, was desaströse Auswirkungen auf das gesamte ökonomische Gefüge unseres Landes hätte. Aufgrund seiner körperlichen Funktionsdefizite verfügt der Patient also über einen immens hohen Wert. Während früher körperliche Defizite als Makel verstanden wurden, als von Gott gesandte erzieherische Pein und als Strafe für begangene Sünden, so präsentiert der moderne Patient bisweilen mit selbstbewusstem Stolz dem Chirurgen seine formidablen Gallensteine oder seinen prächtigen Leistenbruch.

Man braucht sich nur des Nachmittags in den Cafés der Innenstädte umzuschauen, wo sich die älteren Mitglieder unserer Gesellschaft zur täglichen Plauderrunde bei Kaffee und Kuchen einzufinden gewohnt sind, und es vergehen keine zehn Minuten, schon drehen sich die Gespräche um die zahllosen Gebrechen der Teilnehmer, und jeder listet seine Krankheiten in sauberer Reihenfolge und mit gehöriger Achtung und Respekt auf. Man schwelgt in Erinnerungen an Krankenhausaufenthalte und gefährliche Operationen: »Da kam der Herr Professor und sagte, wir müssen sofort operieren, sonst fällt Ihnen das Bein ab.«

Heute fordert der aufgeklärte Patient von seinem Arzt Gesundheit nach Maß als Gegenleistung für immer weiter steigende Kassenbeiträge. Gesundheit ist machbar, ja sogar einklagbar geworden, und alles hat seinen Preis. Immer weniger Patienten wollen prinzipiell unvermeidbare Komplikationen als schicksalhaft hinnehmen. Wie in allen gesellschaftlichen Bereichen hat das allgemeine Anspruchsdenken an die Medizin ein solches Maß erreicht, das die Grenzen einer auf Vernunft und Vertrauen basierenden Beziehung zwischen Arzt und Patienten zu erschüttern droht. Nach Ulsenheimer steht der Minimierung des medizinischen Risikos eine Maximierung des juristisch-forensischen Risikos gegenüber.[125]

Einen nicht unwesentlichen Beitrag zu dieser, wie ich meine, unheilvollen Entwicklung hat sich die Ärzteschaft aber selbst zuzuschreiben, denn seit Jahren, wenn nicht seit Jahrzehnten, ergießt sich aus den Medien ein Trommelfeuer über immer neue Siegesmeldungen und bahnbrechende Fortschritte in der Behandlung von bisher als unheilbar geltenden Krankheiten, die sich bei genauerem Hinsehen aber oft als unbedachte und vorschnell in die Welt hinausposaunte Werbeversprechen erweisen. Diese Werbebotschaften halten oft der nüchternen und nach wie vor erdrückenden Realität in unseren Krankenhäusern nicht stand. Auch seriöse Vertreter der universitären Wissenschaft haben es dabei an der gebotenen Zurückhaltung fehlen lassen. Gesundheitssendungen im Fernsehen haben Hochkonjunktur und sind Quotenrenner erster Güte. In allen Magazinen und Gazetten treten mehr oder weniger honorige Vertreter der Medizin auf, die nicht zuletzt auch aus persönlicher Eitelkeit und Selbstgefälligkeit in den staunenden Zuschauern und Lesern den unerschütterlichen Glauben an die Omnipotenz der technischen Medizin immer neu entfachen: Alles ist machbar, und wenn nicht heute schon, dann in allernächster Zukunft.

Es kann nicht verwundern, dass eine derartige, dem hippokratischen Denken abträgliche, zuchtlose und selbstgefällige Zurschaustellung von Ärzten einem zunehmenden Anspruchsdenken auf Patientenseite ungehemmten Vorschub leisten muss. Moderne Medizin und nicht wenige ihrer Vertreter haben hierdurch Geister gerufen, die sie in Gestalt von zunehmenden Arzthaftpflichtverfahren nicht mehr loswerden können!

Hinzukommt eine den Ärzten gegenüber durchaus nicht immer positiv eingestellte Presse sowie ein Überangebot und eine hohe Präsenz an auf Medizinrecht spezialisierten Anwälten in den Medien – und eine Haftpflichtversicherung kann sich mittlerweile ja jeder leisten. So werden Begehrlichkeiten geweckt, die durchaus Anlass zur Sorge geben müssen.

Es ist aber noch nicht so, dass die Feststellung erlaubt sein dürfte, eine ganze Nation sei zur »Großfahndung nach ärztlichen Kunstfehlern« aufgebrochen.[126] Dennoch sind, wie ich an vielen Beispielen zu verdeutlichen suchte, die Klagen von Patientenverbänden, Medizinischem Dienst (der Krankenkassen) und spezialisierten Anwälten dahingehend zutreffend, dass in Deutschland die Anzahl der Entschädigungen im Vergleich zu den tatsächlich begangenen Behandlungsfehlern immer noch verschwindend klein ist. Denn für Deutschland gelten vergleichbare Daten, wie sie von Medizinern – und nicht von Juristen – der hoch renommierten Harvard University erhoben worden waren. Nach diesen Daten »wird zu wenig entschädigt, das heißt, vor allem sind Patienten betroffen, die den Schaden nicht realisieren oder angesichts einer vermuteten Aussichtslosigkeit, aus Kostenangst oder aus Autoritätsgläubigkeit resignieren. (…)«[127]

Umso wichtiger ist in Zukunft ein rationaler, von Seiten der Ärzteschaft weitaus offenerer und ehrlicherer Umgang als bisher mit Behandlungsfehlern zu fordern. In den Patienten müssen Gefühl und Überzeugung wachsen und Raum greifen, dass vermuteten Behandlungsfehlern ein offenes und vorurteilsfreies Gehör geschenkt wird und dass die Verfahren sowohl im vorgerichtlichen als auch im gerichtlichen Bereich nach Recht, Gerechtigkeit, Anstand und in gegenseitigem Respekt verhandelt werden. Auf diesem Weg ist aber noch eine gehörige Wegstrecke zu durchlaufen. Es wird für die Vitalität der Arzt-Patienten-Beziehung von eminenter Bedeutung sein, dass sowohl in den ärztlichen Gremien als auch mit den Patienten Fehler und Fehlerquellen offen und freimütig diskutiert werden.

Die derzeitige Gemengelage ist allerdings nicht geeignet, die teilweise hitzigen Auseinandersetzungen zwischen Patienten, Patientenvertretern und der Ärzteschaft in ein ruhigeres Fahrwasser zu lenken. Vielmehr steht sogar zu befürchten, dass Begehrlichkeiten und Anspruchshaltung auf Seiten der Patienten eher noch zunehmen dürften. Die Grenzen der Möglichkeiten der technischen Medizin werden immer weiter ausgeweitet – bis ins schier Grenzenlose, und damit wachsen zwangsläufig auch die Ansprüche.

Ich denke, dass es hohe Zeit ist, dass die Medizin in einen offenen Diskurs über ihre Grenzen eintritt, die ihnen Tag für Tag schmerzlich durch die Krankheiten aufgezeigt werden. Mit jedem Wissen und jeder neuen Erkenntnis steigt gleichermaßen auch das Maß an Nichtwissen. Es wäre an der Zeit, auch über die schmerzvolle Erkenntnis zu sprechen, dass das Scheitern vor der Krankheit, die oft niederschmetternden persönlichen Niederlagen des Arztes, nach wie vor zu einem prägenden Wesensmerkmal der Medizin gehören.

Der zunehmenden Anspruchshaltung der Patienten ist im hippokratischen Sinne mit Bescheidenheit und Zurückhaltung zu begegnen, die Ärzten aller Epochen immer gut zu Gesicht gestanden haben. Eine sich notgedrungen zunehmend an marktwirtschaftlichen Vorgaben orientierende Medizin muss nach marktwirtschaftlichen Gesetzen quasi zwangsläufig das Anspruchsdenken auf Seiten der Patienten herausfordern – denn es entspricht ja grundlegenden marktwirtschaftlichen Gesetzen, dass das Angebot die Nachfrage erhöht.

Diese Ambivalenz und gegenseitige Abhängigkeit könnte fast zwangsläufig zu einer Barbarisierung eines ursprünglichen hippokratischen Selbstverständnisses führen – denn die Grundlagen der Medizin sind gerade nicht nach marktwirtschaftlichen Parametern verhandelbar, weil sie nämlich nicht auf Zahl und Gewicht reduzierbar sind, sondern weil sie sich aus der Conditio humana heraus erschließen und auf Mitleid, Fürsorge und Verantwortung und, wer will, auch auf Nächstenliebe, beruhen. Ist ein Patient dann noch Kunde, wenn er sich im Zustand einer ihn schier überwältigenden existenziellen Bedrohung angesichts eines mannsfaustgroßen Magenkarzinoms bei seinem Chirurgen vorstellt und wie ein Verdurstender nach einer beruhigenden und besänftigenden Geste seines Arztes sucht?

Ärzte haben zu allen Zeiten Patienten behandelt, ohne eine Entlohnung nach dem Wert von Geld einzufordern. Ärzte machen sich auch heute noch auf, opfern ihren Urlaub, um in den Slums von Afrika oder Indien die Ärmsten der Armen kostenlos zu operieren – wo bleibt da die Marktwirtschaft? Ärzte opfern in diesem so reichen Deutschland ihre Freizeit und Wochenenden, um in Obdachlosenasylen die von der Gesellschaft Ausgespuckten und Gestrandeten zu behandeln – diese Reihe wäre mühelos fortzuführen. Aber es ist weder im Sinne des Autors, noch im Sinne dieser Ärzte überhaupt darüber zu sprechen, weil sie dies aus »Anstand« tun, wie Dr. Rieux in dem Roman »Die Pest« von Albert Camus auf eine so ergreifend schlichte Weise formuliert hatte.

Es besteht die Gefahr, dass die zunehmende Ökonomisierung zu einer Pervertierung und Barbarisierung der Medizin führt, indem sie immer neue Begehrlichkeiten weckt und ins Uferlose ansteigen lässt. Die Folge wird dann nicht nur eine Zwei- oder Drei-Klassen-Medizin sein, sondern eine Vielklassenmedizin, wo der Einzelne nur das bekommen wird, wofür er auch zu zahlen bereit ist. Dieser Zug scheint längst abgefahren.

Da die Begehrlichkeiten ständig neu angefacht werden, muss auch das Anspruchsdenken auf der anderen Seite gesetzmäßig eine nebenwirkungsfreie Medizin einfordern. Diese Spirale dreht sich heute schon schnell und wird sich in Zukunft noch schneller drehen.

In unseren weltanschaulich zerklüfteten Gesellschaften erleben wir seit Jahrzehnten einen Zerfall tradierter und bewährter Wertesysteme. Die Kirchen haben als traditionelle sinn- und wertestiftende Institutionen ihren Einfluss weitgehend verloren. Unter dem Postulat des Modernen wurde unsere Welt enttabuisiert und ihrer Geheimnisse beraubt. Und in den Stadtwüsten nomadisieren die vereinzelten Menschen halt- und ziellos umher.

Im Mittelpunkt steht nicht mehr der Mensch, sondern das Interesse des Einzelnen ohne Rücksicht auf das Verbindende. Das, was wünschbar wäre, wird als bindendes Recht eingefordert – ein weiterer Grund für das gestiegene Anspruchsdenken.

Auch aus meiner gutachterlichen Erfahrung heraus ist eine Tendenz nicht zu verkennen, dass die Zahl derer zuzunehmen scheint, die auch dann noch auf Behandlungsfehlervorwürfen beharren, wenn selbst leiseste Zweifel an Fehlern ausgeräumt werden konnten. Und die auch die wohlmeinendsten Gutachter anklagen und sich unablässig räsonierend selbst den überzeugendsten Argumenten verschließen.

So kann die sorgfältigste und behutsamste Operation nicht ausschließen, dass z. B. beim prothetischen Ersatz des Hüftgelenkes der in der unmittelbaren Nähe des Operationsgebietes verlaufende Ischiasnerv auf irgendeine Weise geschädigt werden kann. Nicht wenige Patienten werfen anschließend ihrem Operateur vor, dass diese Nervenschädigung dann hätte vermieden werden können, wenn mit größerer Sorgfalt operiert worden wäre. Ein derartiger Fehler hätte schlichtweg nicht passieren dürfen. Viele Patienten behaupten dies auch weiter, selbst wenn man ihnen anhand des Aufklärungsbogens vergegenwärtigt, dass sie vom aufklärenden Arzt explizit und handschriftlich auf eine derartige Komplikation hingewiesen worden waren.

Bei jedem künstlichen Gelenkersatz kann es in seltenen Fällen auch zu einer Infektion kommen. Dies gilt in der Regel als systemimmanente Komplikation, die auch bei sorgfältiger Vorgehensweise nicht vermeidbar ist und über die die Patienten auch entsprechend aufgeklärt werden.

Ich habe es aber des Öfteren erlebt, dass sich Patienten dennoch beratungsresistent verhalten, wenn man ihnen diese Zusammenhänge erklärt, und in fortgesetzter Entrüstung den berühmten Satz mit der Krähe zitieren.

Es muss nach meinem Dafürhalten auch für den durchschnittlichen Zeitgenossen nachvollziehbar sein, dass in den operativen Disziplinen Zeitpläne nicht exakt eingehalten werden, da Notfälle, so z.B. ein akut blutendes Magengeschwür oder eine Darmperforation oder ein akuter Gefäßverschluss, geplanten Operationen vorgezogen werden müssen. Es ist erschreckend, wie wenig Verständnis und Einsicht manche Patienten dafür noch aufzubringen bereit sind, wenn sie kurzfristig vom Operationsplan genommen werden mussten. Wenn sie beim Frisör zwei Stunden warten müssen, verlieren sie darüber kein Wort.

Steigendes Anspruchsdenken und eine sich davon ableitende erhöhte Klagebereitschaft müssen zwangsläufig zur Praxis einer defensiven Medizin führen, die darauf ausgerichtet ist, möglichst Klagen zu vermeiden. Eine derartige Defensivmedizin führt, wie am Beispiel der USA zu sehen ist, zu einer ganz enormen finanziellen Last für das Gesundheitswesen.

Defensivmedizin ist teuer. Aus Angst vor Haftungsprozessen flüchten Ärzte zunehmend in teure »Überdiagnosen« und »Überbehandlungen« und verursachen somit eine weitere Kostenexplosion mit unabsehbaren finanziellen Belastungen.

Die Kluft zwischen Arzt und Patient wird immer größer, und das Verhältnis zwischen Arzt und Patient ist leider durch zunehmendes gegenseitiges Misstrauen belastet.

Dies veranlasste schon 1983 den Chirurgen Gregor Esser zu der Klage: »Ich bin Chirurg mit Hingabe, aber ich verlor einen Großteil meiner Freude im Beruf. (…) Ich war gewohnt, mit ganzem Herzen meinen Patienten anzuhängen und nach bestem Können zu helfen und zu heilen. Können Sie sich den Schmerz vorstellen, den ich seit Jahren empfinde, die Bedrückung und zeitweilig auch die Wut, die mich bei solcherlei Misstrauensverhalten umfängt? «[128]

Für eine bessere Zukunft

Notwendige Fehlerkultur

Im Jahre 1886 sagte der berühmteste Chirurg im deutschsprachigen Raum, Theodor Billroth: »Nur Armselige, eitle Toren und Schwächlinge scheuen sich, begangene Fehler einzugestehen.«
Ein Arzt, der sich seiner begangenen Fehler nicht bewusst ist bzw. nicht bewusst werden will, ist eitel – und Eitelkeit ist ein Zeichen von Schwäche. Was wir brauchen ist der nüchterne und unbestechliche Blick auf die Realität. Und diese Realität sagt uns: Irren ist menschlich. Jeder, auch der beste Arzt, begeht Fehler. Fehler repräsentieren ein grundsätzliches Problem innerhalb des unübersehbar komplexen Systems der Medizin. Es kann also nur darum gehen, die Fehlerquote möglichst gering zu halten. Dies gelingt am besten, wenn fehlerträchtige Situationen rechtzeitig erkannt und analysiert werden, bevor es überhaupt zu Fehlern kommt.
Es geht vor allem auch um die Erkenntnis, dass individuelle Fehler meist ihre Ursache im System haben, wie ich weiter oben darzulegen versuchte. Deshalb ist es wichtig, Fehler und potenzielle Fehlerquellen im System zu erkennen und daraus risikomindernde Strategien abzuleiten: Man kann nicht die Menschen ändern, man kann aber die Bedingungen ändern, unter denen Menschen arbeiten und Fehler begehen. Es muss sich vor allem die Erkenntnis durchsetzen, dass es meist typische Risikokonstellationen sind, die das Entstehen von individuellen Fehlern begünstigen. Damit gilt es, ein wirksames Fehlermanagement zu etablieren, das sowohl auf den Einzelnen als auch auf das Team und auf die Organisationsstruktur in ihrer Gesamtheit abzielt.
Wir können heute schon in Ansätzen beobachten, dass durch die Etablierung von anonymen Fehlermeldesystemen (CIRS/MERS) ein Umdenken im Umgang mit Fehlern zu beobachten ist: Während früher versucht wurde, Fehler durch die Forderung nach immer mehr Perfektion zu vermeiden, führen die freiwilligen und anonymen Feh-

lermeldesysteme zwangsläufig zu größerer Transparenz und Offenheit im Umgang mit Fehlern und Beinahe-Fehlern. An die Stelle von Vertuschung durch Angst vor Sanktionen muss zunehmend der Gedanke treten, durch lückenlose Erfassung von unerwünschten Ereignissen, Beinahe-Fehlern und Fehlern schließlich Systemfehler möglichst zur Gänze zu vermeiden. Eine solche offene Fehlerkultur stärkt zudem die Teamfähig- und Leistungsbereitschaft aller Mitarbeiter in Praxis und Klinik.

Hinter diesen Gedanken steht das Prinzip der Entpersonalisierung von Fehlern. Diese Entpersonalisierung schafft das Klima eines gegenseitigen Vertrauens, gegenseitiger Absprachen und somit eines Miteinanders, das Fehler schon in ihrem Entstehen eher erkennen lässt. Das ist das Gegenteil einer Atmosphäre, wo jeder Einzelne nur noch sein eigenes Fort- und Auskommen im Sinne hat. Neben CIRS (Critical-incident-reporting-System) ist ein weiteres Medical-error-reporting-System (MERS) etabliert worden. In diesem System werden bundesweite Statistiken über die Arbeit der Gutachter- und Schlichtungsstellen erfasst, die Zahlenmaterial über Art und Anzahl von Behandlungsfehlerverfahren, über die Häufung und Verteilung von Behandlungsfehlern an die ständige Konferenz der Gutachter- und Schlichtungsstellen übermitteln. Aus der Sichtung und Auswertung dieses umfangreichen Datenmaterials lassen sich Rückschlüsse auf strukturelle Defizite und Versorgungsengpässe schließen. (Weitere Berichts- und Lernsysteme finden Sie im Anhang.)

Die etwa 2100 Krankenhäuser in Deutschland übermitteln Behandlungsdaten an die in Düsseldorf ansässige Bundesgeschäftsstelle Qualitätssicherung (BQS) und deren 16 Landesgeschäftsstellen. So muss mittlerweile nach jeder Operation in einem Fragebogen angekreuzt werden, ob es etwa zu Komplikationen gekommen war, z. B. einer Infektion der Wunde. Auch in dieser Datenbank hat sich mittlerweile ein gewaltiges Datenmaterial angehäuft, das Auskunft geben kann über Art und Anzahl von Eingriffen, aber auch über die Komplikationsfrequenz in den einzelnen Krankenhäusern. Die Qualität bestimmter Operationen, z. B. von Hüft- und Kniegelenksendoprothesen kann anhand bestimmter Qualitätsindikatoren überprüft werden. Durch dieses Institut werden jedoch bei weitem noch nicht alle Leistungsbereiche erfasst, und zudem sind auch nicht alle gewonnenen

Daten frei für die Öffentlichkeit zugänglich – dennoch lichtet sich trotz mancher hartnäckiger Bremsversuche der Nebelschleier über diesen bisher vor der Öffentlichkeit geheim gehaltenen Datensätzen.

Der private Helios-Konzern, der ungefähr sechzig Kliniken betreibt, gilt als Vorreiter in Sachen Transparenz und Qualitätssicherung: Dort kann jedermann per Mausklick erfahren, wie hoch die Sterblichkeit in der Behandlung von z. B. Herzinfarkten oder Schlaganfällen in einem ihrer Krankenhäuser ist. Dieses Helios-Konzept ist mittlerweile auch von etlichen städtischen und staatlichen Kliniken übernommen worden.

Wir müssen also von einer Kultur der offenen Fehleranalyse über die Etablierung von Qualitätsstandards in Deutschland zu einer Kultur der Patientensicherheit gelangen. Erste Schritte in diese Richtung sind getan, weitere Schritte müssen folgen. Trotz des hohen öffentlichen Interesses für medizinische Fehler im Allgemeinen, trotz zunehmender Transparenz und dem aktuellen Trend, vermeidbare Fehler systematisch aufzuarbeiten, ist die Diskussion von Komplikationen und Fehlern in Deutschland immer noch ein gewisses Tabuthema geblieben.

In puncto Patientensicherheit können wir von US-amerikanischen Standards viel lernen. So hatte z. B. das amerikanische National Quality Forum (NQF) schon im Jahre 2002 erstmals »ernste Vorfälle im Gesundheitssektor« definiert und in einem Konsensusreport von 2006 in ergänzter Form publiziert. Die umgangssprachlich »never events« genannten Vorfälle entsprechen Vorkommnissen, die niemals geschehen dürfen. In diesem Report sind 28 solcher Ereignisse erfasst, die in der klinischen Praxis niemals vorkommen sollten und die deswegen auch niemals erfolgreich vor Gericht verteidigt werden können. Dabei wurden beispielsweise fünf chirurgische »never events« definiert:

- Eingriff am falschen Ort (falsche Seite, falsche Ebene, falsche anatomische Struktur)
- Eingriff am falschen Patienten.
- falscher Eingriff am korrekten Patienten
- unbeabsichtigtes Belassen eines Fremdkörpers im Patienten
- Tod eines Patienten mit ASA-I-Risikoklasse (ohne ersichtliches Narkoserisiko) während oder unmittelbar nach einer Operation[129]

Schon vor zehn Jahren wurde in den USA das standardisierte Reglement des chirurgischen Time-out eingeführt, auf das ich weiter oben schon ausführlich eingegangen bin und das zögerlich und sporadisch nun auch in Deutschland eingeführt wird. Im Gegensatz zu Deutschland gilt das Konzept des chirurgischen Time-out in den USA als zwingende Standardempfehlung. Das Konzept allein darf allerdings den einzelnen Chirurgen nicht davon entbinden, die volle Verantwortung für die Gewährleistung des korrekten chirurgischen Eingriffs an der korrekten Stelle und am richtigen Patienten zu übernehmen.

Als hilfreich für die Etablierung einer Fehlerkultur in Klinik und Praxis erweist es sich zudem, wenn leitende Ärzte oder Chefärzte den nachgeordneten Ärzten gegenüber offen über ihre begangenen Fehler sprechen.

Wichtig erscheint mir vor allem, dass schon Medizinstudenten im Laufe ihres Studiums auf den Gebieten Fehlermanagement und Sicherheitskultur ausgebildet werden. Die Studenten müssen frühzeitig lernen und darauf vorbereitet sein, dass sie später zwangsläufig Fehler begehen werden. Sie müssen den Umgang mit diesen Fehlern und vor allem das Gespräch mit den Kollegen und nicht zuletzt das Gespräch mit den Patienten über diese Fehler lernen. Vor allem müssen sie jedoch lernen, Fehler möglichst auf allen Ebenen zu vermeiden, von der individuellen Ebene des Einzelnen bis zur Ebene der übergeordneten Organisationsstrukturen.

Junge Ärzte müssen Erfahrungen darin sammeln, wie man fehlerträchtige Situationen möglichst rechtzeitig erkennt und entschärft. Sie müssen deshalb besser als heute noch üblich ausgebildet werden: Teamfähigkeit, offener Umgang mit Kollegen, Pflegepersonal und Verwaltungsmanagement sind unabdingbare Voraussetzungen und wirksamer Schutz gegen Fehler im System.

Das offene Sprechen, die richtige Gesprächsführung sollte eigentlich wichtiger Bestandteil der Ausbildung sein. Die Ära der strengen Hierarchien mit gottgleichen fehlerlosen Strahlemännern an der Spitze gehört ein für allemal der Vergangenheit an. Schon deshalb, weil die Abläufe in unserer komplex vernetzten modernen Medizin nur im Team zu bewältigen sind. Leider ist das oft noch Zukunftsmusik.

Maßnahmen des Risikomanagements und der Sicherheitskultur dürfen nicht länger als lästige und zeitraubende Pflicht angesehen werden. Sie müssen vielmehr dauerndes Anliegen von höchster Priorität sein. Die jungen Ärzte müssen lernen, dass viele Fehler auch auf individuellen Lernkurven beruhen, die mit vermeidbaren Komplikationen und unnötigem Patientenleiden einhergehen. Jeder Behandlungsfehler, jeder Systemfehler kann sich in Zeiten eines zunehmenden Konkurrenzdruckes als existenzgefährdend für den Fortbestand eines ganzen Krankenhauses erweisen.

In einer neuen Fehlerkultur dürfen Worte wie »Blamage«, »Kunstfehler«, »Nichtskönner« oder »Sündenbock« keinen Platz mehr haben. An ihrer Stelle müssen vielmehr Begriffe wie »Patientensicherheit«, »Ursachenklärung« und »Qualitätsverbesserung« treten.

In unseren Kliniken müssen regelmäßig stattfindende Konferenzen über Komplikationen und die damit verbundenen Todesfälle stattfinden.

In Deutschland scheinen aber die alten Denkmuster von Unverwundbarkeit und ärztlichem Macho-Gehabe nur langsam zu überwinden sein. Schleppend verläuft auch die flächendeckende Einführung von CIRS-Systemen und Sicherheits-Checks. Das ist umso unverständlicher, wenn man sich vergegenwärtigt, dass derartige Systeme die Komplikationsraten um bis zu 50 Prozent zu senken vermögen!

Der beste Indikator für eine gute medizinische Qualität ist die Transparenz. Alle Maßnahmen zur Verbesserung der Transparenz sind gleichzeitig auch Maßnahmen zur Qualitätsverbesserung. Nur eine offene und im medizinischen Alltag praktizierte Fehlerkultur garantiert diese Transparenz. Qualitätsstandards in allen Bereichen der Medizin ist ein zukünftiges Muss. Der Weg dahin führt über die Checklisten, die bei jedem Eingriff abgefragt werden müssen.

Operationen werden in zunehmendem Maß auf der Basis der evidenzbasierten Medizin (EBM) stattfinden, die sich ausdrücklich an den Erkenntnissen der klinischen Forschung orientiert. Die evidenzbasierte Medizin erlaubt den Vergleich verschiedener Verfahren im Hinblick auf Wirksamkeit, Komplikationsrisiko und Effektivität – nicht zuletzt auch im Hinblick auf Kosteneffektivität. Diese Art der Medizin setzt ebenfalls Transparenz voraus.

Ein wichtiges Instrumentarium innerhalb dieser evidenzbasierten Medizin werden Leitlinien sein, die von den medizinischen Fachgesellschaften erstellt und je nach Bedarf aktualisiert werden. Diese

Leitlinien werden in zukünftigen juristischen Auseinandersetzungen einen noch höheren Stellenwert einnehmen als heute schon.

Mit Erschrecken musste ich in einem Vortrag auf dem Deutschen Chirurgenkongress 2009 zur Kenntnis nehmen, dass nur 17 Prozent aller Dickdarmoperationen in zertifizierten Darmzentren durchgeführt werden. Dass der Chirurg ein Risikofaktor für das Ergebnis eines operativen Eingriffes ist, kann durch zahlreiche Studien als gesichert gelten. So hängt das Langzeitüberleben nach Tumoreingriffen ganz maßgeblich vom Operateur, von dessen Können, von seiner Erfahrung und von der Sorgfalt seiner Vorgehensweise ab. Aus diesen Gründen muss die Spezialisierung in der Medizin immer weiter voranschreiten. Denn Spezialisierung bedeutet naturgemäß größere Erfahrung und damit auch größere Patientensicherheit. Deutschland ist im Vergleich zu den USA aber immer noch vergleichsweise wenig spezialisiert.

Die Forderung nach mehr Sicherheit bedeutet auch, dass wir Mindestmengen akzeptieren müssen. Nur wer eine Mindestanzahl komplizierter Eingriffe an der Leber, der Speiseröhre oder der Schilddrüse durchführt, verfügt über die entsprechende Erfahrung, derartige Eingriffe routinemäßig, möglichst komplikationsarm und mit den besten Ergebnissen hinsichtlich Lebenserwartung, Lebensqualität und Wiedererreichens der Arbeitsfähigkeit des Patienten durchzuführen.

Mittlerweile werden bereits Studenten an einigen Universitäten an Modellen und Simulatoren ausgebildet, um wirklichkeitsnah die Verabreichung von Medikamenten und Verhaltensstrategien in kritischen Risikosituationen zu erlernen. Das erste Zentrum dieser Art wurde der Universität Witten-Herdecke angegliedert. An diesen Modellen kann z. B. das Legen von Kathetern und das Handeln in Notfallsituationen gelernt werden, wie z. B. das Intubieren. Derartige Modelle sind vor allem für die Ausbildung in den operativen Disziplinen ausgesprochen wertvoll. Denn anhand dieser Modelle lernt der junge Arzt die praktischen operativen Grundlagen – von der richtigen Nahttechnik bis hin zum praxisnahen Umgang mit dem laparoskopischen Instrumentarium. Man weiß aus Erfahrung, dass signifikant weniger Fehler bei laparoskopischen Operationen vorkommen, wenn diese Eingriffe vorher am Simulator geübt worden waren.

Lebenslange Fortbildung, lebenslange Aus- und Weiterbildung wird in Zukunft noch wichtiger sein als heute schon. Es kann nicht sein, wie Prof. Dr. med. Rothmund in zutreffender Weise angemahnt hatte, dass die Prüfung zum Facharzt die letzte Prüfung im Berufsleben eines Arztes ist. Was in der Luftfahrt schon seit vielen Jahren den Standard repräsentiert, nämlich das regelmäßige Training am Simulator, aber auch die regelmäßige Überprüfung des Wissensstandes und der fachlichen Kompetenz, muss auch und gerade für die Medizin gelten.

Vor allem der Operationssaal ist immer noch eine Art Blackbox: Während die Abläufe vor und nach der Operation in zunehmendem Maße strukturiert sind, fehlt es bei den operativen Abläufen selbst an Kontrolle, obwohl doch diese Phase das entscheidende Glied in der Handlungskette der operativen Disziplinen überhaupt darstellt. So sind Maßnahmen zu etablieren, um diesen Hochrisikobereich besser abzusichern. Ein schon genanntes Beispiel hierfür stellt die fünffache Überprüfung von Patienten dar: am Vorabend vor der Operation, vor dem Einschleusen, vor der Narkose, vor dem Abdecken, dazu kommt das Time-out, d.h. der letzte Check vor dem Schnitt. Denkbar wäre auch ein »Vier-Augen-Prinzip«, d.h. die Überwachung des Operateurs an strategischen Punkten einer Operation. So könnte ein bestimmter Befund während der Operation mit einem Kollegen besprochen und gemeinsam das weitere Vorgehen abgestimmt werden. Ob sich ein derartiges Prinzip routinemäßig durchsetzen wird, erscheint mir aufgrund der Knappheit entsprechend erfahrener Operateure in der Praxis allerdings fraglich.

Aus dem Gesagten ergibt sich ganz klar, was wir jetzt tun können und müssen, wenn wir die Fehlerquoten senken wollen:

- den Einzelnen trainieren;
- das Team stärken;
- eine sicherheitsbewusste Unternehmenskultur in Kliniken und Praxen etablieren.

Wir müssen Ärzte nach den neuesten internationalen Standards ausbilden. Wir müssen eine Fehlerkultur und Sicherheitssysteme etablieren, die sich an internationalen Maßstäben orientieren. Wir müssen unsere rückschrittlichen und eingefahrenen deutschen Denkstrukturen revidieren. Wir müssen die veralteten vertikalen Hierarchien in unseren Krankenhäusern endlich schleifen und vernetzte horizontale Arbeitsstrukturen etablieren. Wir müssen lernen, offen Fehler einzugestehen und nicht zu verleugnen. Wir müssen lernen, mit diesen Fehlern umzugehen. Vor allem müssen wir aber lernen – weitaus besser als heute – Fehler zu vermeiden.

Wir brauchen mehr Geld für eine angemessene Medizinerausbildung, und wir müssen die für die Zukunft dieses Landes unheilvolle und katastrophale Unterfinanzierung unserer Universitäten durchbrechen. Wir benötigen Ärzte, die ihre Kraft und Arbeitszeit den Kernaufgaben in ihrer Berufsausübung widmen können, nämlich der Patientenbehandlung, und deren Zeit nicht durch das Drehen von Papiermühlen und durch die Verschlüsselung und Codierung von Diagnosen aufgefressen wird. Den Ärzten muss die wichtigste Ressource zurückgegeben werden, nämlich die Ressource Zeit.

Schlecht ausgebildete und durch Administration gehetzte und verunsicherte Ärzte laufen ständig Gefahr, Fehler zu begehen. Und Behandlungsfehler sind teuer, ungleich teurer, als die den Ärzten verweigerten Ressourcen an Zeit und Ausbildung nach internationalen Standards.

Entschädigungssysteme – ein Blick über die Grenzen

Nach deutschem Recht unterliegt die Arzthaftung dem Verschuldensprinzip und nicht dem Erfolgsgrundsatz. Bestraft wird nicht der schlechte Ausgang eines Heilversuches, sondern das schuldhafte Tun. Bewusst wird vom Gesetzgeber dem Arzt ein Freiraum für individuelle Entscheidungen und Behandlungen gelassen. Dieser Freiraum findet allerdings dort seine Grenzen, wo das beginnt, was wir unter dem Begriff des allgemeinen Standards verstehen.

Wie wir gesehen haben, ist die entscheidende Frage in den meisten Behandlungsfehlerverfahren, ob eine Kausalität zwischen der möglicherweise falschen Behandlung und den Folgen nachweisbar ist oder nicht. Der Patient muss beweisen, dass der Schaden bei einer einwandfreien Behandlung nicht eingetreten wäre. Dieser Beweis ist aber aufgrund der Komplexität der modernen Medizin naturgemäß oft nur schwer zu führen. Liegt allerdings ein Verstoß gegen die medizinischen Standards vor, kann dies zur Umkehr der Beweislast führen.

Dieses in Deutschland etablierte System der verschuldensabhängigen Arzthaftung führt nicht selten zu einer erbitterten Gegnerschaft zwischen Arzt und Patient. Das Misstrauen beider Parteien wird zudem gefördert und vertieft durch die oft plakativen und wenig differenzierten Medienberichte über vermeintliche oder tatsächlich vorgefallene Behandlungsfehler. Die aktuellen Gerüchte über eine weit verbreitete Korruption innerhalb der Ärzteschaft und über die Zahlung von sogenannten »Kopfprämien« von Krankenhäusern an überweisende Ärzte dürfte sicher nicht zu einer allgemeinen Beruhigung beitragen. Der frühere Glaube an die ärztliche Omnipotenz und an die charakterliche Unfehlbarkeit des Arztes weicht dadurch mehr und mehr einem von Misstrauen geprägten Anspruchsdenken.

Aus diesen Gründen könnte es sich lohnen, einen Blick auf andere Länder zu werfen und die dort üblichen Patientenentschädigungssysteme zu untersuchen. Fangen wir aber erst einmal in der eigenen Vergangenheit an.

Ein System einer verschuldensunabhängigen Haftung gab es nämlich in der Deutschen Demokratischen Republik (DDR) in Form der Staatshaftung. Da im Sozialismus die Krankenhäuser staatlich waren, war es nur schwer vorstellbar, dass ein geschädigter Patient gegen den Staat klagen könnte. Man befürchtete ganz offensichtlich einen Reputationsschaden für das staatliche Gesundheitswesen. War also ein Patient durch eine ärztliche Behandlung zu Schaden gekommen, so wurde reguliert, ohne eine Klärung der Schuldfrage herbeizuführen. Dieses System einer erweiterten materiellen Unterstützung war im Jahre 1975 eingeführt worden. Die Kuriosität liegt nach meinem Dafürhalten darin, dass gemäß Art. 9 Abs. 1 des Einigungsvertrages (EV) dieses System bis heute eigentlich noch in Kraft ist.[130]

In der aktuellen Diskussion über verschuldensunabhängige Haftungssysteme lassen sich grob-schematisch drei Haupttypen unterscheiden:

- Patientenentschädigungsfond
- Proportionalhaftung (Frankreich)
- Gefährdungshaftung (Skandinavien)

Die Patientenentschädigungsfonds werden dann in Anspruch genommen, wenn nach einer ärztlichen Behandlung ein besonders schwerer Schaden eingetreten ist. Einer der Grundgedanken des Fondmodells besteht darin, dass den Patienten ohne Klärung der Haftung schnelle Hilfe zuteil werden soll und ihnen ein langwieriger Prozess mit ungewissem Ausgang möglichst erspart bleibt.

Der Begriff Proportionalhaftung bedeutet, dass das Verfahren eine statistische Abwägung der Heilungschancen zwischen der fachgerechten und der fehlerhaften Behandlung zum Inhalt hat. Im Mittelpunkt steht also die Klärung der Frage nach dem »Verlust der Heilungschance«. Dieser Verlust der Heilungschance wird gegen die Wahrscheinlichkeit eines schadensfreien Verlaufes bei sorgfaltsgemäßem ärztlichen Verhalten aufgerechnet. Dieses System entspricht also einem Haftungssystem, das sich vornehmlich am Verlust der Heilungserwartung als einem eigenständigen Rechtsgut und weniger an der Kausalität eines Fehlers orientiert. Eine der Haupteinwände gegen diese Haftungsvariante besteht darin, dass der Arzt den Heilerfolg ja nicht garantieren kann. In Deutschland wird im Gegensatz zu Frankreich zudem die Chance auf Heilung nicht als ein eigenständiges Rechtsgut bewertet.

Seit Jahrzehnten wird bei uns stattdessen die Einführung einer Gefährdungshaftung nach skandinavischem Vorbild diskutiert. In Dänemark z. B. ist die Mitgliedschaft in einer entsprechenden Patientenversicherung (Patientforsikrings) obligatorisch. Seit 1992 gibt es diese Versicherungspflicht für stationäre Patienten, ab 2004 wurde das Versicherungssystem auf den gesamten medizinischen Sektor einschließlich der Physiotherapie ausgedehnt. In Schweden ist dieses System im Jahr 1997 umgesetzt worden.

Die Versicherungslösung für während einer Behandlung eingetretene Personenschäden ist durch zwei Elemente geprägt, wie der Flensburger Rechtsanwalt Klaus Fischer in seinem Vortrag auf dem 10. Deutschen Medizinrechtstag 2009 in Frankfurt a.M. ausführte:

- Die Schadensersatzansprüche aus der Patientenversicherung sind nicht verschuldensabhängig ausgestaltet, und die Kausalitätsanforderungen sind auf eine überwiegende Wahrscheinlichkeit reduziert.
- Die Sachbearbeitung bei Patientenschäden wird nicht durch Haftpflichtversicherer vorgenommen, sondern von diesen getrennt in einem zur Neutralität verpflichteten Sekretariat eines Patientenversicherungsvereins. Im Falle einer Beschwerde wird diese überprüft durch einen nach gesellschaftlichem Proporz besetzten Beschwerdeausschuss.

Schadensersatz wird geleistet, wenn der Schaden mit überwiegender Wahrscheinlichkeit auf eine der folgenden Weisen verursacht wurde:

- Wenn angenommen werden muss, dass ein erfahrener Spezialist unter den gegebenen Umständen bei der Untersuchung, Behandlung oder Therapie anders gehandelt hätte, wodurch der Schaden vermieden worden wäre.
- Wenn der Schaden durch Fehler oder Versagen technischer Apparate oder sonstiger Ausrüstung verursacht wurde.
- Wenn der Schaden durch eine andere, ebenso effektive Behandlungsmethode hätte vermieden werden können.
- Wenn als Folge einer Untersuchung, z.B. nach diagnostischen Eingriffen, Schäden in Form von Infektionen oder anderer Komplikationen eingetreten sind, die umfassender sind als das, was ein Patient billigenderweise erdulden muss.

Ziel der Patientenversicherung ist der schnelle Zugang zu Ersatzleistungen und der Schutz und Erhalt des Vertrauensverhältnisses zwischen Arzt und Patienten. Entschädigt wird also im Schadensfall, ohne dass medizinische Fahrlässigkeit nachgewiesen werden muss. Aber auch hier wird nur für einen Behandlungsschaden entschädigt, nicht für einen schicksalhaften Verlauf.
Bei genauerem Hinsehen spielt aber auch in diesem Haftungssystem

die Kausalität eine nicht unwichtige Rolle: Denn der Schaden muss mit überwiegender Wahrscheinlichkeit (über 50 Prozent) durch eine ärztliche Handlung hervorgerufen worden sein. Wichtig ist somit die Herstellung dieses kausalen Zusammenhanges, nicht jedoch der Beweis einer Schuld. Dennoch wird zur Ermittlung der Kausalität in der Regel untersucht, wie in der konkreten Behandlungssituation ein »erfahrener Spezialist« gehandelt hätte. Diese Konstruktion des erfahrenen Spezialisten ähnelt bei genauem Hinsehen schlussendlich dann doch wieder dem deutschen Begriff des Facharztstandards.

In Schweden begehren jährlich etwa 5000 Patienten Schadensersatz. In 40 bis 50 Prozent der Fälle wird der Entschädigungsanspruch von ärztlichen Sachverständigen bestätigt.[131] Damit liegen die Anerkennungsraten durch ärztliche Sachverständige in Schweden annähernd doppelt so hoch wie die Anerkennungsraten vor deutschen Gutachter- und Schlichtungsstellen!

Der entscheidende Vorteil dieses alternativen Haftungsverfahrens besteht zusammenfassend in der schnellen Zahlung von Entschädigungsleistungen, womit Konflikte zwischen Arzt und Patient weitgehend vermieden werden. Allerdings ist das Niveau des geleisteten Schadensersatzes sehr niedrig und entspricht eigentlich nur einem Zusatz zum allgemeinen Sozialleistungsniveau.

Auch fallen die Leistungen bei Schwerstschäden im Vergleich zu den oft millionenschweren Entschädigungsleistungen in Deutschland verschwindend gering aus. So sollen die Höchstbeträge für Dauerschäden in Dänemark derzeit 120 000 Euro betragen, wie auf dem 10. Deutschen Medizinrechtstag berichtet wurde.

Kritiker wenden ein, dass auch bei diesem Haftungssystem mit einer Tendenz zum Missbrauch und mit steigenden Entschädigungssummen zu rechnen sei. Als weiteres Gegenargument wird auch vorgetragen, dass in Deutschland die Etablierung von Fehlerkultur und Fehlermanagement als eine Reaktion auf die Zunahme von Behandlungsfehlervorwürfen etabliert worden sei – ein nach meinem Dafürhalten durchaus gewichtiges Argument.

Zudem stellt die Verschuldenshaftung in Deutschland ein grundlegendes Prinzip unserer hoch entwickelten Rechtskultur dar. Es ist außerdem logisch und menschlich nachvollziehbar, dass ein durch

einen Fehler des Arztes geschädigter Patient von seinem Arzt irgendeine Genugtuung einfordern will – und wenn es sich nur um das Eingeständnis eines fehlerhaften Verhaltens handeln sollte.

Letztendlich steht aber Argument gegen Argument. Nicht zuletzt
sind auch mentalitätsbedingte Unterschiede zwischen den einzelnen
Ländern zu bedenken. In Deutschland leistet bei einem nachgewiesenen Behandlungsfehler die Haftpflichtversicherung des Arztes bzw.
des Krankenhauses und nicht der Staat Schadensersatz. Aus diesen
Gründen wäre in Deutschland die Einführung einer verschuldensunabhängigen Haftung schon deshalb problematisch, weil der Arzt, der
ja zum Teil exorbitant hohe Beiträge an seine Haftpflichtversicherung
abführen muss, nicht in Haftung genommen werden kann für einen
Schaden, den er nicht zu verantworten hat, der vielmehr auf patienten-
eigenen Risikofaktoren beruhte. Nach rechtsphilosophischer Auffassung der Bundesrepublik Deutschland wird, soweit ich das als juristischer Laie verstanden habe, ein Ereignis aber erst durch das Prinzip
der Verschuldung zum Schaden.

In einer Studie über die verschiedenen Arzthaftungsmodelle in
Europa wurden acht Länder (Schweden, Großbritannien, Österreich,
Schweiz, Frankreich, Portugal, Belgien, Niederlande) verglichen und
beurteilt. Koordiniert wurde dieses Projekt vom Europäischen Zen-
trum für Schadensersatz und Versicherungsrecht in Wien (Prof. Dr.
Helmut Koziol) und vom Institut für Internationale Rechtsverglei-
chung der Universität in Maastricht (Prof. Dr. Michael G. Faure).
Ausgangspunkt waren sechs konkrete, in Deutschland entschiedene
Arzthaftungsfälle, die von der Ecclesia-Versicherung ausgewählt und
Gutachtern in den acht oben genannten Ländern zur Beurteilung vor-
gelegt worden waren.

In dieser Studie schnitt das deutsche Entschädigungssystem gut, das
skandinavische System dagegen schlecht ab: Es zeigte sich nämlich,
dass im deutschen Rechtssystem die Patienten weitergehende Rechte
in Medizinhaftungsfällen hatten. Gerichte kamen den Patienten durch
Erleichterungen beim Beweis der Kausalität durchaus entgegen. Zudem nahm Deutschland einen Spitzenplatz bei der Höhe der Schmer-
zensgeldzahlungen ein.

Auch ich halte eine Änderung der Systeme und einen Übergang auf das Prinzip der Gefährdungshaftung in Deutschland für höchst problematisch und in der deutschen Praxis kaum durchführbar. Ein für mich überzeugendes Argument für die Beibehaltung unseres verschuldensabhängigen Haftungssystems besteht darin, dass Behandlungsfehler Lebensentwürfe von Patienten und Familien zerstören können, sie können zu schwersten Beeinträchtigungen der Gesundheit, des Wohlbefindens, der beruflichen und sozialen Existenz von Patienten führen. Derartige Katastrophen nehmen nicht nur die geschädigten Patienten selbst, sondern auch oft deren Angehörige buchstäblich in eine lebenslange Haftung. Diese Menschen haften also für einen Fehler, den ein Arzt schuldhaft begangen hat.

Insofern ist den Forderungen von Teilen der Ärzteschaft nicht uneingeschränkt beizupflichten, die den Übergang von einer Kultur des »Tadels« und der »Scham« zu einer Kultur des »Rechts« mit dem Argument fordern, dass es nicht darum ginge, einen Schuldigen zu finden und zu bestrafen, sondern dass es vor allem darum ginge, Systemfehler ausfindig zu machen und für die Zukunft auszuschließen. Individuelle Behandlungsfehler können aber schwere und bleibende Körperverletzungen hervorrufen und diese müssen nach gängiger Rechtsauffassung auch entsprechend bestraft werden.

Es ist für mich nur schwer einsehbar, dass die Solidargemeinschaft dafür einstehen soll, wenn ein Chirurg in eitler Selbstüberschätzung seinem Patienten einen Schaden zufügt, an dem dieser möglicherweise lebenslang zu leiden hat.

Ich vermag schlichtweg nicht einsehen, warum es bei derartigen individuellen, aus fachlicher Sicht nicht nachvollziehbaren Fällen primär darum gehen sollte, Systemfehler ausfindig zu machen, diese Fehler an anonymisierte CIRS-Meldesysteme zu übermitteln, um aus diesen Fehlern für die Zukunft lernen zu wollen und auf diesen Fehlern eine Fehlerkultur aufzubauen. Nein, es gibt auch in der modernen Ära von Fehlerkultur und Fehlermanagement solche Fehler, die »schlechterdings« nicht auftreten dürfen. Fehler, die auf Schlampigkeit, grober Fahrlässigkeit und Selbstüberschätzung des Einzelnen beruhen, gilt es definitiv zu ahnden.

Deshalb gilt: Es muss über Fehler und Fehlerkultur gesprochen werden. Es müssen Fehlervermeidungsstrategien flächendeckend in allen Praxen und Krankenhäuser implementiert werden. Kommt es dennoch zu schweren Behandlungsfehlern mit einem nachweisbaren und bleibenden Schaden für den Patienten, so muss über das Prinzip der Verantwortung des Einzelnen, des einzelnen Arztes gegenüber dem individuellen Patienten gesprochen werden.

Verbesserungen im Haftungssystem

Es stellt sich die Frage, ob und auf welchem Wege unser Haftpflichtsystem unter Beibehaltung des Schuldprinzips möglicherweise durch die Einführung von zusätzlichen verschuldensunabhängigen Gesichtspunkten gestrafft und entkrampft werden könnte. Denn es sind ja die oft jahre- wenn nicht jahrzehntelang andauernden Verfahren, die Grabenkriege und Gutachterschlachten vor manchmal überforderten Richtern, die zu heftigen Diskussionen in der Öffentlichkeit geführt haben. Denkbar wären z. B. Vereinfachungen und Beschleunigungen der Verfahren an den beiden entgegengesetzten Polen der Arzthaftungsproblematik, nämlich im Bagatellbereich auf der einen Seite sowie im Großschadensbereich auf der anderen Seite.

So wäre es vielleicht denkbar, spezielle Fonds für den Großschadensbereich zu etablieren. Derartige Fonds könnten z. B. paritätisch durch eine Risikoversicherung von Patienten und durch die Haftpflichtversicherungen der Ärzte und Krankenhäuser und möglicherweise auch zusätzlich durch staatliche Träger finanziert werden. Eine wesentliche Funktion derartiger Fonds könnte darin bestehen, für verursachte Großschäden den betroffenen Patienten schnelle finanzielle Hilfe zu ermöglichen, ohne auf die oft sehr langwierige Klärung der Schuldfrage zu warten. In diesem Zusammenhang wäre z. B. an Komplikationen während des Geburtsvorganges zu denken, die zu schweren Hirnschädigungen eines Neugeborenen geführt haben. Eltern, die von einem derartigen schweren Schicksal getroffen sind, werden oft alleine gelassen, sehen sich neben ihren seelischen Belastungen durch das behinderte Kind nicht selten mit großen finanziellen Belastungen konfrontiert und müssen dann auch noch die Kraft aufbringen, jahrelange medizinrechtliche Auseinandersetzungen durchzustehen. Da müssen Wohnungen und Häuser behindertengerecht umgebaut und Pflegedienste rund um die Uhr organisiert werden. Oft muss ein Elternteil seinen Beruf aufgeben, was drastische Einkommenseinbußen zur Folge hat und zu einer Überlebensfrage der Familie werden kann.

In derartigen Fällen kann es nicht primär und zuallererst um die Klärung der Schuldfrage gehen – die manchmal ja gar nicht zu klären ist.

In erster Linie muss es um die Sicherung der Familienexistenz gehen, um die Sicherung einer Lebensperspektive für ein schwer geschädigtes Kind.

Oder nehmen wir den Fall des Familienernährers, mit einer bis dato unerkannten Erkrankung des Blutgerinnungssystems, der nach einer harmlosen Routineoperation eine massive Lungenembolie mit einem Herzkreislaufstillstand erleidet. Der Patient kann zwar reanimiert werden, hat aber so schwere und bleibende Hirnschäden davongetragen, dass an eine zukünftige Berufstätigkeit nicht mehr zu denken ist. Im derzeitigen deutschen Haftungssystem stellt sich dann die Frage, ob diese Gerinnungsstörung möglicherweise vor der Operation hätte diagnostiziert werden können/müssen und ob die Lungenembolie und das Herzkreislaufversagen möglicherweise zu spät erkannt und nicht fachgerecht behandelt worden waren – eine medizinische Grauzone, in der die Konturen für richtiges und falsches ärztliches Handeln oft unklar gezeichnet sind, ein Schlachtfeld für monströse Arzthaftungsprozesse mit Aktenbergen, hinter denen das Einzelschicksal des Patienten nicht selten verschwindet. Auch hier könnte ein Fonds womöglich eine schnelle Hilfe gewährleisten.

Auf der anderen Seite der Skala möglicher Vereinfachungen der Arzthaftungsverfahren wären diejenigen Behandlungsfehler zu benennen, die zu vergleichsweise geringen Schäden geführt haben. Man muss sich bisweilen schon die Frage stellen, ob es bei vielen Bagatellschäden wirklich dieser jahrelangen juristischen Auseinandersetzungen bedarf, die oft mit einem Vergleich und einer Entschädigung von etwa 3000 bis 5000 Euro beendet werden. Vielleicht wäre in solchen Fällen allen Beteiligten mit einer unkomplizierten außergerichtlichen Lösung besser gedient. Um die bestehenden Misstrauensbarrieren zwischen Arzt und Patient abzubauen, könnte man z. B. strukturierte Gesprächsangebote und Mediationsversuche zeitnah nach dem Schadensereignis anbieten. Derartige Zusammenkünfte mit dem Ziel der zunächst formlosen Aufklärung und Befriedung des Falls könnten dezentral in unmittelbarer Nähe des Ortes stattfinden, an dem es zu dem vermuteten Behandlungsfehler gekommen ist. Warum sollte man sich nicht z. B. im Konferenzraum des Krankenhauses treffen oder auch im Besprechungsraum einer ortsansässigen Ärztekammer, vielleicht auch im Büro eines unabhängigen Anwaltes oder Notars – zu einer zwanglosen, ergebnisoffenen Aussprache, an der sich der beschuldigte Arzt, der Patient und möglicherweise dessen Angehörige beteiligen, um im Gespräch zu klären, wie es zu der Komplikation und zum Schaden für den Patienten kommen konnte. An derartigen informellen Zusammenkünften könnte dem Patienten vielleicht auch ein Arzt seines Vertrauens (z. B. ein unabhängiger Gutachter) als Berater zur Seite stehen. Das Gesprächsteam könnte zudem auch durch Rechtsvertreter beider Seiten komplettiert werden. Wichtig wäre jedoch, dass beide Seiten miteinander reden, dass Arzt und Patient sich gegenübersitzen und sich in die Augen schauen können.

Was viele Patienten zum Anwalt treibt, ist doch die Sprachlosigkeit auf Seiten der Ärzte, sobald auch nur die Möglichkeit eines Behandlungsfehlers angedeutet wurde, sobald Patienten auch nur Aufklärung darüber erhalten wollten, was bei der Operation überhaupt vorgefallen ist und wie es zu der Komplikation kommen konnte. Wie oft brechen Ärzte bei derartigen Fragen abrupt das Gespräch ab, drehen sich um und sind für die Patienten und deren Angehörige fortan nicht mehr zu erreichen. Es ist aber gerade diese Abwehrhaltung, die auf Patientenseite als feindlich empfunden wird und die verständlicherweise nur den Schluss zulassen will, dass ein Behandlungsfehler passiert sein müsse, sonst hätte sich der Arzt doch anders verhalten.

Derartige informelle Zusammenkünfte hätten den wichtigen Begleiteffekt, dass die Mauer des Schweigens durchbrochen würde. Der Arzt könnte dem Patienten erklären, wie sich für ihn die Situation während der Operation dargestellt hatte und welche Umstände die Komplikation begünstigt hätten. Wichtig wäre auch, dass der Arzt dem Patienten in nachvollziehbarer Form und Weise seine Entscheidungen und seine Handlungsweisen erklärt. Der ärztliche Berater des Patienten könnte die Ausführungen und Argumentationen des beklagten Arztes auf Plausibilität überprüfen und ggf. gezielt nachfragen.

Ist es tatsächlich zu einem Behandlungsfehler mit einem Schaden für den Patienten gekommen, so sollte der Arzt das auch freimütig zugeben dürfen. Eine solche Diskussion, in der der Patient zum Partner wird und in der offen die Abläufe dargelegt werden, wird nach meiner Erfahrung in vielen Fällen dazu führen, dass sich Arzt und Patient die Hände reichen und in beidseitigem Einverständnis auseinandergehen. Die beteiligten Anwälte könnten dabei durchaus verbindliche Absprachen treffen.

Ich bin sicher, dass Gespräche auf dieser Ebene, dezentral und zeitnah nach der Behandlung und ohne großen administrativen Aufwand zu einer Befriedung des derzeit angespannten Verhältnisses zwischen Arzt und Patient beitragen würden. Sollten solche Zusammenkünfte nicht zu einer Einigung führen, so bliebe ja immer noch der klassische Weg zu den Schiedsstellen der Gutachterkommissionen oder vor Gericht.

Derartige informelle Zusammenkünfte nach Art einer zeit- und ortsnahen konzertierten Aktion – um diesen Begriff aus der Politik zu verwenden – könnten im Vorfeld formaler Arzthaftungsverfahren ihre positive Wirkung entfalten: Miteinander zu sprechen und zu versuchen, den anderen zu verstehen, hilft, Prozesse zu vermeiden.

Versuche in diese Richtung gibt es schon seit Jahren in den USA. Dort hatte die weiter oben mehrfach zitierte schockierende Publikation des American Institute of Medicine aus dem Jahr 1999 zur raschen Etablierung von Qualitätsstandards und Fehlervermeidungsstrategien geführt. Es ist mir völlig unverständlich, dass die Umsetzung dieser innovativen amerikanischen Modelle in deutschen Kliniken damals noch nicht einmal angedacht wurde.

So hatte schon im Jahre 2000 die größte Haftpflichtversicherung für Ärzte im US-Bundesstaat Colorado (COPIC), die 70 bis 80 Prozent aller dortigen Ärzte versichert, ein weltweit einzigartiges Programm eingeführt, das die transparente Kommunikation von Ärztefehlern und Komplikationen erleichtern und unnötige Gerichtsprozesse verhindern sollte.[132] Dieses Programm hat die Lösung von Konflikten zum Inhalt, die im Zusammenhang mit Komplikationen, unerwünschten Ereignissen und Behandlungsfehlern auftreten. Ziele sind

- die zeitnahe und angemessene finanzielle Entschädigung geschädigter Patienten,
- die Verminderung von Missbrauch und unnötiger finanzieller Belastungen des Gesundheitssystems, und
- die Erhöhung der Transparenz und Verbesserung der Arzt-Patienten-Beziehung.

Geschädigte Patienten erhalten eine finanzielle Kompensation von maximal 30 000 US-Dollar pro Fall. Diese Zahlung ist nicht mit dem Einverständnis eines Behandlungsfehlers verknüpft. Dem Patienten steht auch nach Zahlung dieser Kompensation immer noch der Klageweg offen. Schwere Behandlungsfehler und Komplikationen sind von dieser Regelung allerdings ausgeschlossen.

Ein kürzlich im renommierten *New England Journal of Medicine* publizierter Artikel zeigte, dass in den ersten knapp sieben Jahren seit Einführung des besagten Programms in Colorado und Nebraska insgesamt 3200 Fälle gelöst werden konnten und dass anschließend nur noch 23 Patienten (0,7 Prozent) ein Gerichtsverfahren angestrengt haben![133]

In den USA beruht dieses Konzept vor allem auf der Überlegung, eine schnelle Kompensation für temporäre Lohneinbußen zu ermöglichen, was umso wichtiger ist, da in den USA das Netz der sozialen Absicherung bei Krankheit und Verdienstausfall weitaus lückenhafter geknüpft ist als in Deutschland. Ähnliche zeitnahe Entschädigungszahlungen, die nicht die potenzielle Schuld des Arztes hinterfragen, wären auch in Deutschland vorstellbar.

Für die meisten Patienten ist es am wichtigsten, dass überhaupt ein Schaden festgestellt wird und dass sie auf Arztseite eine Bereitschaft erkennen können, für diesen Schaden irgendwie einzustehen. Wichtig ist also für die Patienten das Gefühl, dass ihnen eine Art »Gerechtigkeit« zuteilwird.

Vergleichbare Ansätze könnten also auch in Deutschland durchaus zu einer Entkrampfung der belasteten Situation beitragen und die durch zunehmende Arzthaftungsprozesse ausufernden Belastungen für das Versicherungswesen und für das Gesundheitssystem insgesamt vermindern.

In den USA betragen die Kosten für medizinische Haftpflichtversicherungen mittlerweile schon satte 126 Milliarden US-Dollar pro Jahr und sind in den letzten dreißig Jahren um das 2000-Fache angestiegen. Ärzte im Bundesstaat Pennsylvania müssen mittlerweile bis zu sieben Monatsgehälter alleine für die Kosten ihrer jährlichen Berufshaftpflichtversicherung aufbringen! Es muss also im Interesse sowohl der Ärzteschaft als auch der hiesigen Versicherungen liegen, dass wir nicht hierzulande auf derartige Verhältnisse zusteuern.

Es gilt somit, auch in Deutschland solche Programme zu etablieren, die die Kompensation von Behandlungsfehlern im Vorfeld klassischer medizinrechtlicher Verfahren zum Ziel haben: schnell, transparent, befriedend.

Gutachter- und Schlichtungsstellen arbeiten oft in weiter räumlicher Distanz zum Patienten, und die Verfahren sind nicht selten langwierig. Patientenverbände sind diesen Kommissionen gegenüber oft misstrauisch, weil sie zum Teil von Haftpflichtversicherungen der Ärzte finanziert werden. Wichtig ist nach meinem Dafürhalten vor allem auch der Punkt, dass Patienten bzw. deren Vertreter Sitz und Stimme in diesen Gremien erhalten sollten. Schiedsverfahren sollten auch nie ohne die persönliche Anhörung der Patienten durchgeführt werden.

Bei Gerichtsverfahren ist außerdem die Position der Privatgutachter und damit der Patienten zu stärken.

Zu diskutieren wären auch Lockerungen des deutschen Schadensersatzrechtes: Ist es zu einem Schaden gekommen, so liegt es am Patienten, die Kausalität nachzuweisen, d. h., er muss den Nachweis führen, dass der Fehler ursächlich für einen Schaden gewesen war. Gelingt ihm dieser Nachweis, dann wird er entschädigt. Geling der Nachweis nicht, so erhält er nach dem »Alles-oder-nichts-Prinzip« nichts. Eine nur 49%ige Sicherheit bedeutet einen verlorenen Prozess, während eine 51%ige Sicherheit der Kausalität zu vollem Schadensersatz führt. Da es aufgrund der Komplexität der Medizin oft keine einfachen linearen Ursache-Wirkungsbeziehungen gibt, stellt sich für mich die Frage, ob in ausgewählten Fällen nicht zumindest ein Teil des Schadens ersetzt werden könnte, auch wenn die Kausalität nicht zweifelsfrei nachgewiesen werden kann.

Ganz entschieden sind jedoch die Vorstellungen von manchen Patientenverbänden abzulehnen, dass die Beweislast prinzipiell auf den Arzt übergehen sollte, wenn einem Patienten ein Schaden entstanden ist.

Dies würde nach meinem Dafürhalten ein für die Ärzte nicht mehr kalkulierbares Berufsrisiko bedeuten. Eine totale Absicherungsmedizin zum Schaden des Patienten wäre die Folge, und nicht zuletzt würde dies das Ende des Arzt-Patienten-Verhältnisses bedeuten, so wie wir es kennen. Eine derartige Beweislastumkehr würde zudem die Erkenntnis auf den Kopf stellen, dass Krankheitsverläufe nicht deterministisch absehbar sind, dass für viele Komplikationen vom Patienten mitgebrachte Risiken verantwortlich sind. Es bleibt dabei: Der Arzt kann weder den Heilerfolg garantieren, noch kann er eine Garantie dafür abgeben, dass es dem Patienten nach einer Behandlung überhaupt besser geht als vorher.

Das Verschuldens- und das Kausalitätsprinzip haben sich in der deutschen Rechtswirklichkeit somit zusammenfassend als durchaus erfolgreich erwiesen. Diese Prinzipien wurden immer wieder den sich in der Realität neu stellenden Problemen angepasst und weiterentwickelt, ohne dass diese Prinzipien in ihrem Kern verändert wurden.

Heute stellt sich zum einen die Frage, wie die Verfahren beschleunigt und effektiver gestaltet werden könnten. Zum anderen müssten Lösungen für eine zeitnahe und unbürokratische Schadensregelung durch Gesprächsrunden aller Beteiligten gefunden werden, die zumindest einen Teil der langwierigen Verfahren überflüssig machen können.

Sprengsatz für das Arzt-Patienten-Verhältnis

Für das Arzt-Patienten-Verhältnis der Zukunft sehe ich drei potenzielle Todesengel: die Entpersonalisierung, die Formalisierung und die Ökonomisierung der Medizin.

Der technische Fortschritt hat zu einer Abkehr von der Fünf-Sinne-Medizin geführt, deren Wesenskern die persönliche Hinwendung des Arztes zum Patienten mit allen seinen Sinnen gewesen war. Rationalisierung und zunehmende Spezialisierung haben zu einer Aufsplitterung und grundlegenden Schwächung dieses Verhältnisses beigetragen.

Der medizinisch-technische Fortschritt ist zudem eine unheilige Allianz mit spektakulären Medieninszenierungen eingegangen: Es wurden den Menschen eine für jeden machbare Gesundheit und ein langes leidloses Leben in ständigem Wohlbefinden als reale Möglichkeiten vorgegaukelt. Eine Vision, die an der bedrückenden Realität in Praxis und Krankenhaus zerschellen muss.

Der moderne Mensch ist sich seines Anspruchs auf Heilung bewusst und gewiss geworden. Ein Heilungsversagen bedeutet für ihn infolgedessen ärztliche Schuld. Fehlschläge werden nicht mehr als Schicksal akzeptiert, vielmehr ist der Schicksalsbegriff überhaupt aus unserer durchrationalisierten und durchökonomisierten Medizinsphäre verschwunden. Ersetzt wurde er durch ein Versicherungsdenken, und aus dem ehemals auf Fürsorge und Vertrauen basierenden Arzt-Patienten-Verhältnisses ist mancherorts ein juristisch einwandfreies Lieferanten-Kunden-Verhältnis geworden. Eine Folge davon ist ein oft rigoroses und unmenschliches Aufklärungsverhalten, in dem der Arzt seinem Patienten eine juristisch geforderte, aber aus humanen Gründen oft unerträgliche Last aufbürdet, die dieser Patient angesichts der Schwere seiner Erkrankungen zu tragen oft gar nicht in der Lage ist.

Das Arzt-Patienten-Verhältnis hatte von Anbeginn an existenzielle Bedeutung, weil der Arzt in seinem Handeln stets auch unvermeidbar negative Auswirkungen seiner Therapie in Kauf nehmen musste. Oft sterben auch heute noch Patienten an den Folgen von Behandlungen, z. B. an den Folgen einer aggressiven Chemotherapie, die die letzte Chance gewesen war, das Leben dieses Patienten zu retten.

Solche Erfahrungen eigener Ohnmacht und Hilflosigkeit machen alle Ärzte. Das gemeinsame Tragen der manchmal unerträglichen Last ist es, was der Arzt-Patienten-Beziehung ihre einmalige und existenzielle Bedeutung verleiht. Wird ein Arzt nach einer derartigen Niederlage auch noch verklagt, so kann dies den irreversiblen Bruch seines ärztlichen Selbstverständnisses bedeuten, einen Bruch mit allem, was ihm bisher als heilig und unantastbar galt.

Patienten und deren Angehörige wissen nicht, was sie ihren Ärzten antun und welche Zerstörungen sie in bis dato untadeligen ärztlichen Lebensläufen anzurichten vermögen.

Die zunehmende Klageflut, die Bereitschaft und Rücksichtslosigkeit mancher Patienten, auch kleinste und unbedeutendste Störungen des Heilverlaufes nicht als gegeben zu akzeptieren, stellt einen weiteren Grund für die zunehmende Entfremdung zwischen Arzt und Patient dar. Ein Arzt, der ein-, zweimal völlig unschuldig von Patienten verklagt worden ist, der sich völlig zu Unrecht rufschädigenden Prozessen ausgesetzt sah, wird sich dem nächsten Patienten niemals mehr mit der gleichen unbekümmerten Fürsorge und Bereitschaft widmen können. Er wird sich bei all seinen Handlungen vor allem überlegen, ob das, was er tut, auch einer juristischen Überprüfung standhält.

Im Genfer Gelöbnis, das unter dem Eindruck der Katastrophe des Zweiten Weltkrieges 1948 formuliert wurde, heißt es unter anderem: »(…) gelobe ich feierlich, mein Leben in den Dienst der Menschheit zu stellen. Ich werde meinen Beruf mit Gewissenhaftigkeit und Würde ausüben. Die Erhaltung und Wiederherstellung der Gesundheit meiner Patienten soll oberstes Gebot meines Handelns sein. (…)«

Ich frage mich, wie sich der Inhalt dieses Genfer Gelöbnisses mit einer aus Angst vor medizinrechtlichen Konsequenzen mehr und mehr ausbreitenden Defensivmedizin verträgt, die in erster Linie darauf ausgerichtet ist, möglichst keine Angriffspunkte für gerichtliche Klagen zu bieten. Eine derartige, sich modern und fortschrittlich dünkende Medizin, die den überkommenen ethischen Ballast von Jahrtausenden abgelegt hat, muss endlich nicht mehr zwei Herren dienen: der Ethik und dem Kommerz. Wenn der Patient endlich zum Kunden geworden ist, braucht es auch nicht mehr die alten und hinderlichen Ideale von Fürsorge, Verantwortung und Schutz für den Patienten. Und so benötigt diese neue Geschäftsbeziehung nur noch eine einwandfreie juristische Grundlage.

Es wird genau festgehalten, welche Reparaturen durch den Mediziningenieur am Kunden vorgenommen werden müssen und wehe, er repariert mehr, als vorher vertraglich abgesprochen! Und während die Ingenieure und High-Techniker in ihren Werkstätten Kunden tipptopp auf Vordermann bringen, gibt im Vorzimmer der Rechtsanwalt bei der Sekretärin schon einmal seine Visitenkarte ab: »Es wird sich sicher die Gelegenheit ergeben, dass Sie kompetenten juristischen Rat und Hilfe brauchen. Ich löse alle Ihre Probleme.«

Da sind sie wieder, die beiden, das Brüderpaar, das ich eingangs beschriebe habe, nämlich der Arzt und der Jurist. An manchem Beispiel habe ich versucht zu zeigen, wie ungleich sie doch sind, bisweilen sind sie sich sogar spinnefeind. Sie können zwar nicht und müssen doch immer wieder miteinander. Ja, da sind sie wieder, diese beiden, nur der eine von beiden, der früher einmal ein von seinem Gewissen geplagter Arzt gewesen ist, nachdem ihm ein Patient gestorben war, ist heute zu einem Ingenieur geworden, der seinem rechtskundigen Partner anhand einer Computersimulation erklärt, wie es zu dem nicht vorhersehbaren Schaden an seinem Kunden kommen konnte. Er habe alles richtig gemacht, alles ist juristisch einwandfrei, keine Chance für den Kunden, wenn er auch nur auf den Gedanken kommen sollte, vor Gericht zu ziehen. Endlich scheinen beide wirkliche Partner geworden zu sein, der Arzt und der Anwalt, Partner fürs Leben, und beide verdienen sie dabei prächtig: der Anwalt, weil ihm die Klageflut einen Geldsegen in seine Kassen spült, und der Mediziningenieur, der im Dienste der juristischen Absicherung seine Kunden mit einer Unzahl von unnötigen Untersuchungen und Behandlungen überhäuft. Beide reiben sich trefflich die Hände. Dass diese Kumpanei zu einer enormen ökonomischen Belastung des Gesundheitswesens führt, mag bedauerlich sein, stört dennoch wenig.

Was aber stört und verstört, ist die Schnelligkeit und Vehemenz, mit der das ethische Bewusstsein vom Strom einer ökonomisierten Shareholder-Value-Medizin mitgerissen wird. Und trotzdem verhält es sich auch heute noch so, dass sich nirgendwo sonst ein Mensch einem anderen mit seiner ganzen kreatürlichen Existenz so ausliefert wie in der Medizin und vor allem bei operativen Eingriffen. Der Mensch mit einem Magen- oder Dickdarmkrebs hat spätestens dann die Attitüde eines Kunden verloren, als ihm die Diagnose eröffnet worden war. Denn im gleichen Moment sah er sich zurückgeworfen auf seine Schicksalsverhaftung, und er weiß, dass selbst der Zusammenbruch aller Börsen dieser Welt für ihn eine weitaus geringere Bedeutung hat als die Frage, wie viel Lebenszeit ihm das Schicksal möglicherweise noch zuzubilligen bereit ist.

Das, was den Menschen ausmacht, das sind seine Gene, seine Gedanken, seine Erfahrungen, seine Hoffnungen, seine Einsamkeit, seine Freuden und seine Leiden – und vor allem das, was am Schluss seines Lebens als immaterielles Paket aus seinen einmaligen individuellen Erfahrungen geschnürt wird.

All das ist mehr als Maß und Zahl, es ist die für jeden Einzelnen einmalige Form dessen, was man als Schicksal bezeichnet.

Und deshalb gibt es auch heute noch Patienten und keine Kunden, und es sind diese Patienten, die ihr Schicksal in die Hände der Ärzte legen. Vertrauen, Fürsorge und Verantwortung ist das, was von alters her die grundlegende ethische Dimension der Medizin war.

Wie viel an Ethik wird noch den Bach hinuntergespült werden? Das fragt man sich unwillkürlich, wenn man lesen muss, dass die USA die höchste Rate an Kaiserschnittgeburten aufweisen – bedingt durch die Furcht von Geburtshelfern und Frauenärzten vor Schadensersatzklagen. Wo bleiben da noch die ethischen Grundmaximen von Verantwortung und Fürsorge? Was bleibt von gegenseitigem Vertrauen? Auch wir in Deutschland sind längst auf dem Weg in eine geschäftlich-kühle, entseelte Medizin, in der sich die partizipierenden Partner gegenseitig misstrauisch belauern.

Einerseits hat der wissenschaftlich technische Fortschritt die Medizin revolutioniert und Krankheiten heilbar gemacht, die über Jahrhunderte als unheilbar galten. Auf der anderen Seite drohen zunehmender ökonomischer Druck und die Entmündigung des Arztes durch bürokratische Kartelle das ethische Fundament der Medizin mehr und mehr zu zerstören. Schon heute sind nicht wenige Ärzte geistig-moralisch zu Kaufleuten verkommen, die in den Medien lauthals ihre Dienste anpreisen. Widerlich! Wir befinden uns heute in einem Zeitalter, in dem sich der von Nietzsche so seherisch vorausgesagte Nihilismus zu seiner Vollendung anschickt. Dieser Nihilismus muss gesetzmäßig zu einer Entwertung des Menschen durch den Menschen führen, der Mensch wird zum »Thier«, wie Nietzsche in alter Sprache sagte, ein »Thier«, welches das Gefühl an ursprüngliche Rückbindungen, ursprüngliche Wertesysteme und an eine ursprüngliche Echtheit zu verlieren droht.

Unsere Zeit ist geprägt durch Tabubrüche als Massenspektakel. Bei einigen Menschen wird indes die Sehnsucht nach Sinn und Rückbindung immer größer. Unsere derzeitige Situation hat der große Carl Friedrich von Weizsäcker in seiner Vorlesung zur Geschichte der Natur auf die für ihn so eindringliche und eindrucksvolle Weise einmal so formuliert: »Wir haben auf dem Feld der Imperative keine Orientierung mehr. Das ist die Not unserer Zeit.«

Während die Kirchen als traditionelle sinnstiftende und wertevermittelnde Institutionen immer leerer werden, fehlen in unseren weltanschaulich zerklüfteten Gesellschaften die verbindlichen Wertekanons. In diesem modernen Wertevakuum ist es die Medizin, die auf eine jahrtausendealte Tradition hippokratischer Werte von Humanität, Ehrfurcht vor dem Leben und der unveräußerlichen Würde jedes einzelnen Menschen verweisen kann, eine Tradition, die seit alters her von Arzt zu Arzt weitergegeben wurde.

Das in den modernen Zeitgeist passende Gerede vom Patienten als Kunden führt sich selbst ad absurdum! Auch in der modernen Medizin geht es um grundlegende Fragen des Lebens, nämlich dann, wenn die nackte physische Existenz des Lebens durch die Krankheit bedroht ist. Hier ist immer noch ein ursprüngliches Wesensmerkmal der Medizin gefordert und angesiedelt: Medizin als praktische Ethik, die neben aller Technik Mitsein, Fürsorge und Verantwortung bedeutet. Kunden gibt es allenfalls in der ästhetischen Medizin, wo vielleicht durch Lebensfrust erschlaffte Lider und Wangen und andere Wohlstandsverwerfungen konturiert werden.

Heute, in der Ära der Entwertung aller Werte, ist also vor allem auch das Arzt-Patienten-Verhältnis in Gefahr geraten, entwertet zu werden und sich in Verrechtlichung und Ökonomisierung zu verlieren. Besonders der Umgang mit Behandlungsfehlern kann sich so als Zeitbombe für dieses sensible und kostbare Verhältnis erweisen. Es darf nicht sein, dass zwischenmenschliche Defizite, fehlendes Einfühlungsvermögen und eine unangemessene Wortwahl auf Seiten der Ärzteschaft und mangelnde Einsicht, mangelnde Mitarbeit und ständiges Räsonieren auf Patientenseite zum Bruch dieses Verhältnisses führen.

Die echte Bewährung für dieses einzigartige Verhältnis stellt sich doch erst beim Misserfolg oder angesichts der Gefahr des Fehlschlags. Gegenseitige Vorwürfe und Arroganz verhärten aber nur die Fronten und führen in die Irre. Gerade jetzt gilt es, die Bereitschaft zum Aufeinander-Zugehen zu zeigen, und aus dem Bewusstsein einer Schicksalsgemeinschaft heraus zu klären versuchen, wie es zu dem Fehlschlag kommen konnte und was gemeinsam getan werden kann, um die Folgen dieses Fehlschlages für den Patienten zu mildern oder den Schaden wiedergutzumachen.

Ein auf Fürsorge und Vertrauen basierendes Arzt-Patienten-Verhältnis ist aber ohne das Prinzip der Wahrhaftigkeit nicht denkbar. Dieses besondere Vertrauensverhältnis gebietet es, dass der Arzt den Behandlungsfehler dem Patienten gegenüber freimütig offenbart, vor allem dann, wenn dadurch dem Patienten ein Schaden entstanden ist, der weiterer Behandlung bedarf. Dem Patienten muss auf einfühlsame und präzise Weise erläutert werden, wie es zu dem Fehler kommen konnte und welche Folgen sich daraus ergeben.[134]

Versuche der Bagatellisierung sind unärztlich und stellen für den Patienten ein Indiz dafür dar, dass der Arzt den Fehler nicht ernst genug nimmt. Er zeigt damit gleichzeitig, dass ihm an dem besonderen Vertrauensverhältnis nicht viel gelegen ist – was für den Patienten auf der anderen Seite Anlass geben kann, einen Anwalt oder ein Gericht anzurufen, sollte er bislang noch geschwankt haben. Arroganz ist ein Zeichen von Schwäche, auch von charakterlicher Schwäche des Arztes. Auch und gerade der moderne Arzt muss immer wissen, dass er auf den Großmut und die Großzügigkeit des Patienten angewiesen ist, weil sein Handeln trotz aller Vorsicht fehlerhaft ist.

Es geht um das oberste Prinzip ärztlichen Handelns überhaupt:
Primum nil nocere – vor allem nicht schaden.

Ein Behandlungsfehler, zumal ein schwerer, bedeutet einen Bruch dieses obersten ärztlichen Prinzips, der nur durch den Mut zur Wahrhaftigkeit geheilt werden kann. Wir brauchen eine Kultur der Patientensicherheit, und gleichzeitig brauchen wir eine Kultur der Offenheit und Wahrhaftigkeit dem Patienten gegenüber.

Es ist vom Arzt nicht das Anerkennen einer »Schuld« zu fordern, sehr wohl aber das Anerkennen eines fehlerhaften Verhaltens und die wahrheitsgemäße Auskunft über die Vorgänge, die zu dem Schaden geführt haben.

Zudem zahlen sich Offenheit und Bereitschaft zu einem ehrlichen Gespräch aus. Viele Patienten wollen zu allererst nur wissen, was ihnen überhaupt zugestoßen ist. Sie verstehen sich als selbst bestimmte, autonome mündige Bürger, und sie fordern ihr selbstverständliches Recht auf Aufklärung ein: Aufklärung vor dem ärztlichen Eingriff und Aufklärung nach dem Eingriff, zumal dann, wenn sie die nicht absehbaren und unerwarteten Folgen dieser Eingriffe zu tragen haben.

Ein über mögliche Fehler umfassend, einfühlsam und rücksichtsvoll aufgeklärter Patient wird eher Verständnis für den Fehler des Arztes aufbringen als ein Patient, der nach einem erlittenen Schaden sich zu allem Überfluss von seinem Arzt in brüsker Ablehnung zurückgestoßen fühlt. Berechtigte Enttäuschung, Misstrauen und Wut werden sein Berater sein, der die Bestrafung des Arztes einfordert. Für solchermaßen enttäuschte und brüskierte Patienten steht nicht die Frage einer irgendwie gearteten Kompensation des Schadens im Vordergrund, sondern weitaus eher die Begriffe von Rache und Bestrafung.

Fehlervorwürfe und Behandlungsfehlerverfahren zeigen einerseits eine steigende Tendenz. Dennoch darf andererseits nicht verkannt werden, dass die geschätzt jährlich etwa 40 000 vermuteten und im vorgerichtlichen und gerichtlichen Bereich bearbeiteten Behandlungsfehlervorwürfe nur einen kleinen Bruchteil der tatsächlich geschehenen Behandlungsfehler ausmachen. Denn wir können von etwa 400 Millionen Arzt-Patienten-Kontakten und von etwa 36 Millionen Behandlungen und Operationen in Krankenhäusern pro Jahr in Deutschland ausgehen. Nach realistischen Schätzungen dürfte es pro Jahr durchaus zu einigen Hunderttausend Behandlungsfehlern kommen. Wie wir gesehen haben, führen nur einige wenige Zehntel dieser Fälle überhaupt zu Fehlervorwürfen, von denen wiederum nur ein Bruchteil mit einem für den Patienten positiven Ausgang endet. Das sind die ernüchternden Zahlen, die wir uns immer wieder vergegenwärtigen müssen.

Amerikanische Schätzungen, die durchaus auch auf Deutschland übertragbar sein dürften, gehen davon aus, dass 97 Prozent aller Patienten, die nachteilige Folgen durch ärztliche Fehler erleiden, keine Klagen einreichen, wie ich weiter oben schon angemerkt hatte.[135] Die wenigsten Behandlungsfehler führen also zu einer Anzeige und die meisten bleiben für den Arzt somit folgenlos. Diese Zahlen gilt es zu bedenken, wenn landauf landab über eine steigende Flut von Behandlungsfehlern geklagt wird.

Ich meine, angesichts der Tatsache, dass nur ein ganz geringer Prozentsatz von geschädigten Patienten überhaupt Schadensersatz und Genugtuung fordert, ist umso eher von der Ärzteschaft ein offener und unverkrampfter Umgang mit den Fehlern zu erwarten. Das Problem der Behandlungsfehler in der Medizin gelangt immer mehr in das Bewusstsein der Öffentlichkeit und verlangt nach Lösungen, nicht nach Verdrängung.

Die unter zunehmendem ökonomischen Druck agierende moderne Medizin muss das bleiben, was sie immer schon gewesen war: Dienst am Menschen. Dieser Dienst duldet keine Überheblichkeit und keine unwahren Beschwichtigungsversuche. Dieser Dienst ist nicht dem Shareholder-Value, nicht der Eitelkeit, nicht dem rücksichtslosen Ehrgeiz und beruflichen Fortkommen des Arztes verpflichtet, sondern nur der Verantwortung, Wahrhaftigkeit und Humanität.

Ärzte sind Menschen, und Menschen begehen Fehler. Die Patienten wissen um diese Fehlerhaftigkeit, die Schwäche und das Versagen ihrer Ärzte. Und dennoch sind sie immer wieder bereit, diesen Vertrauensvorschuss zu leisten, ein Vorschuss, den wir niemals verspielen dürfen.

Gerade in den teilweise hitzig geführten Behandlungsfehlerdiskussionen unserer Tage ist der dem Hippokrates selbst zugesprochene Satz von brennender Aktualität:

»Sei nützlich oder schade zumindest nicht.

Die ärztliche Kunst spielt sich zwischen drei Größen ab:

Die Krankheit, der Kranke und der Arzt.

Der Arzt ist Diener seiner Kunst.«

Anhang

Anonyme Berichts- und Lernsysteme im Internet

www.cirs-notfallmedizin.de
Critical Incident Reporting System und Risikomanagement in der präklinischen Notfallmedizin – eine Seite der Abteilung für Anästhesie, Intensivmedizin und Notfallmedizin, Klinikum Kempten

www.coliquio.de
Kritische Zwischenfälle anonym berichten, gemeinsam mit Kollegen Ursachen aufdecken und zukünftige Fehler vermeiden – ein kooperatives Forschungsprojekt der Hochschule Konstanz

www.dgch.de/de/cirs
Critical Incident Reporting-System der Deutschen Gesellschaft für Chirurgie

www.dgss.org
Critical Incident Reporting-System der Deutschen Gesellschaft zum Studium des Schmerzes e.V.

www.jeder-fehler-zaehlt.de
Internet-basiertes Fehlerberichts- und Lernsystem für Hausarztpraxen – eine Seite des Instituts für Allgemeinmedizin, Frankfurt am Main

www.kritische-ereignisse.de
Aus kritischen Ereignissen lernen: ein Fehlerberichts- und Lernsystem für die Altenpflege von der Kuratorium Deutsche Altershilfe Wilhelmine-Lübke-Stiftung e.V., Köln

https://www.medizin.uni-tuebingen.de/s-extweb/qm/ibs/index.php?layout=ukt
IBS – Ereignisberichtssystem des Universitätsklinikums Tübingen in Zusammenarbeit mit dem Arbeitskreis »Patientensicherheit am Universitätsklinikum Tübingen« und der Stabsstelle Qualitätsmanagement des Universitätsklinikums Tübingen

www.pasis.de
Patienten-Sicherheits-Informations-System der Universität Tübingen – eine Seite des Tübinger Patienten-Sicherheits- und Simulations-Zentrums in Zusammenarbeit mit der Klinik für Anästhesiologie und Intensivmedizin, Universitätsklinikum Tübingen

www.PaSOS-ains.de
Patienten-Sicherheits-Optimierungs-System der Deutschen Gesellschaft für Anästhesiologie und Intensivmedizin in Zusammenarbeit mit dem Berufsverband Deutscher Anästhesisten

Anmerkungen

1 Wolff, H. (Hrsg.): Der chirurgische Behandlungsfehler. Teupitzer Gespräche 2001, Heidelberg 2002, S. 61

2 Högermeyer, H.: Ärztliche Kunstfehler, Herzogenrath 1995, S. 1

3 Carstensen, G.: Chirurgie und Recht, in: Häring, R. (Hrsg.): Chirurgie und Recht, Berlin 1983, S. 3-7

4 Neu, J.: Ärztliche Sorgfalt, Fahrlässigkeit, Behandlungsfehler, in: Neu, J., Petersen, D., Schellmann, W. D. (Hrsg.): Arzthaftung/Arztfehler, Darmstadt 2001, S. 429-431

5 Ulsenheimer, K.: Der Behandlungsfehler aus juristischer Sicht: Zivilrechtlicher Schadenersatz – Gerichtliche Strafverfahren, in: Wolff, H. (Hrsg.): Der chirurgische Behandlungsfehler. Teupitzer Gespräche 2001, Heidelberg 2002, S. 3

6 OLG Köln VersR 1992, 745

7 Laum, D.: Die rechtliche Bedeutung der Leitlinien, in: Junginger, Hossfeld, Müller (Hrsg.): Leitlinien zur Diagnostik und Therapie von Tumoren des Gastrointestinaltraktes und der Schilddrüse, Stuttgart 1999

8 Laum, D.: Statut der Gutachterkommission für ärztliche Behandlungsfehler bei der Ärztekammer Nordrhein, Köln 2000, S. 51

9 Neu, J., Petersen, D., Schellmann, W. D. (Hrsg.): Arzthaftung/Arztfehler, Darmstadt 2001, S. 13-15

10 BGH, NJW 1993, S. 2989

11 BGHSt. 10, 135

12 BGH, NJW 1984, 655

13 Wachsmuth, W., Schreiber, H.-L.: Das Dilemma der ärztlichen Aufklärung. Neue Probleme für die Rechtsprechung, in: Neue Juristische Wochenschrift (NJW) 1982, S. 2094-2095 f.

14 Seifert, R. B.: Ärztliche Behandlungsfehler und schicksalhafter Verlauf, Baden-Baden 2008, S. 90

15 Neu, J.: Ärztliche Sorgfalt, Fahrlässigkeit, Behandlungsfehler, in: Neu, J., Petersen, D., Schellmann, W. D. (Hrsg.): Arzthaftung/Arztfehler, Darmstadt 2001, S. 429-431

16 Unger, U.: Kausalität und Kausalitätsbeweis produktverursachter Gesundheitsschädigungen, Regensburg 2001, S. 23

17 Lange, H., Schiemann, G.: Schadensersatz, Tübingen 2003

18 Schulin, B.: Der natürliche-vorrechtliche Kausalitätsbegriff im zivilen Schadensersatzrecht, Berlin 1975, S. 11

19 Weber, H.: Der Kausalitätsbeweis im Zivilprozess, Tübingen 1997, S. 66

20 BGH NJW 1983, 2080 (2081)

21 Ulsenheimer, K.: a.a.O., S. 7

22 BGH NJW 2001, 2792 (2793); 2001, 2795 (2796)

23 BGH NJW 2004, 2011 (2013)

24 BGH NJW 1983, 333 (335); 1988, 1511 (1512); 2001, 2792 (2793)

25 Sick, J.: Beweisrecht im Arzthaftpflichtprozess, Frankfurt 1986, S. 72

26 BGH VersR 1981, 754

27 OLG Stuttgart, Urt. V. 23.09.1993, AHRS 1942/100; OLG Hamm, Urt. v. 02.11.1994, AHRS 1942/102

28 Thomssen, C.: Mammakarzinom – Standard der Versorgung heute und morgen, in: Der Onkologe, Heft 11/2005, S. 265-272

29 Lehnert, Th., Scheible, A., Herfarth, Ch.: Onkologische Prinzipien beim Kolonkarzinom, in: Der Chirurg, Heft 70/1999, S. 499-510

30 Hohenberger, W.: Kolonkarzinom – adjuvante Chemotherapie, zertifizierte Fortbildung, o. O. 2006

31 Fröhner, M., Wirth, M.: Früherkennung des Prostatakarzinoms, in: Der Onkologe, Heft 14/2008, S. 142-146

32 Johansson, J. E., Andrén, O., Andersson, S.-O.: Natural history of early localized prostate cancer, in: Journal of the American Medical Association, Chicago 2004, S. 2713-2719

33 Lent, V., Baumbusch, F., Weber, G.: Behandlungsfehler im Zusammenhang mit der Bestimmung des prostataspezifischen Antigens, in: Der Urologe, Heft 44/2005, S. 1458-1462

34 Carter, H. B., Pearson, J. B., Metter, E. J.: Longitudinal evaluation of prostate-specific antigen level in men with and without prostate disease, in: Journal of the American Medical Association, Chicago 1992, S. 228

35 Haese, L., Graesen, J., Palisaav u.a.: Serummarker in der Früherkennung und dem Staging des Prostatakarzinoms, in: Der Urologe (A), Heft 42/2003, S. 1442

36 Ahrens, St., Müller, L., Hansis, M.: Vorgeworfene Behandlungsfehler nach postoperativen Infekten am Bewegungsapparat, in: Der Chirurg, Heft 69/1998, S. 1263-1269

37 Ekkernkamp, A., Muhr, G.: Ist der Vorwurf des chirurgischen Behandlungsfehlers vorhersehbar?, in: Der Chirurg, Heft 28/1989, S. 73

38 Lungershausen, W., Markgraf, E., Dorow, C., Winterstein, K.: Gelenkempyem, in: Der Chirurg, Heft 69/1998, S. 828-835

39 Gächter, A.: Gelenkinfekt – arthroskopische Spülungsbehandlung. Hints und Tricks, in: Arthroskopie, Heft 7/1994, S. 98

40 Geibel, U., Herrmann, M.: Das infizierte Implantat, Teil 1: Bakteriologie, in: Der Orthopäde, Heft 33/2004, S.1411-1428

41 Sakar, M. R.: Brauchen wir die Blutsperre noch?, in: Der Unfallchirurg, Heft 99/1996, S. 374-378

42 Saunders, K. C., Louis, D. L., Weingarden, S. I.: Effect of tourniquet time on postoperative quadriceps function, in: Clinical Orthopaedics and Related Research, New York 1976, S. 194-199

43 Shenton, D. W., Spitzer, S. A., Mulrennan, B. M.: Tourniquet-induced rhabdomyolysis: a case report, in: The Journal of Bone and Joint Surgery, Needham/MA 1990, S. 1405-1406

44 Krettek, C.: Der Lagerungsschaden im Operationssaal, in: Der Unfallchirurg, Heft 105/2002, S. 403

45 Weißauer, W.: Abgrenzung der Verantwortung für die operative Lagerung des Patienten und Haftung für Lagerungsschäden, in: Der Anästhesist, Heft 51/2002, S. 166-174

46 BGH-Urteil v. 18.12.1999, MedR 1991, 139

47 BGH-Urteil v. 24.01.1995, MedR 1995, 365

48 BGH-Urteil v. 24.01.1984, MedR 1985, 221

49 Weißauer, W.: a.a.O.

50 Perlit, B. (Hrsg.): Klinische Neurologie, Berlin-Heidelberg-New York 1999

51 Müller-Vahl, H.: Läsionen des Plexus cervico brachialis, in: Mumenthaler, M., Stöhr, M., Müller-Vahl, H. (Hrsg.): Läsionen peripherer Nerven und radikuläre Symptome, Stuttgart 2003

52 Bauch, J., Schreiber, H. W. (Hrsg.): Manual ambulante Chirurgie, München 2001

53 Kremer, K., Müller, E.: Die chirurgische Poliklinik, Stuttgart 1988

54 Leister, I., Becker, H.: Relaparoskopie bei laparoskopischen Komplikationen, in: Der Chirurg, Heft 77/2006, S. 986-997

55 Lammert, F., Sauerbruch, T.: Gallensteine, in: Der Gastroenterologe, Heft 2/2007, S. 461-476

56 Keus, F., de Jong, J. A., Gooszen, H. G., van Laarhoven, C. J.: Laparoscopic versus open cholecystectomy for patients with symptomatic cholecystolithiasis, in: Cochrane Database Systematic Reviews, CD006231, London 2006

57 Siewert, J. R., Feussner, H., Scherer, M. A.: Fehler und Gefahren der laparoskopischen Cholezystektomie, in: Der Chirurg, Heft 74/1993, S. 221

58 Low, A., Becker, W., Kania, U., Hirner, A.: Forensische Aspekte der kompliziert verlaufenen laparoskopischen Cholezystektomie, in: Der Chirurg, Heft 68/1997, S. 395-402

59 Asburn, H. J., Rossi, R. L., Lowell, J. A. u. a.: Bile duct injury during laparoscopic cholecystectomy: mechanism of injury, prevention and management, in: World Journal of Surgery, New York 1993, S. 547

60 Neuhaus, P., Schmidt, S. C., Hintze, R. E., Adler, A. u. a.: Einteilung und Behandlung von Gallengangsverletzungen nach laparoskopischer Cholezystektomie, in: Der Chirurg, Heft 71/2000, S. 166-173

61 Gigot, J. F., Etienne, J., Wilbin, R.: The dramatic reality of biliary tract injury during laparoscopic cholecystectomy. An anonymous multicenter Belgian survey of 65 patients, in: Surgical Endoscopy, Vol. 11, New York 1997, S. 1171

62 OLG, Hamm, Urt. v. 28.11.2008 – 26 U 28/08 LG Bielefeld – 40525(06)

63 OLG Hamm, Urt. v. 15.03.2000 – 3 U 1/99, VersR 2001, 65 f.

64 Schultz, L., Graber, J., Petrafitta, J., Hickok, D.: Laser laparoscopic herniography: a clinical triae preliminary results, in: Journal of Laparoendoscopic Surgery, Heft 1/1990, S. 41

65 EU Hernia Trialists Collaboration: Laparoscopic compared with open methods of groin hernia repair: systematic review of randomized controlled trials, in: British Journal of Surgery, London 2000, S. 860

66 Schumpelick, V., Töns, C., Kupzyk-Joeris, D.: Operation der Leistenhernie. Klassifikation, Verfahrenswahl, Technik und Ergebnisse, in: Der Chirurg, Heft 62/1991, S. 641-648

67 Broll, R., Weisser, C., Mühlschlegel, M.: Die Leistenhernie im Alter, in: Deutsche Medizinische Wochenschrift, Heft 112/1987, S. 641

68 Nehme, A. E.: Groin hernias in elderly patients. Management and prognosis, in: American Journal of Surgery, Heft 146/1983, S. 257

69 Fitzgibbons, R. J., Giobbie-Hurder, A., Gibbs, J. O. u. a.: Watchful waiting versus repair of inguinal hernia in minimally symptomatic men: a randomized clinical trial, in: Journal of the American Medical Association, Chicago 2006, S. 285-292

70 Fitzgibbons u. a.: a.o.O.

71 von Rahden, B. H. A., Siewert, J.: Minimal-symptomatische Leistenhernie, in: Der Chirurg, Heft 77/2006, Seite 381 f.

72 Schumpelick, V.: Editorial – Verfahrenswahl beim Leistenbruch, in: Der Chirurg, Heft 68/1997, S. 1239-1240

73 Rüschoff, J., Hofstädter, F.: Wertigkeit der Schilddrüsenpunktionszytologie zur Selektion verdächtiger Knoten, in: Der Onkologe, Heft 3/1997, S. 16-21

74 Dralle, H. und die Interdisziplinäre Arbeitsgruppe 1998: Leitlinien zur Therapie der benignen Struma, in: Beilagen zu den Mitteilungen der Deutschen Gesellschaft für Chirurgie, 3:G 80

75 Schulte, K. M., Röher, H. D.: Behandlungsfehler bei Operationen der Schilddrüse, in: Der Chirurg, Heft 77/1999, S. 1131-1138

76 Al-Fakhri, N., Schwartz, A., Runkel N., Buhr H. J.: Die Komplikationsrate bei systematischer Darstellung des Nervus recurrens und der Epithelkörperchen für die Operationen benigner Schilddrüsenerkrankungen, in: Zentralblatt für die Chirurgie, Heft 123/1998, S. 21

77 Bani-Hani, K. E., Gharaibeh, K. A., Yaghan, R. J.: Retained surgical sponges (gossypiboma), in: Asian Journal of Surgery, Heft 28(2)/2005, S. 109

78 Gawande, A. A., Studdert, D. M., Orav, E. J.: Risk factors for retained instruments and sponges after surgery, in: New England Journal of Medicine, Waltham/MA 2003, S. 229

79 Schönleben, K., Strobel, A., Schönleben, S., Hoffmann, A.: Belassene Fremdkörper – aus der Sicht des Chirurgen, in: Der Chirurg, Heft 78/2007, S. 7-12

80 Gawande u. a.: a.o.O.

81 Schönleben u. a.: a.o.O.

82 Ulsenheimer, K.: Belassene Fremdkörper – aus der Sicht des Juristen, in: Der Chirurg, Heft 78/2007, S. 28-34

83 Merten, R.: Risikomanagement: »Sicherheitscheck kann zur Farce werden«, in: Deutsches Ärzteblatt, Heft 105 (26)/2008, A-1432/B-1238/C-1206

84 Gastmeier, P.: Prävention nosokomialer Infektionen, in: Der Chirurg, Heft 79/2008, S. 263-272

85 Gastmeier, P., Bräuer, H., Forster, D. u. a.: A quality managementproject in 8 selected hospitals to reduce nosocomial infections: A prospective controlled study, in: Infection Control and Hospital Epidemiology, Heft 23/o. J., Seite 91-97

86 Prävention postoperativer Infektionen im Operationsgebiet. Empfehlungen der Kommission für Krankenhaushygiene und Infektionsprävention beim Robert-Koch-Institut, in: Bundesgesundheitsblatt Nr. 50, S. 377-393

87 Gastmeier, P. u. a.: a.a.O.

88 Vonberg, R.-P., Behnke, N., Rüden, H., Gastmeier, P.: Kosten durch Harnwegsinfektionen in Deutschland, in: Der Urologe, Heft 45/2008, S. 54-58

89 Vonberg, R.-P. u. a.: a.a.O.

90 Gastmeier, P., Geffers, C., Brand C. u. a.: Effectiveness of a nationwide nosocomial infection surveillance system for reducing nosocomial infections, in: Journal of Hospital Infections, Heft 64/2008, S. 16-22

91 Daschner, F.: MRSA – Die Katastrophe droht, in: Der Klinikarzt, Heft 33/2004, S. 9

92 Kaminski, A., Rohr, U., Schlösser, S., Muhr, G.: MRSA-kolonisiertes medizinisches Personal: Opfer oder Täter?, in: Trauma und Berufskrankheit, Heft 4/2002, S. 350-353

93 BGH NJW (1991), 1541 = VersR, S. 467

94 Fenger, H., Friedrich, A. W., Scheld, H. H., Hoffmeier, A.: Juristische Aspekte zu MRSA-Infektionen, in: Zeitschrift für Herz-, Thorax- und Gefäßchirurgie, Heft 21/2007, S. 213-216

95 Zander, B.: Hygieneschlamperei. Der Tod lauert im Krankenhaus, auf: www.stern.de am 07.05.2009

96 OLG Hamm, Entscheidung vom 03.09.1993, 7 O 180/91, in: VersR 94, 860

97 Scheppokat, K. D.: Anfälligkeit komplexer Systeme, in: Deutsches Ärzteblatt, Heft 15/2004

98 Rupprecht, H.: Mangelnde Sorgfalt durch Informationsverlust – Koordinationsmängel, in: Wolff, H. (Hrsg.): Der Chirurgische Behandlungsfehler. Teupitzer Gespräche 2001, Heidelberg 2002, S. 53-57

99 Korzilius, H.: Es geht nicht um den Schuldigen, sondern um Fehler im System, in: Deutsches Ärzteblatt, Heft 49/2007

100 Leape, L. L., Lawthers, A. G. u.a.: Preventing medical injury, in: Quality Review Bulletin, Heft 19/1993, S. 144-149

101 Schnurrer, J. V., Fröhlich, J. C.: Incidence and prevention of lethal undesirable drug effects, in: Der Internist, Heft 44/2003, S. 889-895

102 Weingart, S. N., Wilson, R. N. u.a.: Epidemiology of medical error, British Journal of Medizine, London 2000, Seite 774-777

103 Zipper, St. G.: Medical-Risk-Management, in: Medizinische Klinik, Heft 101/2006, S. 796-803

104 Reason, J.: Managing the risks of organizational accidents, Aldershot 1997

105 Matern, U., Koneczny, S., Scherrer, M., Gerlings, Th.: Arbeitsbedingungen und Sicherheit am Arbeitsplatz Operationssaal, in: Deutsches Ärzteblatt, Heft 47/2006

106 Backhaus, C.: Entwicklung einer Methodik zur Analyse und Bewertung der Gebrauchstauglichkeit von Medizintechnik. PROMEDIKS-prozessorientierte Medizintechnik in klinischen Systemen, Dissertation an der TU-Berlin, 2004

107 Kohn, L. T., Corrigan, J. M., Donaldson, M. S.: To err is human – building a safer health system, in: National Academy Press, Washington 1999

108 Charatan, F.: Clinton acts to reduce medial mistakes, in: British Medical Journal, London 2000, S. 320-597

109 Stichtenoth, T. O.: Behandlungsfehler: Problembewusstsein fehlt, in: Deutsches Ärzteblatt, Heft 22/ 2005, A-1580/B-1326/C-1252

110 Bachstein, S.: Behandlungsfehler: Aus Fehlern lernen, in: Deutsches Ärzteblatt, Heft 22/2005, A-1580/B-1326/C-1252

111 Missbach-Kroll, A., Nussbaumer, P., Kuenz, M., Sommer, S., Fürrer, M.: Critical incident reporting system, in: Der Chirurg, Heft 76/2005, S. 868-875

112 Lawton, R., Parker, D.: Barriers to incident reporting in a healthcare system, in: Quality and Safety in Health Care, Heft 11(1)/ 2002, S.15-18

113 Rall, M. u.a.: Patient safety and errors in medicine: development, prevention and analyses of incidents, in: Anästhesiologie Intensivmedizin Notfallmedizin Schmerztherapie, Heft 36(6)/2001, S. 321-330

114 Thomsen, H., in: Schleswig-Holsteinisches Ärzteblatt, Heft 12/2008, S. 41

115 RGZ 78, 432-435

116 Büchler, M.: Objectification of the severity of acute pancreatitis, in: Hepatogastroenterology, Heft 38/1991, S. 101-108

117 Bechstein, W. O.: Akute Pankreatitis, in: Der Chirurg, Heft 45/2004, S. 641-652

118 4 O 427/97 LG … (Der Name des Gerichts kann beim Autor erfragt werden.)

119 Röher, H. D., Schmidt, W. U., Ohmann, C., Verreet, P. R.: Chirurgie primärer gastrointestinaler Lymphome, in: Der Onkologe, Heft 3/1997, S. 535-538

120 Koch, P.: Gastrointestinale Lymphome, in: Der Onkologe, Heft 3/1997, S. 530-534

121 Gobbi, P. G., Dionigi, P. D., Barbieri, F., Corbella, F., Bertoloni D. u.a.: The role of surgery in the multimodal treatment of primary gastric Non-Hodgkin's Lymphoms, in: Cancer, Heft 65/1999, S. 2528-2636

122 Lewin, K. J., Path, M. R. C., Ranchod, M. u.a.: Lymphomas of the gastrointestinal tract, in: Cancer, Heft 42/1978, S. 693-707

123 Siewert, J. R., Feussner, H.: Operative Fehlleistungen – Hauptursache von Behandlungsfehlern?, in: Wolff, H. (Hrsg.): Der chirurgische Behandlungsfehler. Teupitzer Gespräche 2001, Heidelberg 2002, S. 35-38

124 Z. S., Medizinfehler: Eigene Erfahrung, in: Deutsches Ärzteblatt, Heft 50/2008, A-2706

125 Ulsenheimer, K.: Arztstrafrecht in der Praxis, Heidelberg 1998

126 Ulsenheimer, K.: Der Behandlungsfehler aus juristischer Sicht: Zivilrechtlicher Schadenersatz – gerichtliche Strafverfahren, in: Wolff, H. (Hrsg.): Der chirurgische Behandlungsfehler. Teupitzer Gespräche 2001, Heidelberg 2002, S. 1-8

127 Gastinger, I.: Arzthaftpflichtrecht oder alternative Patienten-Entschädigungssysteme, in: Wolff, H. (Hrsg.): Der chirurgische Behandlungsfehler. Teupitzer Gespräche 2001, Heidelberg 2002, S. 9-12

128 Esser, G.: Ich bin Chirurg mit Hingabe … aber ich verlor einen Großteil meiner Freude im Beruf, in: Die Zeit vom 08.04.1983, Zitat aus: Braun, L.: Der eingetretene Behandlungsfehler. Verschweigen – bagatellisieren – offenlegen, in: Wolff, H. (Hrsg.): Der chirurgische Behandlungsfehler. Teupitzer Gespräche 2001, Heidelberg 2002, S. 77-81

129 Stahel, P. F., Fakler, J. K. M., Smith, W. R., Clarke, T. J., Mehler, P. S.: Patientensicherheit in der Chirurgie: Was können wir von den US-amerikanischen Standards lernen?, in: Mitteilungen der Deutsche Gesellschaft für Chirurgie, Heft 3/09, S. 220-229

130 Gastinger, I.: Arzthaftungsrecht und alternative Patienten – Entschädigungssysteme, in: Wolff, H. (Hrsg.): Der chirurgische Behandlungsfehler. Teupitzer Gespräche 2001, Heidelberg 2002, S. 9-12

131 Gastinger, I.: a.a.O.

132 Stahel, P. F. u. a.: a.a.O.

133 Gallagher, T. H., Studdert, D., Levinson, W.: Disclosing harmful medical errors to patients, in: New England Journal of Medicine, Waltham/MA 2007, S. 2713-2719

134 Braun, L.: Der eingetretene Behandlungsfehler: Verschweigen – bagatellisieren – offenlegen, in: Wolff, H. (Hrsg.): Der chirurgische Behandlungsfehler. Teupitzer Gespräche 2001, Heidelberg 2002, S. 77-81

135 Karl, R. C.: a.a.O.

Literatur

Zur Geschichte der Behandlungsfehler

Ackerknecht, E. H.: Geschichte der Medizin, Stuttgart 2002

Carstensen, G.: Chirurgie und Recht, in: Chirurgie und Recht 1983

Diller, H.: Hippokrates. Ausgewählte Schriften, Ditzingen 1994

Högermeyer, H.: Ärztliche Kunstfehler, Herzogenrath 1995

Toellner, R.: Illustrierte Geschichte der Medizin in 6 Bänden, Band 1, Salzburg 1986

Wolff, H. (Hrsg.): Der chirurgische Behandlungsfehler. Teupitzer Gespräche 2001, Heidelberg 2002

Was heute als Behandlungsfehler gilt

Braun, G. G., Dern, S., Hemmerling, T. M., Klein, P., Schmidt, J., Schnurr, C.: Intraoperative elektromyographische Rekurrensidentifizierung als Routinemaßnahme, in: Der Chirurg, Heft 71/2000

Herfarth, Ch., Martin, E.: Identifikation des N. laryngeus recurrens. Wie invasiv? Wie konsequent?, in: Der Chirurg, Heft 51/2000

Lange, H., Schiemann, G.: Schadensersatz, Tübingen 2003

Laum, D.: Statut der Gutachterkommission für ärztliche Behandlungsfehler bei der Ärztekammer Nordrhein, Köln 2000

Laum, D.: Die rechtliche Bedeutung der Leitlinien, in: Junginger, Hossfeld, Müller (Hrsg.): Leitlinien zur Diagnostik und Therapie von Tumoren des Gastrointestinaltraktes und der Schilddrüse, Stuttgart 1999

Neu, J., Petersen, D., Schellmann, W. D.: Arzthaftung, Arztfehler. Orthopädie. Unfallchirurgie, Darmstadt 2001

Schreiber, H.-L., Wachsmuth, W.: Das Dilemma der ärztlichen Aufklärung,

Neue Probleme für die Rechtsprechung, in: Neue Juristische Wochenschrift (NJW) 1982

Schulin, B.: Der natürliche-vorrechtliche Kausalitätsbegriff im zivilen Schadensersatzrecht, Berlin 1975

Seifert, R. B.: Ärztliche Behandlungsfehler und schicksalhafter Verlauf, Baden-Baden 2008

Sick, J.: Beweisrecht im Arzthaftpflichtprozess, Frankfurt 1986

Ulsenheimer, K.: Der Behandlungsfehler aus juristischer Sicht: Zivilrechtlicher Schadenersatz – Gerichtliche Strafverfahren, in: H. Wolff (Hrsg.): Der chirurgische Behandlungsfehler. Teupitzer Gespräche 2001, Heidelberg 2002

Unger, U.: Kausalität und Kausalitätsbeweis produktverursachter Gesundheitsschädigungen, Regensburg 2001

Weber, H.: Der Kausalitätsbeweis im Zivilprozess, Tübingen 1997

Wo und wie es zu Behandlungsfehlern kommt

Adler, A., Hintze, R. E., Neuhaus, P., Schmidt, S. C. u. a.: Einteilung und Behandlung von Gallengangsverletzungen nach laparoskopischer Cholezystektomie, in: Der Chirurg, Heft 71/2000

Al-Fakhri, N., Buhr, H.J., Schwartz, A., Runkel N.: Die Komplikationsrate bei systematischer Darstellung des Nervus recurrens und der Epithelkörperchen für die Operationen benigner Schilddrüsenerkrankungen, in: Zentralblatt für Chirurgie, Stuttgart 1998

Amid, P. K., Lichtenstein, J. L., Montlow, M. M., Shulman, A. G.: The tension-free hernioplasty, in: American Journal of Surgery, New York 1989

Andrén, O., Andersson, S.-O., Johansson, J. E.: Natural history of early localized prostate cancer, in: Journal of the American Medical Association, Chicago 2004

Arens, S., Hansis, M., Müller, L.: Vorgeworfene Behandlungsfehler nach postoperativen Infekten am Bewegungsapparat, in: Der Chirurg, Heft 69/1998

Asburn, H. J., Lowell, J. A., Rossi, R. L. u. a.: Bile duct injury during laparoscopic cholecystectomy: mechanism of injury, prevention and management, in: World Journal of Surgery, New York 1993

Bachstein, S.: Behandlungsfehler: Aus Fehlern lernen, in: Deutsches Ärzteblatt, Heft 22/2005

Backhaus, C.: Entwicklung einer Methodik zur Analyse und Bewertung der Gebrauchstauglichkeit von Medizintechnik. PROMEDIKS-prozessorientierte Medizintechnik in klinischen Systemen. Dissertation der TU-Berlin, 2004

Bani-Hani, K. E., Gharaibeh, K. A., Yaghan, R. J.: Retained surgical sponges (gossypiboma), in: Asian Journal of Surgery, Amsterdam 2005

Bauch, J., Schreiber, H. W. (Hrsg.): Manual Ambulante Chirurgie, Jena 2001

Baumbusch, F., Lent, V., Weber, G.: Behandlungsfehler im Zusammenhang mit der Bestimmung des prostataspezifischen Antigens, in: Der Urologe, Heft 44/2005

Becker, H., Leister, I.: Relaparoskopie bei laparoskopischen Komplikationen, in: Der Chirurg, Heft 77/2006

Becker, W., Hirner, A., Kania, U., Low, A.: Forensische Aspekte der kompliziert verlaufenen laparoskopischen Cholezystektomie, in: Der Chirurg, Heft 68/1997

Behnke, N., Gastmeier, P., Rüden, H., Vonberg, R.-P.: Kosten durch Harnwegsinfektionen in Deutschland, in: Der Urologe, Heft 45/2008

Bräuer, H., Forster, D., Gastmeier, P. u. a.: A quality managementproject in 8 selected hospitals to reduce nosocomial infections: A prospective controlled study, in: Infection Control and Hospital Epidemiology, Chicago o. J.

Bundesgesundheitsblatt: Prävention postoperativer Infektionen im Operationsgebiet; Empfehlungen der Kommission für Krankenhaushygiene und Infektionsprävention beim Robert-Koch-Institut, Berlin 2007

Brand C., Gastmeier, P., Geffers, C. u. a.: Effectiveness of a nationwide nosocomial infection surveillance system for reducing nosocomial infections, in: The Journal of Hospital Infections, Amsterdam 2008

Broll, R., Mühlschlegel, M., Weisser, C.: Die Leistenhernie im Alter, in: Deutsche Medizinische Wochenschrift, Heft 112/1987

Carter, H. B., Metter, E. J., Pearson, J. B.: Longitudinal evaluation of prostate-specific antigen level in men with and without prostate disease, in: Journal of the American Medical Association, Chicago 1992

Charatan, F.: Clinton acts to reduce medial mistakes, British Medical Journal, London 2000

Corrigan, J. M., Donaldson, M. S., Kohn, L. T.: To err is human – building a safer health system, Washington 1999

Daschner, F.: MRSA – Die Katastrophe droht, in: Der Klinikarzt, Heft 33/2004

Dorow, C., Lungershausen, W., Markgraf, E., Winterstein, K.: Gelenkempyem, in: Der Chirurg, Heft 69/1998

Dralle, H. und die Interdisziplinäre Arbeitsgruppe 1998: Leitlinien zur Therapie der benignen Struma, in: Beilage zu den Mitteilungen der Deutschen Gesellschaft für Chirurgie

Ekkernkamp, A., Muhr, G.: Ist der Vorwurf des chirurgischen Behandlungsfehlers vorhersehbar?, in: Der Chirurg BDC, Heft 28/1989

Etienne, J., Gigot, J. F., Wilbin, R.: The dramatic reality of biliary tract injury during laparoscopic cholecystectomy. An anonymous multicenter Belgian survey of 65 patients, in: Surgical Endoscopy, New York 1997

EU Hernia Trialists Collaboration: Laparoscopic compared with open methods of groin hernia repair: systematic review of randomized controlled trials, in: British Journal of Surgery, Malden/MA 2000

Fenger, H., Friedrich, A. W., Hoffmeier, A., Scheld, H. H.: Juristische Aspekte zu MRSA-Infektionen, in: Zeitschrift für Herz-Thorax- und Gefäßchirurgie, Berlin 2007

Feussner, H., Scherer, M. A., Siewert, J. R.: Fehler und Gefahren der laparoskopischen Cholezystektomie, in: Der Chirurg, Heft 74/1993

Fröhlich, J. C., Schnurrer, J. V.: Incidence and prevention of lethal undesirable drug effects, in: Der Internist, Heft 44/2003

Fröhner, M., Wirth, M.: Früherkennung des Prostatakarzinoms. Der Onkologe 2008, 14:142-146.

Fürrer, M., Kuenz, M., Missbach-Kroll, A., Nussbaumer, P., Sommer, S.: Critical incident reporting system, in: Der Chirurg, Heft 76/2005

Gächter, A.: Gelenkinfekt – arthroskopische Spülungsbehandlung. Hints und Tricks, in: Arthroskopie, Heft 7/1994

Gastmeier, P.: Prävention nosokomialer Infektionen, in: Der Chirurg, Heft 79/2008

Gawande, A. A., Orav, E. J., Studdert, D. M.: Risk factors for retained instruments and sponges after surgery, in: New England Journal of Medicine, Waltham/MA 2003

Geibel, U., Herrmann, M.: Das infizierte Implantat, Teil 1: Bakteriologie, in: Der Orthopäde, Heft 33/2004

Gerlings, T., Koneczny, S., Matern, U., Scherrer, M.: Arbeitsbedingungen und Sicherheit am Arbeitsplatz Operationssaal, in: Deutsches Ärzteblatt, Heft 47/2006

Gibbs, J. O., Giobbie-Hurder, A., Fitzgibbons, R. J. u. a.: Watchful waiting versus repair of inguinal hernia in minimally symptomatic men: a randomized clinical trial, in: Journal of the American Medical Association, Chicago 2006

Goretzki, P. E., Hellmann, P., Röher, H. D., Witte, J.: Risiken und Komplikationen der Schilddrüsenchirurgie, in: Der Chirurg, Heft 70/1999

Graber, J., Hickok, D., Petrafitta, J., Schultz, L.: Laser laparoscopic herniography: a clinical triae preliminary results, in: Journal of Laparoendoscopic Surgery, Heft 1/1990

Graessen, L., Haese, A., Palisaar, J. u. a.: Serummarker in der Früherkennung und dem Staging des Prostatakarzinoms, in: Der Urologe (A), Heft 42/2003

Hallfeldt, K., Mussack, T., Schmidbauer, S., Trupka, A. W.: Zeitgerechtes Management von Gallengang-Komplikationen nach laparoskopischer Cholezystektomie, in: Der Chirurg, Heft 71/2000

Hoffmann, A., Schönleben, K., Schönleben, S., Strobel, A.: Belassene Fremdkörper – aus der Sicht des Chirurgen, in: Der Chirurg, Heft 78/2007

Hofstädter, F., Rüschoff, J.: Wertigkeit der Schilddrüsenpunktionszytologie zur Selektion verdächtiger Knoten, in: Der Onkologe, Heft 3/1997

Hohenberger, W.: Kolonkarzinom – adjuvante Chemotherapie, zertifizierte Fortbildung, Berlin 2006

Kaminski, A., Muhr, G., Rohr, U., Schlösser, St.: MRSA-kolonisiertes medizinisches Personal: Opfer oder Täter?, in: Trauma und Berufskrankheit, Berlin 2002

Korzilius, H.: Es geht nicht um den Schuldigen, sondern um Fehler im System, in: Deutsches Ärzteblatt, Heft 49/2007

Kremer, K., Müller, E.: Die chirurgische Poliklinik, Stuttgart 1988

Krettek, C.: Der Lagerungsschaden im Operationssaal, in: Der Unfallchirurg, Heft 105/2002

Kupzyk-Joeris, D., Schumpelick, V., Töns, C.: Operation der Leistenhernie. Klassifikation, Verfahrenswahl, Technik und Ergebnisse, in: Der Chirurg, Heft 62/1991

Lammert, F., Sauerbruch, T.: Gallensteine, in: Der Gastroenterologe, Heft 2/2007

Lawthers, A. G., Leape, L. L. u. a.: Preventing medical injury, in: Quality Review Bulletin, o. O. 1993

Lawton, R., Parker, D.: Barriers to incident reporting in a healthcare system, in: Quality and Safety in Health Care, London 2002

Lehnert, Th., Scheible, A., Herfarth, Ch.: Onkologische Prinzipien beim Kolonkarzinom, in: Der Chirurg, Heft 70/1999

Louis, D. L., Saunders, K. C., Weingarden, S. I.: Effect of tourniquet time on postoperative quadriceps function, in: Clinical Orthopaedics and Related Research, New York 1976

Merten, R.: Risikomanagement: Sicherheitscheck kann zur Farce werden, in: Deutsches Ärzteblatt, Köln 2008

Müller-Vahl, H.: Läsionen des Plexus cervico brachialis, in: Müller-Vahl, H., Mumenthaler, M., Stöhr, M. (Hrsg.): Läsionen peripherer Nerven und radikuläre Symptome, Stuttgart 2003

Mulrennan, B. M., Shenton, D. W., Spitzer, S. A.: Tourniquet-induced rhabdomyolysis: a case report, in: The Journal of Bone and Joint Surgery, Needham/MA 1990

Mumenthaler, M., Schliack, H.: Läsionen peripherer Nerven, Diagnostik und Therapie, Stuttgart 1987

Perlit, B. (Hrsg.): Klinische Neurologie, Berlin 1999

Nehme, A.: Groin hernias in elderly patients. Management and prognosis, in: American Journal of Surgery, New York 1983

Rall, M. u. a.: Patient safety and errors in medicine: development, prevention and analyses of incidents, in: AINS – Anästhesiologie · Intensivmedizin · Notfallmedizin · Schmerztherapie, Stuttgart 2001

Reason, J.: Managing the risks of organizational accidents, Aldershot 1997

Röher, H. D., Schulte, K. M.: Behandlungsfehler bei Operationen der Schilddrüse, in: Der Chirurg, Heft 70/1999

Rupprecht, H.: Mangelnde Sorgfalt durch Informationsverlust – Koordinationsmängel, in: Wolff, H. (Hrsg.): Der chirurgische Behandlungsfehler. Teupitzer Gespräche, Heidelberg 2001

Sakar, M. R.: Brauchen wir die Blutsperre noch?, in: Der Unfallchirurg, Heft 99/1996

Scheppokat, K. D.: Anfälligkeit komplexer Systeme, in: Deutsches Ärzteblatt, Heft 15/2004

Schumpelick, V.: Editorial – Verfahrenswahl beim Leistenbruch, in: Der Chirurg, Heft 68/1997

Siewert, J., von Rahden, B. H. A.: Minimal-symptomatische Leistenhernie, in: Der Chirurg, Heft 77/2006

Shouldice, E. E.: Surgical treatment of hernia, in: Ontario Medical Review, Toronto 1945

Stichtenoth, T. O.: Behandlungsfehler: Problembewusstsein fehlt, in: Deutsches Ärzteblatt, Heft 22/2005

Thomssen, C.: Mammakarzinom – Standard der Versorgung heute und morgen, in: Der Onkologe, Heft 11/2005

Ulsenheimer, K.: Belassene Fremdkörper – aus der Sicht des Juristen, in: Der Chirurg, Heft 78/2007

Weingart, S. N., Wilson, R. N. u.a.: Epidemiology of medical error, British Medical Journal, London 2000

Weißauer, W.: Abgrenzung der Verantwortung für die operative Lagerung des Patienten und Haftung für Lagerungsschäden, in: Der Anästhesist, Heft 51/2002

Zander, B., Hygieneschlamperei. Der Tod lauert im Krankenhaus, in: stern.de am 07.05.2009

Zipper, St. G.: Medical-Risk-Management, in: Medizinische Klinik, Heft 101/2006

Der mühsame Weg durch die Instanzen

Barbieri, F., Bertoloni D., Corbella, F., Dionigi, P. D., Gobbi, P. G. u.a.: The role of surgery in the multimodal treatment of primary gastric Non-Hodgkin's Lymphoms. in: Cancer, Heft 65/1999

Bechstein, W. O.: Akute Pankreatitis, in: Der Chirurg, Heft 45/2004

Büchler, M.: Objectification of the severity of acute pancreatitis, in: Hepato Gastroenterology, Heft 38/1991

Esser, G.: Ich bin Chirurg mit Hingabe … aber ich verlor einen Großteil meiner Freude im Beruf, in: *Die Zeit* vom 08.04.1983, Zitat aus: Braun, L.: Der eingetretene Behandlungsfehler. Verschweigen – bagatellisieren – offenlegen, in: Wolff, H. (Hrsg.): Der chirurgische Behandlungsfehler. Teupitzer Gespräche 2001, Heidelberg 2002

Feussner, H., Siewert, J. R.: Operative Fehlleistungen – Hauptursache von Behandlungsfehlern?, in: Wolff, H. (Hrsg.): Der chirurgische Behandlungsfehler. Teupitzer Gespräche 2001, Heidelberg 2002

Gastinger, I.: Arzthaftpflichtrecht oder alternative Patienten-Entschädigungssysteme, in: Wolff, H. (Hrsg.): Der chirurgische Behandlungsfehler. Teupitzer Gespräche 2001, Heidelberg 2002

Koch, P.: Gastrointestinale Lymphome, in: Der Onkologe, Heft 3/1997

Lewin, K. J., Path, M. R. C., Ranchod, M. u. a.: Lymphomas of the gastrointestinal tract, in: Cancer, Heft 42/1978

Ohmann, C., Röher, H. D., Schmidt, W. U., Verreet, P. R.: Chirurgie primärer gastrointestinaler Lymphome, in: Der Onkologe, Heft 3/1997

Thomsen, H., in: Schleswig-Holsteinisches Ärzteblatt, Heft 12/2008

Ulsenheimer, K.: Arztstrafrecht in der Praxis, Heidelberg 1998

Ulsenheimer, K.: Der Behandlungsfehler aus juristischer Sicht: Zivilrechtlicher Schadenersatz – gerichtliche Strafverfahren, in: Wolff, H. (Hrsg.): Der chirurgische Behandlungsfehler. Teupitzer Gespräche 2001, Heidelberg 2002

Für eine bessere Zukunft

Braun, L.: Der eingetretene Behandlungsfehler: Verschweigen – bagatellisieren – offenlegen, in: Wolff, H. (Hrsg.): Der chirurgische Behandlungsfehler. Teupitzer Gespräche 2001, Heidelberg 2002

Clarke, T. J., Fakler, J. K. M., Mehler, P. S., Smith, W. R., Stahel, P. F.: Patientensicherheit in der Chirurgie: Was können wir von den US-amerikanischen Standards lernen?, in: Mitteilungen der Deutsche Gesellschaft für Chirurgie, Heft 3/2009

Clavien, P. A., Hahnloser, D., Smith, W. R., Stahel, P. F.: A new journal devoted to patient safety in surgery: the time is now!, in: Patient Safety in Surgery, Heft 1/2007

Gallagher, T. H., Levinson, W., Studdert, D.: Disclosing harmful medical errors to patients, in: New England Journal of Medicine, Waltham/MA 2007

Gastinger, I.: Arzthaftungsrecht und alternative Patienten – Entschädigungssysteme, in: Wolff, H. (Hrsg.): Der chirurgische Behandlungsfehler. Teupitzer Gespräche 2001, Heidelberg 2002

Hicks, T. C., William, H.: Harridge Lecture: the medical malpractise crisis in surgery, in: American Journal of Surgery, New York 2008

Karl, R. C.: The origin of malpractise claims, in: Annals of Surgery, Vol. 246/2007

Register